教育部哲学社会科学研究重大课题攻关项目"我国教师职业心理健康标准及测评体系研究"（11JZD044）成果集成　｜　总主编　游旭群

中国社会文化背景下的心理健康理论建构

游旭群　编著

陕西师范大学出版总社　西安

图书代号　ZZ23N0311

图书在版编目(CIP)数据

中国社会文化背景下的心理健康理论建构／游旭群
编著. —西安：陕西师范大学出版总社有限公司,2024.12
　　ISBN 978-7-5695-3344-6

　　Ⅰ.①中…　Ⅱ.①游…　Ⅲ.①心理健康—研究—中国
Ⅳ.①R395.6

中国版本图书馆 CIP 数据核字(2022)第 235043 号

中国社会文化背景下的心理健康理论建构

游旭群　编著

责任编辑	孙瑜鑫	
责任校对	王东升	
封面设计	金定华	
出版发行	陕西师范大学出版总社	
	(西安市长安南路 199 号　邮编 710062)	
网　　址	http://www.snupg.com	
经　　销	新华书店	
印　　刷	西安报业传媒集团(西安日报社)	
开　　本	787 mm×1092 mm　1/16	
印　　张	15.125	
字　　数	312 千	
版　　次	2024 年 12 月第 1 版	
印　　次	2024 年 12 月第 1 次印刷	
书　　号	ISBN 978-7-5695-3344-6	
定　　价	85.00 元	

读者购书、书店添货或发现印装质量问题,请与本社高等教育出版中心联系。
电话:(029)85303622(传真)　85307864

总　序

在第 39 个教师节到来之际，习近平总书记致信全国优秀教师代表，强调要大力弘扬教育家精神，为强国建设、民族复兴伟业做出新的更大贡献，并首次提出、深刻阐释了中国特有的教育家精神的时代内涵，即"心有大我、至诚报国的理想信念，言为士则、行为世范的道德情操，启智润心、因材施教的育人智慧，勤学笃行、求是创新的躬耕态度，乐教爱生、甘于奉献的仁爱之心，胸怀天下、以文化人的弘道追求"。这一阐释，既是对教师的关心与重视，也是对教师的指引与要求。

教师是立教之本、兴教之源，是教育发展的第一资源。在这个快速发展的时代，教育的重要性日益凸显，教师作为教育的主体，其心理健康问题也日益受到关注。教师职业心理健康不仅关系到教师个人的职业幸福感和获得感，更关系到学生的成长和发展，影响国家的教育质量和人才培养。教师自身自尊自信、心态阳光，才能培育出德才兼备、能担当民族复兴重任的学生。落实立德树人根本任务的重要途径和重要抓手在于维护教师职业心理健康。习近平总书记在党的二十大报告中强调，要重视心理健康和精神卫生。2023 年 10 月 10 日，国家卫生健康委员会将第 32 个"世界精神卫生日"的宣传主题确定为"促进儿童心理健康 共同守护美好未来"，呼吁全社会共同关注儿童青少年心理健康，增进健康福祉。加强学生心理健康工作已经上升为一个国家战略。学生心理健康工作与教师息息相关，教师职业心理健康不仅影响着教师能否完成传播知识、传播思想、传播真理的历史使命，更决定着其能否担当塑造灵魂、塑造生命、塑造人的时代重任，能否有效落实立德树人的根本任务。长期以来，有关心理健康的研究多基于西方理论和工具，并以关注症状为主，学校心理健康工作主要关注学生的异常心理状态，教师队伍建设缺乏对教师价值观、使命感等"育人"所必需品质的考核评价体系，也缺少有效的师德养成及提升措施。为了解决上述制约新时代我国高质量教育体系建设中存在的重大理论与现实问题，教育部哲学社会科学研究重大课题攻关项目"我国教师职业心理健康标准及测评体系研究"（11JZD044）获批立项，经过12年的研究和积累，相关的理论与实证研究成果集成了本套丛书。

本套丛书共10册，所涉及的主题有中国社会文化背景下的心理健康理论建构、教师职业心理健康评价、卓越教师行为理论与实证、教师职业情绪与情感、教师职业幸福感、教师职业人格与职业道德、教师品格、教师职业心理健康促进、教师职业心理适应、中小学教师职业心理健康。研究将马克思主义基本原理同中国具体实际相结合，同中华优秀传统文化相结合，打造了具有中国风格的教师职业心理健康理论，确立了教师职业心理健康评价体系，丰富了当代中国心理学的理论体系。通过理论和实证研究，从教育情境中的师生互动模型及相互影响出发研究教师职业心理健康，系统揭示了教师职业心理健康对教育教学行为及学生心理健康和行为产生作用的内在机制问题。

在本套丛书的编写过程中，我们得到了全国各地教育学家、心理学家、教育行政管理人员以及一线教师的大力支持。希望本套丛书的出版能够对有关政策的制定、教师教育工作的开展及基础教育的发展做出贡献，也希望本套丛书能够成为教师在职业发展过程中的良师益友，助推教师弘扬教育家精神，践行为党育人、为国育才的初心使命。

最后，我们要感谢为本套丛书付出辛勤努力的审稿、编辑、设计等工作人员，是他们的辛勤付出使得本套丛书能够面世。我们相信，在广大教育工作者的共同努力下，我们的教育事业必将更加繁荣昌盛。

游旭群

2023 年 10 月

前　言

　　党的二十大报告明确指出："重视心理健康和精神卫生。"心理健康工作直接关乎中国式现代化进程中民众对美好生活向往的实现水平，是国家完善社会治理体系的重要建设内容之一。只有坚持在中国特色社会主义理论的指导下，将心理健康工作同中国具体实际相结合、同中华优秀传统文化相结合，才能更好地推动心理健康相关学科的理论创新，才能更快地建构我国心理健康理论自主知识体系，才能更地解决中国问题和指导中国实践。

　　本书的总体结构正是基于上述目标设计而来：第一章强调了心理健康中国化发展的必要性；第二章从五大心理学主要研究取向来阐述中国文化背景下的人性观；第三章探讨了个人利己主义和集体利他主义的关系，提出了推进社会主义集体认同的建议；第四章从自我认同和人的本能健康两方面出发，提出了完善个体自我认同、维护人的本能健康的干预途径；第五章关注了以他人认同人社会认同为内核的社会性心理人发展，强调了全面构建国家认同体系是使民众将自身选择和民族命运同频共振的关键；第六章聚焦了国家精神认同的信仰人发展，介绍了国家认同是国家精神认同的核心成分；第七章探究了心理健康与中国特色社会主义核心价值观的关系，为构建完整的心理健康教育体系奠定了坚实的理论基础；第八章论述了心理健康和"四个自信"相互促进和共同发展的关系，为社会心态的建设提供了参考；第九章把握与辨识了国家社会治理和思想政治工作的心理内涵，对心理学学科建设和社会心理服务体系的完善提出了实践指导；第十章从心理学提升政府管理工作的角度出发，论述了增加对心理学本土化研究的支持和引导策略；第十一章强调了心理健康工作对推动国家认同教育的重要作用。

本书的撰写得到了出版界同仁和课题组成员的大力支持。感谢陕西师范大学出版总社杨雪玲编审、孙瑜鑫编辑为本书出版做出的大量工作。感谢课题组成员李苑、潘盈朵、唐睿翼、陆莹、王彤对大量心理健康理论结构的梳理；感谢朱荣娟、刘博、王梓宇、惠琪分别在中国文化背景下的人性观、个人利己主义和集体利他主义冲突下的心理健康危机、以自我认同为内核的生物性自然人发展、以他人与社会认同为内核的社会性心理人发展部分进行了大量研究和思考；感谢徐泉、历莹、秦奎元、李晨麟分别在国家精神认同的信仰人发展、心理健康与中国特色社会主义核心价值观、心理健康与中国特色社会主义"四个自信"、心理健康与国家社会治理和思想政治工作、心理健康与政府管理和国家认同教育部分收集和整理了大量文献资料；感谢刘煜、王煊、张昕祎、任如月、柴华雨在本书研讨过程中提出的大量宝贵建议。

我们希望本书的编写能为我国心理健康理论自主知识体系建构贡献力量，不足之处，还望大家批评指正！

游旭群

2024 年 11 月于西安

Contents 目录

第一章　心理健康的中国化发展 ………………………………… 1

第一节　我国心理健康工作开展的背景 ……………………… 1

第二节　全球心理健康工作所面临的局面 ………………… 9

第二章　中国文化背景下的人性观 ……………………………… 24

第一节　哲学视角下的人性观 ……………………………… 24

第二节　社会学视角下的人性观 …………………………… 30

第三节　政治学视角下的人性观 …………………………… 34

第四节　心理学视角下的人性观 …………………………… 39

第三章　个人利己主义和集体利他主义冲突下的心理健康危机 …… 44

第一节　个人主义和集体主义的概况 ……………………… 44

第二节　个人利己主义和集体利他主义冲突时可能造成的心理健康危机

………………………………………………………………… 54

第三节　推进集体主义认同的实现路径 …………………… 58

第四章　以自我认同为内核的生物性自然人发展 ……………… 65

第一节　自我认同 …………………………………………… 65

第二节　人的本能 …………………………………………… 75

第三节　自我认同与本能健康 …………………………………… 79

第五章　以他人与社会认同为内核的社会性心理人发展 ……… 88

第一节　他人认同与社会认同的重要性 …………………………… 88

第二节　社会认同的心理和行为模式 ……………………………… 91

第三节　社会认同与自我认同、国家认同的关系 ………………… 98

第四节　社会认同对个体的影响 …………………………………… 101

第五节　不同形式的社会认同 ……………………………………… 103

第六章　他律到自律的高峰体验：国家精神认同的信仰人发展

…………………………………………………………………… 108

第一节　国家精神认同的心理健康模型论 ………………………… 108

第二节　国家精神认同与人格 ……………………………………… 114

第三节　国家精神认同与情绪、情感体验 ………………………… 118

第四节　国家精神认同与个体行为 ………………………………… 123

第七章　心理健康与中国特色社会主义核心价值观 …………… 128

第一节　中国特色社会主义核心价值观 …………………………… 129

第二节　中国特色社会主义核心价值认同 ………………………… 133

第三节　心理健康与中国特色社会主义核心价值观的相互影响 …… 141

第四节　加强和维护心理健康和中国特色社会主义核心价值观认同

…………………………………………………………………… 144

第八章　心理健康与中国特色社会主义"四个自信" …………… 148

第一节　心理健康与中国特色社会主义"四个自信" ……………… 149

第二节　中国特色社会主义"四个自信"形成的心理基础 ………… 151

第三节　心理健康与中国特色社会主义"四个自信"相互影响的过程

…………………………………………………………………… 159

第九章　心理健康与国家社会治理和思想政治工作 ················ 164

　第一节　国家社会治理工作与思想政治工作的心理内涵 ············ 166

　第二节　心理健康影响国家社会治理和思想政治工作的机制 ········ 168

　第三节　心理健康视域下国家社会治理工作与思想政治工作展望 ··· 175

第十章　心理健康提升的政府管理工作 ························ 181

　第一节　深入弘扬中华优秀传统文化,加强精神观念重塑 ············ 181

　第二节　加强社区文化建设 ································ 187

　第三节　以法治建设促进道德完善 ························ 190

　第四节　增加对相关心理学本土化研究的扶持和引导 ············ 193

第十一章　心理健康提升的认同教育工作 ···················· 196

　第一节　课程育人 ······································ 196

　第二节　实践育人 ······································ 199

　第三节　以文化人 ······································ 203

参考文献 ·· 210

第一章　心理健康的中国化发展

心理健康是国民健康不可或缺的一部分。良好的心理健康水平对保障个人幸福和社会安定具有决定性的作用。改革开放以来,随着我国工业化和现代化进程的不断推进,社会巨变和信息爆炸对国民心理产生了巨大影响,民众需要更新的、更合理的健康观念来调节心理,国民心理健康问题越来越受到社会各界的关注。因此,提升民众心理健康水平、加强社会心理服务体系建设是推进落实健康中国战略的应有之义和重要途径。我国的心理健康服务基本上还处在起步阶段,仍存在理论不够健全、需求求助较少、专业力量不强、模式亟待完善等问题。目前应密切围绕需求与服务的关系加快推进我国心理健康工作的开展,加强理论突破与方法创新,走中国式的心理健康发展道路。

第一节　我国心理健康工作开展的背景

在当代中国,提升公众的心理健康水平不仅事关个体福祉,也是社会心态建设的必然要求和促进国家经济社会协调发展的重要基石。

一、心理健康的概述

(一)心理健康的界定

健康是人类生存和发展的最基本条件。世界卫生组织(WHO)给"健康"做出了明确的界定:健康不仅仅是指没有疾病,而是一种躯体、心理和社会功能均良好的状态。心理健康是众多学者热切关注的问题,也是个体整体健康的一个重要组成部分。1951年,世界卫生组织指出心理健康是指个体与他人和谐相处的能力,以及参与自身所处的社会和自然环境变革或为其做出积极贡献的能力。2001年,世界卫生组织指出心理健康是一种幸福感状态,在这种状态中,个体能够意识到其能力,能够应对正常的生活压力,能够高效率地工作,对其所处的社会能做出贡献。因此,对于个体的健康来说,心理健康和生理健康同样重要。

已有的心理健康相关概念已经对其内容进行了界定,但随着心理亚健康、积极心理学、心理危机干预等相关心理健康理论的发展,以及对心理健康测量与干预的迫切需要,重新构建心理健康体系成为一个亟需解决的问题。而在聚焦国民心理健康时,应明晰民众心理健康的公众属性与多维度和多层次特征,才能够更明确地界定国民心理健康服务的概念及全面建构心理健康工作体系。与个体的心理健康相比,国民心理健康的对象是广大民众,其心理健康蕴含的内容应具有普适性,而不同年龄群体的需求不同,如青少年的青春期问题、老年人的孤独症问题等,因此国民心理健康内容也应注意到不同群体的特殊性。此外,多维度性是指,民众的心理健康不仅包括心理疾病的预防与应对,还应包含心理亚健康的预防与应对、积极心理健康的保持和促进、心理危机的预防与干预等。由于心理危机具有普遍性和突发性,公众应具有心理危机的预防与应对心理疾病、心理亚健康、心理危机,以及促进积极心理健康等方面的知识、能力或行为习惯、态度,才能确保个人的心理健康,这也是国民心理健康的多层次特征。

(二)心理健康工作开展的意义

1. 提高民众心理健康水平,塑造健康的国民形象

只有不断推广心理健康工作和加强心理健康服务,才有可能全面提高民众的心理健康水平。对个人而言,养成健全人格和达成心理和谐是个人幸福的重要体现。心理健康的提升可有效改变人的行为,发掘其内在积极、向上的潜能,促其追寻生活的幸福和生命的意义,使其拥有更加积极和谐的人生。促进国民心理健康,有助于提升民众幸福感,保持人际关系和谐与社会稳定。一个健康的国家形象是由健康的国民形象组成的。健康的国民不仅要拥有强健的体魄,更要有乐观开朗、意气风发的精神面貌。

2. 促进国民心理健康,帮助维护社会和谐稳定

中国特色社会主义已经进入新时代,我国社会主要矛盾已经转化为人民日益增长的美好生活需要和不平衡不充分的发展之间的矛盾。美好生活需要不仅是物质生活的需要,而且包括精神生活的需要,其中当然也包含心理方面的需要。健康文明生活方式的关键不再仅仅是追求物质的满足感,民众更要追求内心的获得感和幸福感,追求心理的健康。推广心理健康服务工作能够顺应国情民意,满足人们日益增长的心理服务需求,个体会更积极地应对生活压力,主动适应多变复杂的社会环境,获得更高的社会支持。促进心理健康的干预可以有效改善心理健康状况,对各类人群存在的心理问题及早发现,预防由心理疾病风险引发的各类突发事件,有助于减少社会矛盾的产生,全面促进社会心态稳定和人际和谐,进而解决在全面推进健康中国建设过程中存在的各种心理问题,对保障社会经济发展、构建和谐社会具有重要意义。

二、中国文化对心理健康发展的影响

中国心理学科是在不断接受西方心理学冲击的影响下形成和发展起来的,也是中国心理学工作者不懈努力积极探索的结晶。而心理健康服务是以心理学的理论和方法为主导来维护与促进人们的心理健康活动。目前,我国心理健康服务从业者所使用的理论主要来自国外,以认知理论、精神分析/心理动力学理论、人本—存在主义理论和行为主义理论等西方传统理论流派为主,然而不同的社会文化面临不同的实际问题,在此背景下的个体具有不同的思维方式、价值观念和行为方式等。文化是影响心理健康的一个重要因素,中华民族作为一个有几千年灿烂文明的古老民族,其心理特质是几千年悠久历史文化的结晶,中国传统文化的社会取向性也在影响着民众心理问题的成因、形成机制、表现特点及改善方法等。

中国传统文化在整体上把关系与和谐作为健康心理的根本标准。这个标准要求在个人身心阴阳的平衡、形神统一的基础上,将心理健康的内涵提升到人与社会、人与自然关系的高度。这个标准体现在人与社会的关系中,就是个人与社会的和谐统一;体现在人与自然的关系中,就是人道与天道的统一。这个标准是中国传统文化里心理健康思想的理论基础(金勇 等,1998)。

(一)儒家思想

儒家思想作为中国社会文化的主流,涉及政治、伦理、人生等诸多领域。儒家采取了入世的态度,从社会关系的角度来考察人的本质。儒家思想主导入世担责,鼓励人们参与社会生活并协调与自然的关系来实现"内圣外王"的人生理想,其应当在修身养性的基础上,进一步做到齐家治国平天下,成为君子、仁人或圣人。

儒家思想具有"亲挫性",认为挫折的外在表现虽然是负面的,但对提高人的心理素质能起到积极作用,"饭疏食饮水,曲肱而枕之,乐亦在其中矣"(《论语·述而》),"故天将降大任于是人也,必先苦其心志,劳其筋骨,饿其体肤,空乏其身,行拂乱其所为,所以动心忍性,曾益其所不能"(《孟子·告子下》)。儒家思想将挫折当作成就人生、实现自我人生价值的重要经历,强调发展内在品质,培养品性,成就自我。

中庸思想是儒家思想的重要内容,中庸思维也是中国传统思维方式的一大特色。中庸思维是指个体从当时所处的具体情境出发,用恰到好处的分寸把握自己所面临的一个或多个问题,以使问题得到正确且圆满的解决。"喜怒哀乐之未发,谓之中;发而皆中节,谓之和"(《礼记·中庸》),中庸思维将"中"与"和"联系起来,主张修身要达到"致中和"的境界,具备中庸思维的个体通过持久的心性修养,妥善调节自己的情感与欲望,达到"中和"的境界。当个体越过"中庸",产生极端思维,就会导致不良心理问题。在处理个体自身的身心关系、人际关系、人与组织的关系乃至人与自然的关系时,中庸思维是培养道德的切入口,它以整体观的视野、自我节制的心态,求取恰如其分的最佳状态(张德胜 等,2001)。

"时命"也是儒家文化的重要思想,天命思维在我国传统儒家文化中占有重要的地位。孔子提出"知命""知天命"的思想。他认为"知"是人生修养的重要步骤,也是人生发展的重要过程,它将命运支配和人的主观能动性统一起来。"知命"就是要认识自己的命运,理解自己的命运。认识和了解命运就能给人的行为提供帮助,可以变被动为主动,化消极为积极。用"命"来帮助人们接受挫折,把挫折看作不以人的意志为转移的客观存在,有利于心理问题的调节。但接受现实不意味着放弃自我追求,而是在外在条件不具备时,发展内在品质,成就自我。而当外在条件许可时,则以完善的自我品质为社会服务。宋代大儒张载在著名的《西铭》中把这样的思想概括为"贫贱忧戚,庸玉汝于成也。存吾顺事,没吾宁也"。

儒家文化中的"以德为重"代表了传统的道德观念,即成为一个道德品行高尚的圣人是所有仁人君子的最高理想追求,它强调了把心理健康与道德品质相联系的倾向性与重要性,将"仁义礼智信"作为个人的行为准则。其中"仁"是儒家提倡的基本思想,这主要体现在与人交往、人际关系方面,追求人际关系的和谐。儒家主张"和而不同",要正确处理人和人之间的差距,各取所长、共同发展,真实和谐、悦纳进取。儒家还把维系家族血缘和群体感情的孝悌观念确定为最普遍性的伦理模式和最高的道德价值,强调伦理纲常。孟子也提出五伦说,强调上下级的权威与服从关系,要求每个人必须严格遵从并适应整个社会结构中的身份和角色。在这种文化的影响下,个体重视垂直和等级关系,对权威尊重、依赖并顺从。然而这种思想过分强调压抑了个体,导致了人格上的依赖、求同及自我的萎缩,在一定程度上限制了个体的心理调适,尤其在现代社会的心理咨询中,它抑制了来访者的情感自我暴露,导致其在寻求心理健康服务的过程中,很难与咨询师建立共情和相互信任的咨访关系。

(二)道家思想

如果说儒家的心理体验主要表现为道德心理体验,那么道家的心理体验更多表现为自然宇宙的心理体验(刘昌,2021),它超脱了社会伦常,把复归自然当作是寄托身心的最高境界,这就使关系的协调从人际的协调中独立出来,直接指向天人协调(金勇 等,1998)。道家思想有着完整的和谐体系,健康人格是通过道德修养来返回自然纯朴的本性,最终达到天地精神合而为一的理想人格。

无为不争是道家对自然界的运行和人类社会发展的基本认识及人安身立命的基本态度。无为不是不作为,而是不勉强去做,顺应自然之道,不将人的意志强加于对象。凡事要"顺天之时,随地之性,因人之心",而不单凭主观愿望和想象行事。老子说"上善若水,水利万物而不争,为其不争,万物莫与之争""天之道,不争而善胜",了解规律,因势利导,循序渐进,才能达到事半功倍的效果。"圣人之道,为而不争",为人应修身养性,韬光养晦,与世无争,要做到"宠辱不惊",不论身置何处,都不应该大喜大悲,做到心静如水。这制止了人们的某些急功近利,急于求成的心态。在现实中,人们要做到尊重和保持自己的本性,对外要审时度势,平和相对,对内要因性而动,不固执己见,不违背事物的本来规律而妄为,同时接纳自己,不焦虑不紧张,以保持清静理性的心理境界来维护心理健康(张静,2009;胡媛,2013;张奕,2015)。但"无为不争"有时难以适应现代社会资源紧缺、竞争激烈的现实,放在当今社会具有一些局限性。

少私寡欲是道家养生的根本观点,这一主张对于调节心理障碍具有积极意义。其核心在于节制物欲和感官享乐之欲或其他卑劣之欲,而不是抑制高尚欲望或健康欲望,因为后者处在理性和德性的指引之下,不会放纵无度而造成精神的紧张。《道德经》中提到"罪莫厚于甚欲,咎莫憯于欲得,祸莫大于不知足。故知足之足,常足矣",为追逐外物而抛却人格会失去自我,如不知足、不知止的后果是"持而盈之,不如其已"。"是以圣人欲不欲,不贵难得之货",知足知止,不为物累,才不会为追求无止境的物质享受而陷入无尽的困扰之中。少私寡欲的观点既表现出道家淡泊名利的高贵品德,又体现出宠辱不惊的心理调适能力,它追求精神的升华,获得人生的意义,实现人性的完满,达到身心健康的状态,有利于人们保持健康人格。

道家主张"顺应自然",是指个体按照自然规律来自觉地调整行为,以求达到自身体内的和谐、与外界环境的和谐,从而更好地保持身心健康。"人法地,地法天,天法道,道法自然"(《老子·二十五章》)。老子在这里表达了他的天人合一的思想,天地和合而为自然世界,"天地"遵从自然之道,人也遵从自然之道,"天地"与"人"合于自然之道。庄子追求"天地与我并生,而万物与我为一"(《庄子·天地》)的"天人合一"的精神境界。"顺其自然"在于以淡泊宁静的心态,去顺应自然发展,不违背自然规律,不干预扰乱自然之事。在人与自然的关系上,人应注重与自然保持一种和谐的关系,在"天""地"与"人"之间不宜将人放大,而应重视整体,从整体的角度出发,认识和遵循客观自然规律,将人的主观目的与之相结合,让恒久变化的世事万物依其规律发展运动。

道家崇尚"致虚守静",并且要达到极笃的境地,是相信人本身具有理性思维的能力,而理性思维又建立在冷静的心理状态上。致虚守静的价值内涵首先是达到内心世界的清净。"致虚极,守静笃,万物并作,吾以观其复。"道家认为,生命处于虚静状态才能保持长久,静心凝神则气充体健,生命的源头是以静态为根基的,人致虚守静,才能常保心灵的安静与清明。清静的心境可以使人具有敏锐的观察力,遵循客观事物办事的能力。"致虚守静"以直觉体悟的方式,促使主体的心理活动能够超越原有的思维定势向多维方向发展,引导人们在复杂而充斥着欲望、竞争、比较的社会中保持恬淡的心态,清醒地观察事物的本质和发展变化,保持独立思考的能力。道家重视以柔克刚、与世无争、以静制动、包容他人的处事原则,秉持虚静的态度立身处世,这种以退为进的应对方式可以让人们在面对冲突时放平心态,在矛盾中超脱出来,也有利于人们用迂回的方法最终解决问题。道家推崇顺其自然,返璞归真的价值观,反对世俗的虚伪,倡导守护人的真性(胡媛,2013)。

儒家以其经世致用的"入世"思想占据着中国传统文化的主流,道家因其达观超脱的"出世"思想成为中华民族心理的一道心灵保护屏障,二者互为补充,一张一弛,保持着民族心理的平衡,儒家和道家学说不但形成了中国传统价值观的最主要的基础,也在几年前的国民心理健康思想中占据着核心地位。但受时代所限,几千年前的古老思想文化必然存在不科学的弊端,当今的国民心理健康应以社会现实为主要服务方向,因此在探讨传统文化时,应确保其科学性,去伪存真,使传统的理论和方法与当代心理学知识体系有机结合(景怀斌,2002),对心理健康进行完整阐述、解读与指引。

三、我国心理健康工作开展的现状

党的二十大报告旗帜鲜明地指出,确立和坚持马克思主义在意识形态领域指导地位的根本制度,新时代党的创新理论深入人心,社会主义核心价值观广泛传播,中华优秀传统文化得到创造性转化、创新性发展,文化事业日益繁荣,网络生态持续向好,意识形态领域形势发生全局性、根本性转变。报告中还提到,建成世界上规模最大的教育体系、社会保障体系、医疗卫生体系,人民群众获得感、幸福感、安全感更加充实、更有保障、更可持续,共同富裕取得新成效。

上述内容都与民众的心理健康息息相关。我国心理健康工作自有意识地开展以来,经过30多年的发展,取得了一定的成效。特别是在党的十八大之后,在推进健康中国建设的过程中,我国心理健康工作在确定服务理念、扩大服务人群、完善服务模式等方面取得了较为显著的成效。随着心理健康工作更加广泛和深入地开展,现在的心理健康工作更加强调为全社会人员心理健康需求提供服务,实现了心理健康工作理念的更新和转变,基本确立了"心理健康服务"的理念,开展心理健康工作主要是解决人们日益增长的心理服务需求,丰富心理健康服务体系。心理健康理念已经渐入人心。

(一)社会心态

党的十九大报告中提到,要加强社会心理服务体系建设,培育自尊自信、理性平和、积极向上的社会心态。

(二)社会心理服务

1.《"健康中国2030"规划纲要》提出促进心理健康(2016)

加强心理健康服务体系建设和规范化管理,提升全民心理健康素养,加强常见精神障碍和心理行为问题的干预,加大对重点人群心理问题早期发现和及时干预力度,加强精神障碍重症患者相关报告登记和救治救助管理,全面推进精神障碍社区康复服务,提高对突发事件心理危机的干预能力和水平。

2.全国卫生与健康大会(2016)

大会提出,要加大心理健康问题基础性研究,做好心理健康知识和心理疾病科普工作,规范发展心理治疗、心理咨询等心理健康服务,加强心理健康专业人才培养等。

3.22个部门联合发布《关于加强心理健康服务的指导意见》(2016)

心理健康是人在成长和发展过程中,认知合理、情绪稳定、行为适当、人际和谐、适应变化的一种完好状态。

加强心理健康服务,开展社会心理疏导,是维护和增进人民群众身心健康的重要内容,是中国特色社会主义核心价值观内化于心、外化于行的重要途径,是全面推进依法治国、促进社会和谐稳定的必然要求。

4.《国务院关于实施健康中国行动的意见》及相关文件(2019)

国家卫生健康委等部门先后印发了《关于加强心理健康服务的指导意见》《全国社会心理服务体系建设试点工作方案》《健康中国行动——儿童青少年心理健康行动方案(2019—2022年)》。

(三)社会治理与应急管理

1.十八届三中全会

十八届三中全会提出要推进国家治理体系和治理能力现代化。心理学是社会治理的重要支撑学科,心理学研究能够解释社会过程和社会问题的作用机制,心理建设是支撑"五位一体"总体布局的重要基础。

2.抗击新冠疫情

加强心理干预和疏导、有针对性地做好人文关怀,这有助于我们更加认真细致地做好群众工作,更加深入落实科学防治要求,坚定信心打赢疫情防控的攻坚战。

有关部门及时印发《新型冠状病毒感染的肺炎疫情紧急心理危机干预指导原则》《新冠肺炎疫情心理疏导工作方案》《新冠肺炎患者、隔离人员及家属心理疏导和社会工作服务方案》《入境人员心理疏导和社会工作服务方案》等文件,为各地科学、规范、有序加强心理干预和疏导提供有力指导。各地区在原有心理热线基础上,统筹协调多部门、多方面的心理热线服务,努力为公众提供心理援助服务。

3.十九届四中全会

加强和创新社会治理,建设人人有责、人人尽责、人人享有的社会治理共同体,健全社会心理服务体系和危机干预机制,完善社会矛盾纠纷多元预防调处化解综合机制。

(四)传统文化

党的二十大报告中提到:"我们要坚持马克思主义在意识形态领域指导地位的根本制度,坚持为人民服务、为社会主义服务,坚持百花齐放、百家争鸣,坚持创造性转化、创新性发展,以社会主义核心价值观为引领,发展社会主义先进文化,弘扬革命文化,传承中华优秀传统文化,满足人民日益增长的精神文化需求。"

马克思主义认为,文化作为社会意识的一部分,虽然具有一定的相对独立性,但大体上是由社会存在决定的,随着社会实践的发展而发展,一定社会文化的形成和发展不可避免地会受到其所在历史环境的时代条件、认识水平等因素的影响和制约。新时代推动中华文化的发展必须立足中国特色社会主义伟大实践，做到取其精华、去其糟粕，坚持古为今用、以古鉴今，结合新的社会实践和时代要求，有选择性、鉴别性地对传统文化进行传承和发展，并以人们喜闻乐见的方式弘扬优秀传统文化，这样才能促进优秀传统文化与现实文化相融相通，共同服务于以文化人的时代任务。

（五）网络生态

党的二十大报告中强调："加强全媒体传播体系建设，塑造主流舆论新格局。健全网络综合治理体系，推动形成良好网络生态。"互联网是一把双刃剑，除了给网民带来强大的技术支持之外，还存在着大量的风险，这些风险直接影响个体的身体健康、认知、行为、情绪、自我意识、人际关系及价值观等多个方面。在信息快速发展的当代，应当依靠网络的信息传播作用，促进信息技术与心理健康工作的整合，扩大工作规模，提高工作质量，培育民众的心理健康意识。

（六）人类命运共同体

在党的二十大报告中，再一次强调"人类命运共同体"。要推动人类命运共同体理念最大程度获得国际认同与接纳，从中国声音变成世界声音，真正成为全人类真正认可、认同乃至积极合作践行的理念，转化成全人类的一种文化自觉，还有很长的路要走。目前，社会心理学、文化心理学、文化人类学及社会学在社会认同、文化认同、民族认同等领域积累了大量的研究经验，探讨了一些基本的社会文化心理过程及规律，提出了重要的理论观点与研究范式，对于开展人类命运共同体认同研究极具启发意义。

第二节　全球心理健康工作所面临的局面

与第一节中我国心理健康工作发展的背景不同，第二节主要从全球的视角展开，聚焦于心理健康工作的全球背景，重点阐述心理健康问题的普遍性、重要性与差异性，以便从全体人类的角度为我国心理健康工作的发展提供参考性的意见。不仅我国高度重视心理健康工作，在全世界范围内，心理健康的工作也长期受到各国、各界的广泛关注。因此，在基于全球心理健康工作的前提条件下，本节将从心理健康工作的全球化背景、全球心理健康工作的新进展和心理健康工作本土化与人才强国战略的关系等三个方面，来理解、区分全球心理健康工作与我国心理健康工作的异同，以及开展心理健康工作本土化的重要性与必要性。

一、心理健康工作的全球化背景

"全球化（Globalization）"是一个有争议的概念，在全球化的进程中，各国通过贸易流动、资本市场、技术进步、政治和文化层面及各种其他因素实现了一体化，它需要在各种层面上建立跨国联系，包括经济、金融、社会和政治等，它还影响着一个国家的经济增长和社会模式（Awosusi et al.，2022）。此外，作为全球化进程的一部分，认识和应对经济崩溃、环境退化、传染病、恐怖主义、文化和军事帝国主义等挑战也在时刻提醒人们需要对当前的历史时刻持批判的观点以便更清晰地了解全球化的两面性（Kim，2016）。总体而言，"全球化"是一种在全球经济、社会和政治方面影响人类生活的现象，它表示全球不同的经济体在社会、经济与政治特征层面的相互作用，可以被理解为"资本、商品、人口、形象与话语在全球范围内的密集流动的一种简略表达，主要由媒体、信息和通信技术领域的技术创新推动，并导致全球活动、社区组织和文化的新模式（Blommaert，2010）"。因此，全球化被认为有助于人类在各个领域互动的过程（即经济、政治、社会、文化、心理和环境等），且全球化发展给各国带来不可避免的变化，其体现在饮食（Maxfield et al.，2016）、娱乐（Huntsinger et al.，2019）、环境（Abid et al.，2022）、贸易（Sun et al.，2022），以及社会结构（Shin，2019）和气候变化（Li et al.，2022）等人类生活的方方面面。

在现有研究中，有作者指出，全球化与从传统宗教价值观转向更民主和宽容的价值观有关（Castells，1997；Meyer et al.，1997；Roberston，1992），但这种说法只得到少数实证研究（例如，Inglehart，2000）的支持。文化全球化的影响一直是全球化领域较为关注的话题，但是全球化的文化影响却比全球化的经济和政治方面受到更少的关注。尽管有研究者认为，全球化是一种通过信息、价值观、思想、人员、产品和服务的交流相互影响，从而变得更加相似的过程（Huntsinger et al.，2019），也有研究者表示全球化是指文化通过人员和资本、思想和价值观，以及商品和服务的交换而不对称地相互影响的各种方式（Friedman，1999），但文化全球化将如何影响人类的生活，特别是在不同的国家背景下以现代文化为核心的文化全球化对传统文化与国民心理健康的影响还有待进一步地探索。

由于经济、政治、社会构成了全球化的三个重要维度，且文化全球化的现象得到了更广泛的关注，所以本节从经济、政治、社会的视角展开，结合文化全球化的现象及其与其他全球化领域的关系，来讨论全球心理健康工作开展的主要背景，以期为理解全球心理健康工作的难点、要点提供一些新的见解。

（一）经济全球化

经济全球化一般是指通过对外贸易、国际分工、资本流动、技术转移、提供服务等推动各国经济更加紧密地相互联系的过程（庄宗明，2016）。在现有的研究中，经济全球化对文化全球化起着决定性作用，它既是文化全球化的形成基础，也能决定文化全球化的性质与格局、引起文化全球化的发展变化（魏海香，2012）。经济全球化作为一种在全球范围内流通、配置与组合生产要素（资本、劳动力、技术、商品等）和市场机制的过程，它为文化全球化的产生提供基础、动力、手段和载体，创造共同的工业生产方式，确立与形成共同的经济运行机制、规则、制度和理念等，使各个民族国家具有产生或接受现代工业文化的经济基础；因经济全球化在全球范围内实现了商品与生产要素等物质、信息的流通，人们的消费方式与生活方式都出现全球化的现象。此外，人员、组织、经济要素等层面的流动，经济全球化中激增的全球问题等也分别促使各个民族国家间的文化交融与共享价值和意识的增加，在此基础上，文化全球化的性质也同经济全球化一样会随着发展产生相应的变化。两者的区别在于经济全球化的性质体现为现代大工业生产方式在全球的扩展，而文化全球化的性质体现为现代文化的全球扩展。

作为世界经济发展的主要特征，全球化是当代世界经济的重要发展趋势。经济全球化的加深不仅加速了世界经济的发展，还提高了人们在全球范围内寻求生产要素与资源的优化配置、拓展市场进行商品生产与交换的能力。然而，经济全球化带来的变化除了给以民族国家为行为主体的世界经济体创造优势与机遇外，还形成了更大的风险与挑战。当国家行为体面对这些机遇与挑战时，它们纷纷采取干预本国经济发展的方式来提升自己在世界范围内的竞争优势，同时也扰乱了市场秩序本身的规律，可能会形成"进攻性经济民族主义"，例如各种逆全球化思潮的出现，尤其是一些西方国家不断强化单边主义、贸易保护主义，在科技与经济领域形成了各种壁垒，给世界经济带来了很大的不确定性（黄惠，2022）。

全球经济正在被全球化的进程迅速而深刻地改变，而这种改变也必将影响人们的生活，这从贸易全球化中就可见一斑。尽管经济全球化给人们的生活带来了诸多便捷，但现代意义上的经济全球化是资本主义生产方式的产物，西方经济全球化理论与西方资本主义国家的政策主张必然是为资本的利益而服务。本书认为在理解经济全球化对全球心理健康的影响时，需要借助辩证思维的方式，且我国需要在马克思主义经济全球化思想与中国特色社会主义经济全球化思想的指导下开展我国的心理健康工作，以应对西方经济全球化理论的挑战。

(二)政治全球化

与经济全球化对文化全球化的作用需要通过政治全球化来实现不同,政治全球化是影响文化全球化的直接因素,因为一种经济制度、体制和观念想要被一个国家所接受或认可就需要得到政治支持,但并非所有国家都愿意支持全球化进程,因为各个国家在经济全球化进程中的地位和发展态势不同,导致地位越有利、发展态势越好的国家会更支持现代化,而地位越差、发展态势越差的国家会越倾向抵制现代化,从而形成越抵制越落后的恶性循环。另外,经济全球化、政治全球化与文化全球化之间存在着相互作用,只是受到不同利益、主权和国家政权的影响,使得各个民族国家在政治全球化的进程中呈现出不同的倾向,而这些倾向又会形成不同的发展态势。政治全球化不会像经济全球化一样发展顺畅,因为政治全球化受到民族国家经济与政治利益的影响。政治全球化既有可能促进文化全球化,也有可能限制与阻碍文化全球化。前者体现为作为政治全球化主体的民族国家也是文化全球化的主体,这些民族国家的形成与发展,对内有利于统一与发展,对外有利于组织和推动文化交往,为文化全球化的形成与发展提供了保障和动力,同时,文化是各个民族国家间政治交往及国际政治组织管理的主要内容,它们的活动直接带动并促进了文化的交往,并且文化全球化的主要内容和表现就是全球性政治理念的形成与扩展;而后者体现为出于维护其自身经济利益与文化利益的考虑,作为经济全球化集中体现的政治全球化会在一定程度与范围内对其他民族国家的文化产品输入进行限制,从而实现对本民族国家文化产业和文化民族性的保护。而在经济全球化进程中居于主导地位的民族国家,在政治全球化的进程中也位于主导地位,这些起主导作用的民族国家往往通过控制国际政治组织和机构来制定不平等的交往规则与制度,打压弱势文化,维持其文化霸权(魏海香,2012)。这意味着政治全球化的发展也是不平衡、不充分的,这种不平衡、不充分的发展现状会导致以西方政治思想为主导的文化对其他文化的排挤与扼杀,从而凭借自身在政治全球化中的优势来达成某些特殊的目的。

经济的全球化趋势推动着人类社会政治结构朝全球化方向演进,这使国际社会对单一民族国家的政治能够产生更大的影响,从而形成国际社会与民族国家在政治影响上的互动。因此,各民族国家的个体在参与国际政治时必须参照国内政治,而在决定国内政治时又不得不同时考虑国际政治(胡为雄,2010)。可以发现"政治全球化"不仅是指各个民族国家间政治交往日益广泛、频繁,相互影响日益加深的历史进程,也包括在此基础上日益形成有机的全球政治系统的趋势(魏海香,2012)。综上,政治全球化的发展与当前在全球化中占据主导地位的国家息息相关,其他国家或多或少会受到主导国家政治思想与理念的影响,在机遇与挑战并存的情况下,我国需要结合本国国情来制定相应的策略以应对全球背景下人民的生存与发展需求。

(三)社会全球化

随着全球化朝纵深发展,西方学者更倾向于从经济、社会、政治、文化等多个角度衡量全球化水平。其中,社会全球化是世界各国在经济、文化、生活方式等社会主导因素方向走向一致的发展趋势,是由社会系统的主导要素在全世界范围内自由流动和合理配置而造成(章辉美 等,2003)。因心理问题增多被认为与社会变迁有关,因此在全球化背景下,人们认为相互联系的世界所带来的社会经济与文化变化对青少年的发展具有十分重要的影响,其中以移民家庭为主的青少年被认为已经经历了全球化典型的社会和文化转变,而当他们面对巨大的社会与文化变革时,灵活的价值取向似乎成为一种必然选择,即使这种灵活性可能会受到当地的社会经济等因素的制约。不难发现在加速、相互渗透与分散的全球化过程中,一种新的流动秩序在身份建构中变得明显,而全球化也正在影响着全世界青少年的身份认同(Shin, 2019),例如 Huntsinger 等人(2019)在报告全球化对亚美尼亚农村和城市青少年自我和未来自我的影响时,发现使用互联网频率较低的农村青少年比更频繁地使用互联网、更多地接触世界媒体的城市青少年表现出更认同传统文化的态度,并反映出一种相互依赖的家庭模式和一种与他律相关的自我,城市青少年则在发展全球身份认同的同时也保留下亚美尼亚传统的精华。因为青少年对全球化的态度更开放,所以与全球化相关的文化变化为青少年的身份探索提供了独特的途径(Rao et al., 2013)。同时"双文化身份认同"的研究也表明发展中国家的大多数青少年正在构建的文化身份认同,其既根植于本土价值观、语言与文化实践,也根植于"对世界文化的归属感",其中"包括对全球文化中的事件、实践、风格和信息的认识"(Arnett, 2002)。总之,在后现代时代,在多元文化社会中成长的青少年的文化身份认同不仅因为全球化带来的快速变化而复杂化,还因为大规模的时间和空间压缩在许多社会(尤其是有殖民历史的社会)中引发的文化传统的矛盾复兴而复杂化(Meyer et al., 1999)。因此,年轻人越来越陷入一种介于传统和(后)现代之间的两难境地,且已有研究证明,心理健康与身份认同之间呈正相关关系(李丝雨 等,2020)。

近几年来,有不少针对青少年的价值取向与全球化进程的关系的研究,例如

Kim(2016)调查的八年级青少年的跨国家数据,从跨国家的总体角度研究全球化是否会对青少年的价值取向产生影响,其两级分层线性模型(HLM)的结果驳斥了全球化导致价值观普遍趋同的超全球化理论,即全球化程度更高的国家的特点是身份认同的传统标记(例如民族与宗教信仰)的相关性下降,并被更民主、更宽容的价值观所取代。该研究结果支持了关注文化传统对青少年价值体系的持久影响的怀疑论和变革论。也就是说,尽管存在全球化的力量,但一个国家的文化传统对价值取向有着独立的影响,且全球和国内因素对青春期的价值观变化的影响可能存在复杂的交互作用。

综上所述,全球化是一种多方面的现象,它涉及不同的层次、流动、紧张和冲突,需要跨学科的社会理论来捕捉其轮廓、动态、轨迹、问题和可能的未来。在此基础上,本书认为心理健康工作的全球化背景是复杂且动态变化的,而在快速发展的现代化背景下,民众如何应对正在面临的巨大挑战将是各个国家需要重点考量的问题。除此以外,由于政治、经济、社会与文化之间的相互关系可能随时变动,所以人们在不稳定的秩序和动荡的局势下应该如何维护自身的心理健康或将成为全球化是否能够顺利进展及国家发展是否能够抵御风险的核心问题之一。

二、全球心理健康工作的新进展

随着全球化程度的不断加深,以社会经济为基础的国际局势产生了纷繁复杂的演变,由经济、政治、社会的变革所引发的文化变革给人的心理行为造成了不小的冲击。世界卫生组织总干事在2020年8月27日公布的最新数据显示,全球范围内有近10亿人正遭受着不同程度的心理健康问题侵扰;而联合国公布的数据显示,截至2019年,在全球超过12亿10～19岁的青少年群体中,有近20%的个体存在心理健康问题,而由于心理健康问题所导致的自杀问题已经成为影响全球范围内青少年生命安全的第二大诱因。心理健康在全世界范围内成为一个极其严峻并亟需解决的重大问题。因此,无论是各国的政府还是全球的科学研究组织,都对这个问题投入了很大的精力并取得了丰硕的研究成果。为了更全面地了解全球心理健康工作的进展以拓展我国心理健康工作的思路,并从中汲取有用的经验、规避不利的风险因素,下面将从全球心理健康工作面临的现状、挑战及未来发展前景的视角进行阐述。

（一）全球心理健康工作面临的现状

世界卫生组织将"心理健康"界定为个体整体健康的一个重要组成部分,而全球心理健康(global mental health,GMH)是指由参与者、关系、网络、思想、实践和技术组成的集合,在构建普遍的心理健康和将"全球"纳入心理健康中发挥核心作用(Mills,2022)。目前,就全球范围内心理健康问题在人群中的存在特征而言,柳叶刀的全球心理健康与可持续发展委员会所公布的统计数据显示,以心理健康问题中典型的心理与物质使用障碍为例,它的高峰发生率与阿尔茨海默综合征相近。但是同样作为日常生活中发生率较高的健康类问题,前者导致的自杀率却普遍高于后者,并且具体表现为:心理与物质使用障碍多出现在中青年群体当中,且在25~29岁年龄段达到最高峰;而阿尔茨海默综合征则多出现在老年群体当中,且随着年龄的增加发生率愈发变高。根据最近发布的《全球疾病负担报告》,2019年,心理障碍已经成为全球十大疾病负担原因之一。心理障碍(包括常见和严重的精神障碍、儿童行为障碍、神经发育障碍、药物使用障碍、痴呆和自我伤害)是全世界残疾的主要原因,同时也是继心血管疾病和癌症之后全球疾病负担的第三大原因。具体来说,全球有81%的心理障碍患者生活在低收入与中等收入国家,其中全球有2.25亿儿童与青少年患有心理障碍,且儿童与青少年中还有88%(约1.97亿)的人生活在中低收入国家。心理疾病作为很多国家的主要疾病负担之一,主要源于它对个体生活及生存的深刻影响。经济合作与发展组织指出,目前心理疾病消耗的总成本约占其成员国GDP的3.5%,其主要来自寻求治疗、社会护理、高失业率和离岗,到2020年,抑郁症成为仅次于缺血性心脏病的全球第二大致残病因。此外,世界经济论坛还邀请过一组健康经济学家来估算2030年的疾病成本,其结果显示,2010年的心理疾病作为全球最大的成本动因,消耗了2.5万亿美元,到2030年时,这个数值将达到6万亿美元。同时心理疾病负担将大于糖尿病、呼吸系统疾病及全部的癌症,居于全球非传染性疾病负担之首。由此可见,伴随社会、经济、政治、文化急剧变革的心理健康问题正在摧毁人类的生命健康,尤其是儿童与青少年的健康,这是当下各国不得不面临的重大挑战之一。

（二）全球心理健康工作面临的挑战

全球化会影响族群的心理健康已经得到研究的支持(Bhugra et al.,2004),尽管调查全球化对心理健康影响的实证研究仍然表现出边缘和零散的特征,但伴随不同国家的人、机构、公司和政府之间的互动和整合过程不断加深,全球范围内的经济、文化、规范、习俗和心理健康均受到影响,它们加强了人类的相互联系,减少了空间、时间与认知边界，影响着人类行为、公共卫生政策、个人和社区健康等方面（Sharma，2016）。不难发现，全球心理健康工作所面临的挑战与全球化进程息息相关，比如越来越多的证据表明气候变化（包括热浪、洪水、山崩、野火、海平面上升、海岸侵蚀、海洋酸化、干旱和水压力、生物多样性丧失、荒漠化、冰融和雪崩等自然现象）与全球心理健康之间存在密切关联（Lawrance et al.，2021）。还有研究证明气候变化的压力源与创伤和创伤后应激障碍有关，如极端天气事件造成的创伤更为普遍（Augustinavicius et al.，2021），且通过分析针对意大利气候变化与心理健康之间关系的研究表明，气候变化的压力源（尤其是高温与热浪）对各种心理健康结果存在一定的负面影响，如在有心理健康疾病、自杀与自杀行为，以及精神病发病率（比如精神病学的住院治疗与心理健康疾病的症状）的人群中存在更高的死亡风险（Massazza et al.，2022）。与之类似的是，Jones（2017）的研究发现，粮食不安全（包括粮食供应、负担能力、规定可接受的获取粮食方式的文化规范及个人粮食利用）与全球范围内的不良心理健康和特定心理社会压力源也存在相关性，且粮食不安全可能通过几种不同的机制导致常见的精神障碍，例如通过对维持食物供应的能力或未来获得足够食物的能力产生不确定性，粮食不安全会引发可能导致焦虑和抑郁的压力反应（Whitaker et al.，2006；Kessler，1997）；或者当人们以社会上不可接受的方式获取食物时，会引发个体与抑郁相关的疏远感、无力感、羞愧感和内疚感（Bernal et al.，2016；Nanama et al.，2012）；甚至粮食不安全还有可能放大家庭与社区内的社会经济差异，从而增加文化敏感性并影响整体的心理健康。另外，严重的公共卫生问题（如暴露在被动吸烟环境下）与公共卫生事件（如新冠疫情的持续性大流行）被认为是影响心理健康（特别是青少年心理健康）的重要因素之一（Guan et al.，2022；Aarah - Bapuah et al.，2022）。在这一点上，Persaud 等人（2022）的报告指出，COVID - 19 大流行增加了脆弱群体的不安全感，并且在过去六年中增加了 2000 多万移民流离失所的全球负担。移民（统称各种移民，包括迁往国外与人口迁徙）也被认为是心理健康最重要的地缘政治决定因素之一，其中越来越多的证据证实，与移民相关的风险因素包括与移民有关的创伤、社会适应、文化适应和社会文化丧失、经济困境与失业、耻辱与种族歧视等（Bhugra et al.，2021），而移民对心理健康的影响也体现出全球化进程的作用。还有人认为城市化通过社会（如缺乏联系、孤立、歧视、个人主义等）、经济（如竞争性就业、较高的生活成本等）和环境（如污染、缺乏绿色空间、蓝色空间等）因素影响心理健康，在迅速城市化的进程中，社会差距与社会不安全感也是全世界面临的一个挑战，特别是存在较大的突发公共事件或公共卫生事件,以及贫困、国内生产总值较低与国际冲突等特殊背景时,如何确保社会正义得以保障、社会差距得到控制将会成为影响个体心理健康与群体心理健康的重要原因。

全球化和现代化正在影响着个体的身心健康,诸如全球经济与社会发展、全球气候变化、全球粮食安全、全球公共卫生事件、全球突发公共事件、全球范围内的人口迁徙等不同层面的发展进程都对各个国家提出了新的挑战。

(三)在全球化背景下重新认识心理健康问题与心理健康工作的发展前景

现今,在面对日益增长的心理健康支持需求时,加强与完善心理健康工作成为每个国家追求健康发展的必经之路。心理健康问题出现的高峰期是青少年时期,且心理健康问题的发生会伴随个体的毕生发展,在个体各个年龄段的发展中都会出现,同时心理健康问题会导致较高的自杀率。已有的科学研究表明,决定个体心理健康水平的因素主要来自两个方面。首先是社会性因素方面,人口学因素、经济因素、社区因素、环境因素、社会文化因素等都被发现是影响个体心理健康水平的关键社会性因素。其中人口学因素主要包括性别和年龄等,例如女性出现抑郁症和焦虑症的比率要显著高于男性,而男性在药物滥用和成瘾行为方面出现问题的比率则较女性更大;经济因素则主要包括经济收入、粮食安全、就业情况、收入不平等性和经济压力等方面,大量研究发现,经济状况与个体的心理健康水平呈显著正相关,较低的家庭经济水平或者较高的经济负担更容易导致个体产生心理健康方面的问题;社区因素主要为社区的住房等基础设施、水源、卫生设施等方面,良好并可负担的社区生活环境是保持心理健康的重要因素;环境因素主要包括所生活环境的暴力发生率、自然灾害发生情况、战争等方面,例如恶劣的气候条件、暴力犯罪情况,甚至是战争环境等相对较负面的生存条件会对个体的心理健康产生非常消极的影响;社会和文化方面的因素包括社会资本、社会的稳定性、文化、社会支持和教育,例如优质的教育机会、良好的就业条件、文化的较高包容性等方面的因素都是预防个体心理健康问题的重要社会因素。

总体来说,社会性因素是影响个体心理健康水平最主要的方面。但是,社会性因素并不是完全独立于个体之外对个体产生影响的,更多时候它会同个体生物方面的因素一起交互影响个体的心理健康水平。例如,已有研究发现社会环境因素可以通过影响个体的基因表达、激素水平和脑功能发展进而影响个体的心理健康。

如何解决民众的心理健康问题,这不仅是一项关乎全世界人类可持续发展的问题,更是世界各国政府治理工作所需要考虑和面对的一项问题。目前,包括联合国和世界卫生组织等众多国际组织,以及全球心理健康与可持续发展委员会等众多科学研究团体在内的组织都提出了一个具有高度共识的观点,即心理服务体系的建设才是缓解和应对民众心理问题最关键的方法和途径。而心理服务体系主要包括三个方面:第一,政策性文件体系的建设,包括全球心理健康与可持续发展委员会在内的多个国际组织都建议各个地区将心理健康纳入所在地居民的基本人权保障,并制定全球统一的心理健康行动计划;第二,心理服务体系资金和人员的投入,根据世界卫生组织"世界心理健康调查"的公报显示,目前世界范围内很多国家的心理健康服务资金投入和工作人员配比情况非常不乐观;第三,心理服务的可用性、覆盖度及质量。上述三个方面是决定一个心理服务体系能否发挥预期作用的关键所在,而只有提供可用性更强、覆盖性更广、服务质量更好的心理服务体系才能更好地解决当前问题。

心理健康服务体系是解决和应对民众心理健康问题最关键的途径,而如何针对本国国情建设适应于本国民众的心理健康服务体系就成为了一项全球性挑战。相较于世界上个别国家而言,虽然我国的心理服务体系建设工作起步并不算早,但是却在我国制度优势的充分支持下取得了快速的发展。

三、心理健康工作本土化与人才强国战略的密切关系

为了更清楚地了解心理健康工作本土化的价值与意义,下面将从我国与他国的差异性比较出发,结合我国的"人才发展战略",详细地阐述我国心理健康工作的特殊性及心理健康工作本土化对于我国未来发展与国家安全的重要性。

(一)全球化背景下心理健康工作本土化的必要性

2021年3月1日,由中国科学院心理研究所和社会科学文献出版社主办的2020版"心理健康蓝皮书":《中国国民心理健康发展报告(2019~2020)》发布会在京成功举行,全书包含总报告、分报告与专题报告三个部分,其中总报告基于2020年国民心理健康状况调查核心样本,对国民心理健康现状与趋势、服务需求状况进行了分析;分报告分别对科技工作者、医务工作者、广东地区产业工人、大学生进行了心理健康状况及影响因素的分析,并提出了有针对性的政策建议;专题报告对我国社会心理服务体系建设现状进行了分析和思考,并分别对不同年龄人群的心理健康状况进行了调查和分析。根据报告内容可知,我国国民的心理健康状况呈现出地区差异显著、年龄差异显著等特征,其中青年期的心理健康问题较为多发,且随着年龄增大,以中国心理健康量表衡量的心理健康指数呈现出逐年升高的

趋势,尤其是18～25岁组的心理健康指数远低于其他各年龄段。此外,该报告还显示出全国中小学生存在不同程度抑郁症状的总体比例已经超过24%,且随着年级升高而上升,处于中学阶段的儿童出现情绪不稳定等心理问题倾向的比例最高,达到17.3%。结合全球青少年的心理健康现状来看,世界范围内的青少年心理健康问题都处于正在上升的公共卫生问题阶段。世界卫生组织的报告显示,精神卫生问题在10～20岁尤其突出,其中自杀是全球青少年死亡的第三大重点死因,而抑郁症是生病和残疾的重要原因(一半的精神疾患开始于14岁)。

我国心理健康状况虽然从总体上表现出国民的心理健康意识显著增强、心理健康服务的便利性大幅提升的良好态势,但是随着全球化程度的加深,由经济快速发展、社会剧烈变迁所带来的新问题与新挑战也在不断威胁我国国民的心理健康水平,使我国国民的心理健康问题越来越多样化、复杂化、低龄化,从而导致我国国民对心理健康服务的需求表现出多重特征。同时,考虑到青少年的心理健康水平受到全球化进程的多重影响与干扰,在经济、社会、政治、文化全球化的背景下存在着较多的风险因素。

结合我国与其他国家在文化与社会结构等方面的差异性来看,由于中西方与中国各个地区之间的文化差异客观存在(钱佳,2020;赵向阳 等,2015),且中国社会的结构既不同于古代中国,也不同于西方社会(谢遐龄,2014),并经历了由总体性社会向分化性社会的转变(孙立平 等,1994),所以当以西方文明中心论、普世价值观等为代表的西方价值观随西方主导的经济全球化、文化全球化的迅猛发展而进入中国时,人们的价值观念便开始趋于多元化,同时这种现象也给我国青少年价值观的培育带来了一些不可避免的负面影响,其具体表现为:价值取向功利化、政治教育淡漠化、价值选择多元化、理想信念缺失化(韩中敏,2015)。因此,为了维护和促进国民心理健康水平,尤其是青少年群体的心理健康水平,就必须要加强我国的心理健康工作,心理健康工作的本土化则是一个必不可少的过程,因为我国国家制度和治理体系的历史文化根基与其他国家存在较大的差异性,所以我国的心理健康工作绝不能生搬硬套他国的模式与体系。

(二)在人才强国战略中加强心理健康工作的重要性

人才强国战略的制定和实施,是党以邓小平理论和"三个代表"重要思想为指导,从当代世界和中国深刻变化着的实际出发,根据党和国家事业发展的迫切要求而做出的重大决策。在党的二十大报告中,"实施科教兴国战略,强化现代化建设人才支撑"作为重要的组成部分被专门阐述,明确提出"教育、科技、人才是全面建设社会主义现代化国家的基础性、战略性支撑"。此次报告首次把教育、科技、人才三大战略放在一起,进行"三位一体"统筹安排、一体部署,强调"坚持教育优先发展、科技自立自强、人才引领驱动,加快建设教育强国、科技强国、人才强国"。这表明,教育、科技与人才之间拥有十分密切的有机联系,只有通过三者的协同配合、系统集成,才能共同塑造发展新动能、新优势,共同服务于创新型国家的建设。

教育是国之大计、党之大计。教育作为科技兴旺、国家强盛的基石,教育强才能科技强,而教育作为育人之本、立国之本,其人才的培养归根结底还是要依靠教育,在教育、科技、人才三者中,科教兴国的根本是人才,而人才培养质量的高低则由教育决定,所以想要实现高水平科技自立自强,建成世界科技强国,就离不开建设教育强国这一坚实地基。

相比于以往的报告中将教育放在"民生"的板块来论述,党的二十大报告对教育的地位做出了重要的调整,特别是在"十四五"规划和2035年远景目标纲要提出"构建高质量的教育体系"后,"加快建设高质量教育体系"写进了党的二十大报告,这足以体现出党对教育事业的价值和地位越来越清晰的认识。此外,在落实人才强国战略为强国第一战略的要求和对策中,明确提到人才的内在素质和品格是人才结构优化和现代化的内在基核,正如美国现代化问题理论家英格尔斯在《人的现代化》中所指出的那样:"我们之所以在研究现代国家现代化时,把人的现代化考虑进去,正是因为在整个国家向现代化发展的进程中,人是一个基本的因素。一个国家,只有当它的人民是现代人,它的国民从心理和行为上都转变为现代的人格,它的现代政治、经济和文化管理机构中的工作人员都获得了某种与现代化发展相适应的现代性,这样的国家才能真正称之为现代化的国家。否则,高速稳定的经济发展和有效的管理,都不会实现,即使经济已经开始起飞,也不会持续长久。"由此可见,国家的发展与人的发展密切相关,在人的现代化进程中,教育作为人实现现代化最重要的途径之一,其对人的影响不仅仅是行为层面的,也包含了心理层面的要素。

心理健康教育作为素质教育的重要组成部分,是根据学生生理心理发展的规律,运用心理学的教育方法,培养学生良好的心理素质,促进学生整体素质全面提高的教育,是实施"面向21世纪教育振兴行动计划"、落实"跨世纪素质教育工程"、培养跨世纪高质量人才的重要环节。同时,切实有效地对学生进行心理健康教育也是现代教育的必然要求和广大学校教育工作者所面临的一项共同的紧迫任务。结合心理健康教育的目标来看,心理健康教育与我国人才结构优化息息相关,通过心理健康教育能够帮助广大学生建立优秀的内在素质与品格,实现构建高质量教育体系及从"素质教育"到"发展素质教育"的转变。就心理健康教育在我国现代教育中的重要性而言,在教育部发布的《教育部2022年工作要点》第二大类"加快完善德智体美劳全面培养的育人体系,促进学生健康成长全面发展"第11条"促进学生身心健康全面发展"中明确提出,加强和改进学生心理健康教育工作,实施学生心理健康促进计划,做好科学识别、实时预警、专业咨询和妥善应对,其体现了心理健康教育与落实立德树人这一项根本任务,以及培养德智体美劳全面发展的社会主义建设者和接班人之间的密切关系。

综上所述,我国的"科教兴国战略"离不开人才、科技与教育构成的"三位一体",其中高质量的教育体系为人才培养奠定了基础,解决了我国教育"为谁培养人、培养什么人、怎样培养人"这一根本性问题,而心理健康教育作为现代教育中最重要的组成部分之一,它为我国的人才结构优化与发展素质教育提供了十分重要的支撑作用。人在整个国家向现代化发展的进程中作为一个基本因素,其心理健康水平对于一个国家的发展而言,是不可忽视的关键性要素之一。因此,在人才发展战略中加强心理健康工作具有十分重要的意义。

(三)依托心理健康工作助力人才发展战略的可行性

只要是与人相关的问题,就必然离不开人的心理现象及其影响下的精神功能和行为活动。从科教兴国战略的视角出发,教育强国作为一项基础工程,为人才强国战略奠定了坚实的基础,同时意味着我国面向青少年群体的心理健康工作具有十分重要的战略性地位。通过回顾我国从20世纪80年代以来起步的中国心理卫生研究和高校的心理健康教育工作可以发现,经过多年探索而逐步完善的高校心理健康教育得到了许多的政策支持,例如2021年7月由教育部办公厅发布的《教育部办公厅关于加强学生心理健康管理工作的通知》中明确指出,要从"加强源头管理,全方位提升学生心理健康素养""加强过程管理,提升及早发现能力和日常咨询辅导水平""加强结果管理,提高心理危机事件干预处置能力"与"加强保障管理,加大综合支撑力度"四个方面来进一步提高学生心理健康工作的针对性和有效性,切实加强专业支撑和科学管理,着力提升学生心理健康素养。我国的心理健康工作得到了国家政策的广泛支持,我国研究者已经就各行各业的心理健康现状及心理健康水平的影响因素展开了积极的研究探索并获得了丰富的研究成果,例如笔者在建构中国教师职业心理健康理论中提出了三大和谐统一问题,即"人与自我的和谐统一""人与他人的和谐统一"及"人与社会的和谐统一",并明确了制约人行为与心理的五大规范,即生物规范、心理规范、文化规范、社会规范和政治规范,这五大规范体现了人的他律性与适应性,还指出信仰能够实现对五大规范的超越,这种超越又表现出人的自律性与主动性。

党的二十大报告中指出:"青年强,则国家强。当代中国青年生逢其时,施展才干的舞台无比广阔,实现梦想的前景无比光明。全党要把青年工作作为战略性工作来抓,用党的科学理论武装青年,用党的初心使命感召青年,做青年朋友的知心人、青年工作的热心人、青年群众的引路人。"正是因为青年群体在国家发展与民族复兴中占据如此重要的地位,教育作为培养新时代青年的一种社会活动,作为传承社会文化、传递生产经验与生活经验的基本途径,在其中加入心理健康工作才显得十分必要。心理健康工作的本土化在我国不仅有国家政策的大力支持,还有丰富的实践经验与一定的理论支持。通过本土化的心理健康工作,可以为我国培养具有优质内核的新时代青年群体,为建设中国特色社会主义伟大事业的人才队伍保驾护航。

当前,国际形势仍然存在很多不稳定性、不确定性因素,形势更趋复杂严峻。根据《中国社会科学院国际形势报告(2022)》可知,当下的国际形势具有四个显著特点,其一是世界经济强劲复苏,但下行压力有所增加;其二是大国博弈更趋复杂,竞合关系持续深化;其三是国际安全形势日趋严峻,传统安全风险更加凸显;其四是全球治理取得进展,消除赤字任重道远。在此背景下,中国积极推动共建"一带一路"高质量发展逆势前行,为改善全球治理体系和促进全球共同发展持续注入新动能。但是,在大国博弈背景下,全球治理的工具化和武器化倾向日益凸显,仍存在部分领域的治理未取得实质性进展的情况。一些固守冷战思维的西方国家则热衷于在国际社会中制造矛盾和分歧,挑起军事对抗,使传统安全压力和风险逐步上升。由此可见,全球化形势是极为复杂且充满挑战的,而体现在包括政治、经济、文化、社会等方方面面的全球化进程正在不同程度上影响着各个国家,其所带来的问题(例如文化全球化带来民族国家的传统价值观与现代价值观之间的冲突)也在不同程度上影响着人民的健康与发展,受到国际环境与重大国际事件(如大国博弈激烈程度上升、新冠疫情继续蔓延)的多重影响的心理健康问题日益严峻,尤其是青少年的心理健康问题在近几十年内于全球卫生领域受到越来越多的关注。有必要结合本国国情与中国特色来重新认识并建构我国民众的现代心理观,为我国心理健康教育与心理健康工作的开展注入新的力量。

深刻把握世界发展大势,结合我国的历史文化背景,从中国文化(这里的文化是指包括精神、物质、制度在内的一切活动与产物,是一个群体或社会所共享的基本假设、价值观、行为规范和习俗,也是在长期的历史过程中形成的,具有相当的稳定性,对人们的社会心理和行为发挥着重要的影响作用。其具体表现为一个多层次的现象和概念,可以从个体层次上的文化自我表征、群体文化、组织文化、国家文化及全球文化等(赵向阳 等,2015)视角出发,积极探索本国民众在动态发展中的心理观,才能在真正意义上认识并解决民众的心理健康问题,从而维护我国民众的心理健康水平,促进全民发展,特别是青少年的身心健康与全面发展,为大力加强新时代人才队伍的建设贡献一份力量。

第二章 中国文化背景下的人性观

人性问题是多个世纪以来哲学、社会学、政治学、心理学等多学科探索的问题之一,也是不同学科和不同学派争论的焦点之一。中国古代哲学对人性善恶的思考,中国现代哲学从人与物、人与人和人与自己的关系中思考人性,马克思主义哲学从人的生物性、社会性和精神性视角阐述人性。社会学从群体生活的视角阐述了利己与利他主义人性论、个性与共性、主体性,以及人性异化。政治学从中国古代儒家的德治、道家的无为而治和法家的法治思想,以及近现代中国特色的马克思主义政治思想中阐述人性与政治的关系。心理学从生理心理学取向、行为主义取向、精神分析取向、认知心理学和人本主义心理学取向这五大研究取向中阐述人性。

第一节 哲学视角下的人性观

一、中国古代哲学对人性的把握

中国哲学起源于春秋战国时期,其对人性问题的思考源于孔子和老子对人伦关系和天人关系的探索,其焦点在人性的善恶和人性的根源问题上。沿着历史的轴线,中国古代哲学对人性的思考大致经历了三个主要的发展阶段:先秦轴心时代的善恶人性论,其代表观点有告子的无善无恶论、世子的有善有恶论、老子和庄子的超善恶论、孟子的性善论和荀子的性恶论;汉至中唐时期的性三品等级人性论,其代表观点有西汉董仲舒的性三品论、东汉王充的禀赋论和唐朝韩愈的性情三品论;中唐至宋到明末清初时期的人性善恶二分论,其代表观点有宋代的性气二分论和明末清初的理欲统一论。纵观各个时期的人性论,大致可以从人的特殊性、普遍性、自然性、道德性和社会性等五个方面理解人性。

（一）特殊性

儒家从人性和物性的关系之中阐述了人的特殊性和普遍性。人性和物性相异的观点将人性理解为人之所以为人的内在特征，是与物（动物、植物等）相区别的属性（任蜜林，2019）。孔子曰："鸟兽不可与同群，吾非斯人之徒与而谁与？"（《微子》）。由此可见，孔子所谈的人性并不包含物性，人性和物性是有所区别的。孟子继承了孔子人性物性相异的观点，提出"人之所以异于禽兽者几希；庶民去之，君子存之"的观点（《孟子·离娄下》）。他认为人和动物的区别在于"性善"。但是他也并不否认人和物之间存在相同的自然属性，他认为"形色，天性也"。孟子认为人性包含自然属性和道德属性，但是自然属性并不能成为人的本质属性。

（二）普遍性

与孔孟不同的观点认为，人性和物性是相同的。《中庸》里面提到"天命之谓性，率性之谓道，修道之谓教"。该观点认为人性是自然禀赋，宇宙万事万物皆源于"天"。《中庸》将人分为圣人、贤人和众人，圣人的人性生来完善，不需要后天的修养就能展现出最至善的本性，还能体现出万物的本性，从而达到与"天地参"的境界。贤人和众人的人性需要通过思想、教育和文化等手段完善本性。由此可见，《中庸》认为人和物都具备共同的"性"，人在展现与完善自己本性的同时还要帮助宇宙万物展现他们的本性。除了《中庸》强调人和物的普遍性之外，佛家和道家的万物皆有佛性和道性的观点也体现出了人性和物性的普遍性问题。

（三）自然性

道家从人与自然的关系中阐述了人的自然性。老子主张世间万事万物是清静无为的，人性是与生俱来的自然秉性，其本质是朴实无华的（何大吉，2011）。如果人能够保持最初的自然本性，个人就能保持身心健康，社会就能和谐稳定。但社会政治的发展和个人欲望的出现会导致人性出现异化。社会层面而言，"仁、义、礼、乐"的出现扰乱了人们内心的清静，使得人性中淳朴的自然本性逐渐弱化，人离自己最初的"朴"也越来越远。个体层面而言，社会仁义礼乐束缚人的言行举止，而人的生存本能使得他们的欲望越来越多，从而导致人性向恶的方向发展。社会和个体相辅相成，共同导致了人性的异化。针对人性的异化，道家主张返璞归真。个体要做到"齐物""坐忘"和"心斋"，才能回归淳朴的自然本性。"齐物"即去除世俗之情，但物在心中；"坐忘"即忘记世俗之情，物我皆忘；"心斋"即顺应万物之情，内心极度清净。社会需要做到无为而治，即遵循自然规律，顺物而为。道家为此提出了"至仁"和"至礼"的观点,即统治者自身做到清静无为,尊重人的自由,不干涉人们的生活,这样人类才能回归自然。接近自然,回归自然,才能维持善的本性,才能保持内心的安宁与平衡。

(四)道德性

道德性的人性特质体现在中国古代人性论对道德意识、理性与欲望之间关系的探讨之中。无论是先秦轴心时代的人性善恶,还是后来的人性等级论和理欲统一论等,都在强调人的道德本性。孟子说人具有恻隐之心、羞恶之心、辞让之心和是非之心,这"四心"是人区别于动物的本质属性。"四心"强调人的道德情感和理性意识,只有这二者兼具才能称之为人。在"四心"的基础上发展了仁、义、礼、智四种道德(杨国荣,2013)。如果人人能够按照仁、义、礼、智去生活,则人人都可以成为像尧舜一样的圣贤之人,社会也就能够和谐发展。荀子的性恶论认为人的本性具有恶的道德价值,强调道德教育的必要性。他主张人性由"性"和"伪"两部分组成,"性"是从人的生存本能视角谈论人具有恶的特性,"伪"即善的礼乐教化。人应该具备社会关系和道德才能异于禽兽,而这种道德的修养需通过后天的教育。董仲舒和韩愈的人性说也离不开道德,如董仲舒的"圣人之性""中民之性"和"斗筲之性"都是经过社会道德标准评判后的"人性",韩愈以"仁义礼智信"五德为内容的性三品论强调人性是一种先天道德理性(肖艳歌,2017)。宋代理学家朱熹受韩愈人性论的启发,提出了以"理"为核心的"天命之性"和"气质之性"。他将"理"视为人的道德性本质,"理"是支配和指导人的行为的道德准则。人可以通过德性教育达到"天人合一"的境界(陈来,2020;陈来,2010;钱穆,2011)。而明代王阳明则将"理"与"心"融合,提出以心为基础,以良知为主导和以至善为目标的人性论(徐复观,2005)。良知是一种天赋的道德观念,是衡量是非的准则。德于内心为修养,德于外为行为表现,内外兼修才能达到知行合一。在中国传统哲学的思想中,各个历史时期的各个学派的人性论都不离开对德性的探讨,儒家思想中的君子,佛家思想中的菩萨和道家思想中的真人都是一种理想的道德性。

(五)社会性

社会性的人性特质在中国古代哲学中并不是很明显,它更多地体现在以"仁"为核心的中国传统文化之中。孔子经常在《论语》中提及"仁",仁是一种人与人关系的体现,它的产生和实现都离不开社会关系。儒家思想中的三纲五常和人伦关系也是人与人、人与社会关系的体现(肖群忠,2007)。荀子的性恶论中除了对自然性与德性的阐述,也体现出了一定的社会性。《荀子·王制》中提到"力不若牛,走不若马,而牛马为用,何也? 曰:人能群,彼不能群也。人何以能群?"这表明了荀子认为人与人是密切联系的,他们能够利用群体的力量而"牛马为用"。人与物之间的区别不仅仅体现在德性上,还体现在社会性上。但这种社会性的人性特质并没有成为中国古代哲学关于人性论的主流思想。

中国古代哲学探讨了人的普遍性与特殊性、自然性、道德性和社会性,但其核心与主流都是道德性的人性本质,并在宋明时期将这种道德性的人性本质上升为超越性的人性论。这都是对人性的抽象性的理解,对其社会实践关系中的人性缺乏更多的依据。

二、中国现代哲学对人性的把握

中国现代哲学对人性的思考主要以现代新儒家学派的梁漱溟、熊十力和冯友兰等人的人性观为主体。他们在传统哲学基础之上对人性论不断完善与发展,并受到西方哲学和马克思主义哲学的启发,从传统的以德为主的抽象人性论逐渐过渡到以德性和社会性并举的人性论。主要围绕着人性的三大问题,即人性的本质问题、人之所以为人的本性问题和本性的实现问题。

(一)人与物的关系

梁漱溟主要从人与物、人与人,以及人与自己的关系中阐述了人性、人心和人生。他认为人性首先是区别于动物的特性,体现在人具有物不具有的智慧(梁漱溟,2005)。人类为了生存和发展,不仅要满足基本的物质生活需求,还要追求精神和自我实现的价值。于是人类运用自身的智慧从自然界中获取物质和精神生活资料,而这种智慧体现在人具有主动性、灵活性和计划性等方面。动物完全靠本能生存,而人类可以使用和创造工具,推动社会生产实践的发展(梁漱溟,2005)。在社会生产实践中,人类可以发挥自己的主观能动性,有计划有目的地探索自然与改造自然,灵活地应对自然的变化,不断地满足自己的需求与欲望。人性具有可塑性和活变性,在特定的社会历史时期是相对稳定的,但随着社会文明的发展会不断变化。这使得人类不同于其他的生命。冯友兰认为人和动物的区别在于人之性、人之理、仁义之理和人之正性,即人的本质属性为理性(冯友兰,2001)。熊十力认为人性包含人的所有性质,但是本性则是人之所以为人的根本。而这本性即为人心,包括本心、习心、善心和染心。可以看出,无论是梁漱溟、冯友兰还是熊十力,他们都认为人性是人区别于物的那一部分属性,属于狭义上的人性论。

（二）人与人的关系

梁漱溟认为人性本是个抽象的概念，只有放在人类社会实践中才能体现出具体的内涵。社会的道德伦理制度和法律法规会制约人的行为，使人逐渐从兽性中分化，善的人性不断发展（梁漱溟，2005）。而冯友兰认为人之善源于人之正性，人之恶源于人之负性。所谓善恶是相对于社会道德标准而言，符合社会道德标准的善即为道德的善。熊十力则将人性善恶分为人性本有善有恶、人性恒有善有恶、人性本恶和人性本善四个类别（熊十力，2007）。他认为这种人性的善恶会受到后天教化等因素的影响，强调社会环境对人性的改变。人性善恶实际上是人类在行为心理上以利他为本还是以利己为本的问题，利己是与生俱来的本性，而利他是生活在群体之中产生的行为准则。人又是社会性群体，人类的生存与发展离不开他人。生活在同一共同体的不同人群，有着系统化的共同社会生活。这种社会生活的共同性折射到人们心理内部就是对经验的认同。正因如此，人类才能发展出与社会期望一致的观念、情感、思维和理性。与此同时，不同亚群体之间独特的生活环境与经历导致人们的价值倾向、思维方式、情感和行为方式等存在差异性。群体与个体相互影响，群体的价值取向会受到群体中具有巨大影响力的个体价值取向与观念等的影响，而个体需要与群体的主流价值观保持一致，从而抛弃个人利益得失，为群体目标而共同奋斗。个体保持与本群体的一致性和主动融入群体，与群体成员同舟共济，保证群体的凝聚力。只有群体团结一致，个体的社会适应才是积极健康的适应。

（三）人与自身的关系

最后，处理人与物的关系是生存本能，处理人与人的关系是社会合作发展，人与内心的关系则是自我实现的需要。当人的物质需求和社会问题得到解决后，开始思考精神的需求。天行健，君子以自强不息，人生的意义在于不断向上奋斗。这代表了人类对理想人性的追求，对生命之生老病死的无穷追问与思考，对崇高心灵的向往。冯友兰从人与人、人与自然、人与宇宙和社会的关系中提出了人生的四大境界，即从低到高依次为自然境界、功利境界、道德境界和天地境界（冯友兰，2000）。道德境界和天地境界与梁漱溟所说的道德之真是相通的。其中的天地境界是一种理想的人性，是超乎社会整体之上的宇宙整体，达到了自觉和自由的高度统一，即所谓的圣人。熊十力主张树立内圣的道德价值观，并将内圣的价值观通过外王（经世致用）体现出来，从而达到内圣外王的理想人格。内圣外王是儒家的精神实质，这点在梁漱溟的道德观中也有所体现（袁宏禹，2009）。个体通过道德实践改造自我，又通过社会实践活动改变世界，从而建立至善的社会环境。

三、马克思主义哲学对人性的把握

目前马克思主义人性观主要有"属性说"和"本质说"两种学说。"属性说"主张人性就是人所具有的属性，即人性是由生物性、社会性和精神性共同组成的统一体。"本质说"认为人的本质在现实上是一切社会关系的总和（袁贵仁，1996；王晓红，2011）。无论是"属性说"还是"本质说"，都是关于人性概念及本质的阐述。

马克思认为需要是人性的起源，需要促进人与自然、人与社会发生关系。人和动物都具有自然的属性，有基本的生理需要。但是人类除了自然属性之外，还具有非自然属性。非自然属性体现在人具有意识、理性、思维、情感和意志，同时伴随着社会需要和精神需要。社会需要只有在社会集体中才能得到满足，精神需要不仅体现在对精神生活的需求之上，还体现在对社会生产活动及政治活动的追求之上。这与马斯洛的需要层次理论是相吻合的，马斯洛认为人有生理需要、安全需要、社交需要、尊重需要和自我实现需要（彭聃龄，2004）。这些需要是相互影响，相互交叉的。正是需要的存在，促进了生产的发展。生产是由需要引起的，需要是生产的动力。这也是人和动物相区别的地方。

人除了精神属性与动物相区别之外，人的类本质也是动物所不具有的。马克思主义哲学认为劳动在人的类本质中起着重要的作用。动物是依附于自然而生存，人类可以通过劳动生产进而有目的地实现自己的需要。劳动实践促进了人类的思维和价值观的形成，决定了人类在社会关系与自然关系中的作用，体现出了人类自觉自由的意识活动（林剑，2017）。人类总是生活在一定的社会群体之中，不仅会受到整个社会环境和背景的影响，还会受到群体中其他成员的影响。这种社会属性是人的本质属性。人在群体中创造自己的社会关系，包括人际关系、生产关系、经济关系和政治关系等。这种社会关系不是一成不变的，而是随着历史的发展而变化，体现出了历史与现实的统一。最后，马克思从现实的人性上升到理想人性。他批判资本主义对人性的异化，将人视为生存的手段与工具，这种对人性的扭曲并不是真正的人性。他认为人性应该是自由全面发展的，而人性的发展又与社会关系是密不可分的，因此，自由全面发展的人性需要一个理想的社会。马克思将这种理想的社会描述为共产主义，共产主义社会才能实现人的自由全面发展。这同中国古代哲学对圣人的理想人性和现代哲学对天地境界的描述是一致的。

马克思主义哲学从以往对人性抽象的描述中摆脱出来,看到了人性的具体性和现实性,但又同中国古代哲学的人性论有着一定的共通性。中国古代哲学对人性善恶的思考,以及人具有超越于动物的思维、理性和智慧的观点,在马克思主义人性论中都有所体现。

第二节　社会学视角下的人性观

人是社会性生物。正如马克思主义哲学所阐述的人的本质在现实上是一切社会关系的总和。原始社会时期,人类的生存需要驱使他们与群体成员从事狩猎、捕鱼和农耕等活动,以及与自然灾害或外族入侵进行斗争。随着生产力的发展与分工的精细化,随着商品交换与贸易的扩大,随着生产关系和社会制度的确立,人类的行为越来越具有社会性。随着历史的变迁,不同时期的研究者给人性赋予了经济人假设、社会人假设、自我实现人和复杂人假设。其中社会人假设是由社会学家梅奥提出的,他认为人是社会性的存在,人除了物质需求之外,更看重人际关系中的友好、理解、信任和情感交流。而现代社会管理学认为人是很复杂的,在不同的时间、不同的地点、不同的场合等,表现出不同的人性特点。随着他们在社会上所担任的角色、所处的环境,以及需求的不同,他们会展现出"功利人""道德人"和"自然人"等不同的人性特点。社会学家从社会生活的视角阐述了利己和利他主义人性论、个性与共性、社会性、主体性和人性异化等几个方面。

(一)利己和利他主义人性论

早期的社会学家霍布斯和马基雅维利认为人的本性是利己,即人在社会生活中不断追求自身的利益(Leo Strauss,1958,1996)。帕森斯和达伦多夫等人受人性论的影响,也认为人类为了追求利益而斗争,这符合人类的自然本性(洪胜构,2006)。亚当斯密认为自利性(利己)是人类生存的最基本需求,人类为了满足自己的需求和欲望,倾向于趋利避害(高瑞鹏,2010)。正因为利己的本性存在,社会才需要通过法律法规和道德规范等约束人们的行为,抑制利己的本性。社会契约逐渐建立,使人类由自然状态逐渐过渡到社会状态。这种契约论的思想与中国古代哲学家荀子的人性论有一定的相通之处。马基亚维利和霍布斯都认为人性是贪婪的,存在利己的倾向,这同荀子的人性之恶的观点是一致的(王铭 等,2001)。荀子认为在自然状态下,人性好利而恶害,但是其理性可以制约其欲望。并且人具有社会性,人类可以通过群体的社会组织实现自己的生存需要,人类的行为需遵循国家制定的礼法(王铭，春芳，2001)。君主为了创造和谐安稳的社会秩序，以及获得国家统治的权力，就必须取得群众的拥护与信任。荀子所强调的"信"，与西方的社会契约有一定的相通之处，但是信任与契约还是存在一定的区别。

　　与利己主义人性观不同，法国社会学家涂尔干认为人性具有利己和利他双重性，而利他是人性的本质。他认为社会总是团结一致的，利他主义始终存在。人类为了谋求社会的和谐发展，会牺牲个人利益去追求集体利益，共同构造稳固而持久的社会关系(李文华，2005)。在中国儒家、道家和墨家思想中也体现出了人性中的利他性。儒家主张的"仁"和"忠恕"思想具有利他主义内涵，即主张人们要关爱他人、忠于他人和为他人着想。墨家的利他思想比儒家更明显，其"兼爱"思想体现了利他，并从利己的角度阐述了爱他人的同时能够给自己带来一定的益处。道家"退其身而身先，外其身而身存。不以其无私与？故能成其私"中体现了利他才能更好地利己(高阳 等，2018)。由此可见，积淀在民族精神之中的利他思想已经转变成一种自律的集体无意识。中华民族老一辈无产阶级革命者和现代社会奋斗在抗"疫"前线的民族英雄，都展现出了中华民族的利他思想。

　　人性的利己和利他并不能完全割裂开来，利己是生存的需要，是人的一种本能。群体和人自身的思想又促进了利他的行为，通过利他行为也能实现利己。真正的道德就是从"利他"中实现精神的"利己"，达到利他和利己的和谐统一。而人类对自我的认同和对社会的认同在利他行为中起着重要的作用。自我认同是指理性地认知自己和周围的环境，对生活充满热情，有明确的人生目标，在追求目标的过程中体验到人生的价值和自我的价值。自我认同越高的个体其自信心越强，更善于用积极的眼光看待他人与社会，形成较高的社会认同。社会认同是指个体对社会、组织和小团体的价值观念、文化氛围、道德意识和行为取向等的认同，并同时体验到社会群体所带来的情感体验与价值意义。人们从自我认同和社会认同中巩固自信与自尊，建立良好的人际关系及较强的社会适应能力。自我认同和社会认同较高的个体更倾向于产生利他行为，更能够在社会适应和与他人相处的过程中体验到幸福感，从而达到心理上的平衡。

(二)个性与共性

　　人性的双重性还体现在个性与共性。马克思主义哲学提出了人是个性与共性的统一。社会学家涂尔干也主张人性具有个性和共性。人类总是以群体的形式活动，如从家庭小群体到社会大群体。人类从出生就有想要同别人交往与互动的欲望，并且通过各种方式引起群体中其他成员的注意。这种群体欲和表现欲是人类的共性之一。其次,人类的生存本能驱使他们寻求物质资料,物质利益的满足过程中必然会与群体中其他成员产生竞争。无论是现代社会还是原始社会,竞争与搏斗始终存在,它包括体能的竞争、财富的竞争和权力的竞争等。通过竞争获取了社会地位与统治权力,驱使群体中其他成员服从他的权威。竞争性和顺从性成为人类的又一共性。不过群体成员之间也具有共同的目标,并为实现这一共同目标而制定一系列的行为规范,形成了小团体的亚文化,有自己的价值观、态度倾向和行为方式。这就是群体意识的形成,群体中每个成员都对群体负责,为群体利益着想。其次,每个成员之间相互认同与相互影响,形成了相似的价值观、道德观、情感倾向、思维方式和集体精神等。群体中的个体又有着不同于其他人的独特的、难以被系统化的社会生活,而这独特的经历和社会生活使得人们的观念、情感、思维和行为方式在内容和表现形式上又具有个性化。涂尔干认为这种个性化在原始社会是不存在的,只有随着社会化程度变高才逐渐彰显出人的个性。个性化使得个人可能具有超越现实而又改善现实的独特性和创造性。个性与共性是相互影响的,是不可分割的统一体。理想的社会应该是具备完善的社会化代理机构体系和社会化诱导机制,同时又能给予个性发展的空间。我国社会学家费孝通认为,个体和社会是双向作用关系,个体从出生后就开始在社会中通过模仿前人的社会经验而生活,但同时又凭借自己的资质去创造社会生活(刘亚秋,2020)。这也体现了群体中个性与共性的相互作用。

(三)社会性

不管是中国古代哲学对人性善恶的争辩,还是西方思想家对人性原罪与自由意志的思考,都可以看出人性中存在"恶"的一面。而社会化的发展过程中,社会制度、习俗、道德和宗教等会对人性进行塑造,将人性之恶或人性的弱点向着有利于社会发展的方向引导。社会政权、法律和制度制定了社会公众的行为准则,用于指导和约束人们的行为,从而维护公共秩序和国家利益。这是一种比较正式的社会控制手段,为人性的提升提供了社会人文环境。同时,人性的发展也会促进制度的变革,构建出适合人性发展的制度才能促进社会的发展。

习俗、道德和宗教等属于非正式的社会控制手段,并不像社会制度和法律那样通过正式的和系统的法律条规对人类行为方式进行约束。习俗是人类共同生活的群体中历代人们共同遵守的行为规范和价值观念,人们对群体文化与习俗的认同对其人性的发展起着重要的影响作用。道德是一种社会意识形态,代表着一种正向的社会价值观,是是非善恶评判的标准。宗教是不同文化区域中人类的信仰,正如梁漱溟所说,宗教信仰及其戒律清规对社会风气的规范起着一定的作用。习俗、道德和宗教是一种社会文化,它与社会法律法规共同塑造人性。而人的觉悟及人在社会文化和制度中对主体"我"的认识在社会对人性的塑造过程中起着核心作用(刘亚秋,2020)。

(四)主体性

人性的主体性表现在能动性、自主性和自为性,是人性的精神属性的高度概括。人在与客体交互作用的过程中将与他人的关系、与自然的关系变成了主客体的关系。人类虽处在各种社会关系之中,但人类具有独立自主的自由意志。在改造世界的过程之中,人类不仅能够自由地认识、选择和创造客观世界,还能够在思考自我与世界的关系过程中达到精神层面的和谐。我国社会学家费孝通提出对人性的认识不仅局限于生物人和社会人,还应从人的主体维度去理解人性。他认为主体"我"与社会的关系很复杂,人对自然和客观世界的态度决定着人类如何处理自己与世界的关系、与社会的关系和与自身的关系。主体在认识世界和改造世界之前,需经历主体"我"的觉醒过程,通过"修身"达到"经世济民"(刘亚秋,2020)。我国社会学家潘光旦也强调自我认识和自我控制在处理社会关系中的重要性。人的主体性是人性的核心与精华(潘光旦,2019)。人的自然性和社会性主要是满足人类的生理需要、安全需要和社会需要,而人的主体性则满足的是尊重的需要和自我实现的需要。

(五)人性异化

人性异化在马克思主义哲学中有详尽的描述,他认为私有制和劳动分工是导致人性异化的原因。社会学家涂尔干主张随着社会化程度的加深,社会环境和社会分工等因素会导致人性中的个性被扭曲或压抑,但这并不能算是真正意义上的异化。法国思想家卢梭认为,人在自然状态下是无私的,但人类从自然状态进入文明社会后,社会的发展越深入,人类的德行越蜕化,人类越来越偏离自己最初的本性(王培培,2016)。道家庄子的观点与此类似,他曾从仁义道德和有为政治等方面阐述了人性异化的社会原因。春秋战国时期,随着社会生产力的发展,原有的井田制经济制度瓦解,冶铸业等新兴的产业兴起,社会经济出现空前繁荣的景象,导致了政治制度和社会结构的变化。各诸侯国在增强自己综合实力的同时,还想一统各国,于是开始发动战争,导致社会动荡不安,民众处于水深火热之中。庄子认为这种外在的私欲导致了人性异化,身居高位的君主又通过仁义道德教化民众以满足自己的私欲,使人的自然本性被抑制与禁锢(陈鼓应,2010;沈顺福,2019)。

故庄子主张通过修身养性来恢复人的自然本性,保持心灵的虚静,用心和气去感受事物的本真,达到人与自然、大道的一体。庄子是从道德层面出发改造人的精神境界,而卢梭主张通过自然教育恢复人性本真,克服异化的人性(攀比、虚荣、偏见、犯罪和猜疑等)。

社会学视角下的人性是复杂的,既有"经济人"的物质财富欲望,又有"社会人"的权力追求欲,还有"自我实现人"的精神需求。人类的需求不是一成不变的,随着社会角色、社会关系、社会环境和社会地位等条件的变化而变化。人类在满足需求的过程中可以展现出人性,这种人性不是单一的自然人、道德人和功利人,而是展现出多面性的人性特征。

第三节　政治学视角下的人性观

亚里士多德曾提到"人是天生的政治动物"。一方面,政治赋予人们一定的政治身份、政治地位和享受相应的政治权利;另一方面,人类都有权力参与到政治生活之中,对政权和政治制度的建立具有监督与选举等的权利。政治与人性的关系是相辅相成的,人的本性决定了政治思想、政治制度和政治模式,反过来政治又对人性进行塑造。人性是政治思想和政治制度的根据,如何认识人性决定了建立什么样的政治制度和社会文明制度。政治的构建要符合人性的发展才能推动社会的进步,才能促进人性的完善。从中国传统社会的政治思想到社会主义制度下的政治思想,从西方古典政治哲学到近现代的政治思想,都体现出了人性与政治的辩证关系。

一、中国传统政治思想与人性

中国传统社会的政治思想与制度都是建立在人性观的基础之上的,其中以儒、道和法家的政治思想为代表。儒家主张人的本性是德性,故其政治思想为以德治天下;道家主张人的本性为至善至美,故其政治思想为无为而治;法家主张人的本性为利己与恶,故其政治思想为以法治国。

(一)儒家德治与人性

儒家的核心思想为"仁",主张推行仁政,如何建立仁政的社会成为儒家思考的问题之一。儒家认为物欲和德欲是与生俱来的,物欲是恶的根源,德欲使人向善的方向发展,且人与物之间的区别在于德欲。社会的动荡与不安是由于人的本性被物欲所蒙蔽,若要恢复人性之善与和谐的社会,则需通过道德教化等政治途径完善人性以致平天下。故儒家主要从三个方面施行仁政,其一是统治者自身的德性,其二是民众的道德规范,其三是以法律为辅助手段。统治者具有操控物质资源与分配的权力,如果统治者的德性被物欲蒙蔽,则会对社会形成危害。故孔子认为统治者的道德修养至关重要,德成为统治者选举的标准,有德之人才能成为最高统治者。其次,统治者要以道德教化作为治国安邦的主要手段,推行以"礼"治国,在民众中建立起维护社会秩序的基本伦理道德规范。"仁"和"礼"是相互联系的,"仁"即爱人之心,"礼"即爱人之心的外在表现和行为规范。"礼"的确立可以为民众的言行举止提供参照的标准,使人们都按照礼的标准与规范行事,从而安民心与平天下。法律则是作为治国平天下的辅助手段,其根本仍然是道德教化。法律只能起到震慑作用,而道德教化可以让臣民自觉遵守法律法规和伦理道德规范。儒家思想认为德性存在于每个人的内心,只需君主进行教化,便能发掘出民众的德性,天下方可治。儒家的以德治国思想成为了中国传统社会的正统,为历代君主所推崇,如汉代的"汉武盛世"和唐代的"贞观之治"。

（二）道家无为而治与人性

道家主张人性自然,其政治思想为"无为"。道家认为儒家的仁、义、礼、乐破坏了人纯朴的本性,人们的本性丧失使得社会变得动荡。老子认为人出生时是朴实无华的,是完美的,但随着社会化程度的加深和礼仪教化的束缚,其人性逐渐偏离自然。与儒家思想不同,道家强调人的德性体现在"道"上,而不是社会教化的结果。故道家提出"无为而治",其目的在于使人性复归自然本性,顺应自然而为,达到天下大治。"无为而治"包含"君道无为"和"治国无为"两个方面。道家也以"德"作为选择统治者的标准,但是这个"德"指遵循天道与顺应自然,不是儒家的仁义之德。统治者自身要以清静自守,以不变应万变,不为物欲所惑,顺应自然。在治理国家时,统治者要依民众的本性而治,不恣意妄为,不干预民众的生活,使人性自然发展。同时,民众也要安于"天命",放弃改造自然和改造自身,接受所处的境遇。庄子认为天命不可违,但可以在安于"天命"的同时追求清静无为,达到"逍遥"的精神境界。道家主张摒弃外在的制度束缚,维护人的自由个性,去除私欲,回归自然本性,达到至善至德的状态。道家无为而治的思想为后世的统治者提供了较好的治国之策,同时对中国近现代社会的政治文化建设提供了一定的借鉴作用。

(三)法家以法治国与人性

法家主张人性是利己的,人类受利益的驱使导致道德沦丧,从而社会陷入混乱之中。故法家提出"法、术、势"融为一体的治国理论,认为只有法律才能统治臣民。法家代表人物韩非子认为人生而自私,人与人之间的关系是建立在利益的基础之上,利益决定了人们的行为方式。利益关系普遍存在于各种社会关系之中,导致社会道德规范丧失。人们在追逐利益的过程中,势力较强的人能够获得更大的利益,势力弱小的人则会攀附于力量强大的人。因此,人的趋利避害的本性决定了人们在利益斗争中对强者比较畏惧,而统治者恰恰可以利用这一点对民众进行统治。法家认为只有拥有权力的人才能统治天下,而强权的实现必须依靠法律。统治者通过法律的制定,实现君权的至高无上。统治者在治理国家时,舍弃儒家的礼仪教化和道家的无为而治,实行明法尚刑,以维护国家政权。但是法家的强权思想导致了绝对的君主专制与中央集权,法律成为了维护君主权力的手段。君主运用严苛权术统治臣民,禁锢了人们的思想与主观能动性。虽然法家思想在一定程度上有利于多民族封建专制国家的建立、巩固和发展,但因其过分强调皇权专制,忽略仁义道德,为封建君主专制制度走向僵化埋下了种子。

儒、道、法家的不同治国理念,来源于他们对人性的不同看法。儒家认为人虽然具有物欲,但是德性的教化可以塑造一个人,肯定了人性的可塑性。仁政的实施为人性的教化提供了外部政治环境,反过来,德性的内化有利于仁政的推行与和谐社会的建立。道家也强调德性的重要性,但道家的德与儒家的德还是存在一些差别。道家更强调人的自然本性,肯定了人性的主体性,并基于人性的自然本性提出无为而治的政治思想,否定外在政治制度与社会规章制度的教化,主张回归朴实无华的人性本真。与儒家和道家不同,法家主张人性的私欲是社会不安稳的因素,看到的是人性的利己性。法律成为了维护君权与统治天下的主要政治手段,但过度的思想专制也扼杀了人性。从中国传统政治思想与人性的关系中可以看到,人性与政治是相互影响的,对人性的认识决定了政治思想的建立,而政治制度的推行又会影响人性的发展。儒、道、法三家都只是看到人性的某些方面,对人性的把握不够全面,从而导致其政治制度存在一些弊端,政治制度的弊端又体现在人性的发展之上。当然,中国传统社会的政治思想与人性观充分阐释了政治与人性的关系,有很多值得借鉴的地方。

二、中国化马克思主义政治思想与人性

马克思在对以往政治制度与人性认识和批判的基础之上,提出了自己的人性

观。马克思主义哲学认为人性并不是与动物相区别的单一特征,而主张人性是生物性、社会性和精神性的统一,是一切社会关系的总和。首先,人性与兽性是相区别的,这一点毋庸置疑;其次,社会属性是人性的本质属性,人处于一定的社会关系之中,包含政治关系和经济关系等。统治者或领导者等人所代表的阶层、利益,以及所处的社会关系与政治关系决定了确立什么样的政治制度,而这样的政治制度和政治关系在人性的发展与完善中又起着重要的作用,能够塑造出人性的具体面貌。例如,资本家的自私、贪婪和狡猾等人性特征,折射出资本主义私有制度下资本家剥削劳动者的剩余价值和摧残劳动者的肉体与精神等利己主义思想,该利己主义思想导致劳动被异化,劳动产品被异化,以及人性被异化。资本家的经济关系和政治关系决定了他们享有相应的政治地位和政治权力,能够剥削与压迫无产阶级。资本家通过控制政治权力满足自己的私欲,不仅导致资本家的人性扭曲,还导致了被压迫阶级的人性扭曲。马克思认为要恢复自由自觉的劳动活动,复归人的本性与自由,必须对资本主义社会进行改造,推翻旧的政治体制,建立共产主义社会。共产主义社会下能够实现人的自由全面发展,能够满足人的物质需求和精神需求。共产主义社会是一种理想的社会,是社会主义国家奋斗的目标。马克思主义对人性的认识与理解,揭露了隐藏在人性下面的资本主义社会政治的剥削制度,为政治与人性关系的辩证思考提供了依据。

中国特色社会主义制度吸收了马克思主义人性论的精华,立足于中国国情,构建"以人为本"的中国特色社会主义道路。中国化的马克思主义本着"以人为本"的核心思想,科学地认识与理解"人性"。在不同的历史时期和不同的社会阶段,人性具有一般性与特殊性、具体性与历史性、利己性与利他性。

马克思主义人性观认为人具有自然属性,这也是所有人类共同具有的特性,适用于所有的历史时期与不同的阶级。人类只有先满足了基本的物质需求,才能进行别的社会实践活动。而社会实践活动又是人区别于物的本质特征。人类通过劳动等社会实践活动发展生产力,创造社会文明,推动社会发展与进步,形成适合于人类生存与发展的历史环境。在不同的历史发展阶段,人的自然属性、社会属性和精神属性所表现出的形式与具体内容呈现出差异性。不仅个体人性的发展展现出特殊性,社会群体的人性特点也随着社会的具体发展而呈现出特殊性。譬如,封建社会的阶级人性特点,不同于资本主义社会的利己主义人性特点。中国特色社会主义革命和社会主义建设的历史经验证明,坚持人性的一般性和特殊性的辩证统一,并将其践行于社会主义道路建设之中,是中国共产党在革命和社会主义建设事业上取得成功的原因,对中国特色社会主义现代化建设中起着重要的作用。中国特色社会主义政治制度和基本经济制度的建立,都是立足于满足民众的基本物质文化需求和精神文明需求,实现物质生活和精神生活的富有。

人类从事社会活动的出发点乃是本己性的体现,但这种本己性又并不是纯粹的个人利己主义,也可能是利他性的体现。利己和利他都是本己性的现实表现,在不同的时期具有不同程度的倾向。例如,在抗击新冠疫情时期,奋斗在一线的医务人员等充分展现了人性中的利他主义精神,而同时也存在那些为了个人一己私利隐瞒实情、发国难财的利己主义现象。中国特色社会主义现代化建设的根本目标和远大理想是促进人的全面发展,满足人的需求。人类实现自己需求的过程是本己性的具体体现,但在实现自己目的的同时又离不开社会和他人资源的支持,从而需要同别人进行合作才能实现共赢。故利己和利他并不是绝对的,而是动态变化的。

随着历史的不断发展,人性本身就是动态发展变化的,并没有一种人性适合于所有的社会发展阶段,也没有一种社会政治制度是一成不变的。每个特定的社会发展阶段,人们所处的社会关系和具体的历史条件并不相同,故所展现出的人性特点具有具体性和历史性。人性是具体的,不是抽象的,是先有具体的人和具体的人性,再有从这些具体的人和人性中抽象出来的抽象的人性。即使在相同的历史时期,由于人们所处的社会关系与社会阶级地位并不等同,其人性也并不是统一的面貌。譬如,资本家和工人的人性本质就有所不同。人性又是历史的,历史发展的不同时期所创造的社会活动与制度并不相同,人性随着社会历史的推进及生产生活方式的更替而被赋予了新的特点。但人性与历史并不是割裂的,它是客观存在的,与特定的历史环境存在着密不可分的联系。社会政治制度的规范与引导对于人性的完善与实现人的自由而全面的发展是十分必要的。毕竟人性具有可塑性,受社会环境的发展而变化。人类从生物需要到自我实现的需要,都离不开大的社会环境。社会制度的完善可以合理控制人性中的欲望,引导人性向着理性与至善的方向发展,实现个人利益与社会利益的统一。中国化马克思主义思想主张"以人为本",充分体现了人民的主体性地位,考虑了民众的基本物质文化需求、政治需求、社会需求和精神需求等。人们在享受社会制度所带来的自身利益的过程中,也充分展现出了人性的多样性,体现在每个个体对社会制度的感受与认同存在差异性。中国特色社会主义制度下的科学发展人性观充分认识到了人性的多样性与差异性,制定民族区域自治制度,尊重文化的多元性,促进人性的全面发展。民众在社会制度的引导下形成了强烈的爱国主义精神和集体主义精神,具有民族荣誉感与归属感,崇尚和平与和谐,反过来也推动了社会的发展。

第四节　心理学视角下的人性观

我国著名心理学家潘菽曾提出心理学的研究要从人出发而又归结到人,人的实质问题对心理学是一个十分重要的问题。心理学主要围绕人的存在依据和人的终极关怀两个核心问题来探讨人性,认为人性是指人的一切性情,包含先天和后天习得的性情,是生物性、社会性和精神性有机统一的整体属性。基于对人性的不同认识,形成了构造主义心理学、机能主义心理学、行为主义心理学、格式塔心理学、精神分析心理学、人本主义心理学和认知心理学这七大主要的研究流派和五个主要的研究取向:生理心理学取向、行为主义取向、精神分析取向、认知心理学和人本主义心理学取向。生理心理学主要从生物遗传视角阐述人性,行为主义持环境决定论观,精神分析从人的本能阐述人性,认知心理学强调人的主观能动性,人本主义从人的心理动力系统阐述人性。

(一)生理心理学观点

生理心理学取向认为人的知情意行都是由身体的生物结构和遗传决定的,是一种先天性的。生理心理学认为人性具有普遍性,是由遗传、基因、细胞、发育和内分泌等决定的,比如人类的物质需要和生理需要。这种内在需求成为人类心理发展的动力,形成了人类的群体特征。同时,每个生物个体又具有独特性,因为其大脑结构与基因等存在差异性,故人对外在输入刺激的反应、思维方式及价值取向等都存在差异,这也就造成了人性中的差异性。生理心理学主张人的行为方式、情绪状态和精神状态等外在表现都有其内在的脑机制或生理机制,强调人的生物属性在社会属性和精神属性中的作用。生理心理学对人性的认识是一种先天决定论,认为人的激情与欲望等认知是一种本能,和遗传有关,遗传基因决定着人的本质属性。这种观点虽然可以推动对人类行为的脑机制的研究,但是片面地强调人性的先天性,没有看到人性的主体性和社会性。

(二)行为主义观点

行为主义学派认为人性没有明确的善恶之分,主要强调外部环境对人性的塑造。行为主义代表人物华生认为人出生时是一块白板,所有的经验与行为都是后天获得的。人性的好与坏都是由经验和学习决定的,不同的环境会塑造出不同的人性。受华生环境决定论的影响,新行为主义代表人物斯金纳也强调环境与学习在人类行为中的作用。人类之所以会有攻击性等恶的行为,是因为学习与强化的作用效果。人类在对环境的适应过程中,也是一个对自我不断塑造的过程。人类刚出生时,其社会行为是一块白板,但是成长的过程塑造了人类的性格、行为与能力。人类的终极目标是与生存的社会环境和自然环境和谐共存,在环境的适应过程中追求卓越感、舒适感与优越感。但是成长之路并不是直线而行,总会遇到各种环境阻碍,在与阻碍的抗争过程中逐渐习得适应环境的方式,逐渐形成自己独特的人格特征。教育在这一过程中起着引导作用,教育引导着人们向积极的行为方向发展。这也就是华生所强调的环境和教育能够将人类塑造成伟大的科学家,也可以将其塑造成万恶的盗贼。人类的本性是具有差异性的,而环境和教育是导致差异性与独特性的决定因素。以华生为代表的旧行为主义过分强调外部环境对人性的塑造,而忽略了人的意识、情感和思维等内在心理,将人看成是机械的与被动的。新行为主义虽然提出了遗传等先天因素的影响,但仍然没有摆脱环境决定论,忽视了人类的知情意和主观能动性。直到以班杜拉等人为代表的新的行为主义的出现,否定了环境决定论。他们强调遗传和环境共同塑造人类的行为、情感、性格、能力与认知,人的主观能动性和自我调节在塑造过程中起着中介作用。个体不再是被动地适应环境,而是在环境适应过程中发挥主观能动性,思考如何去适应社会、如何与人交际及如何竞争与合作等。

（三）精神分析观点

精神分析学派代表人物弗洛伊德认为人性是恶的。人类的一切个体的和社会的行为,都根源于心灵深处的某种欲望和动机,特别是性欲的冲动。故人和动物一样,其行为受本能的欲望和潜意识所驱使,表现出攻击性、破坏性、毁灭性、无视道德、反抗权威和缺乏爱心等兽性的特点。本我具有很强的原始冲动力量,按照"享乐原则"行事以满足自己的需求,追求快乐而避免痛苦,趋利而避害,这是一种非理性和无意识的行为。随着社会化的发展,人类的原始欲望或动机受到约束和压抑,自我开始发展起来。一方面,自我按照"现实原则"行事,以社会规范所允许的合理化的方式满足本我的需求。另一方面,自我要感知和反映外部世界,分析客观事实和所处的境遇,以寻找满足本我需求的合适途径与方法,但同时又受超我的监控。超我是人格中的道德部分,按照"道德规则"行事,是道德化的自我。它能够抑制本我的冲动,监督和管控自我,以追求完美的境界。本我和超我之间存在强烈的矛盾冲突,任何违背社会规则和伦理道德的行为都是超我所不允许的,而自我在这些冲突调节中起着至关重要的作用。本我、自我和超我的平衡状态才是健康舒适的心理状态。

弗洛伊德还强调人具有生的本能和死的本能。生的本能是一种原始的生理需求，即个体追求生存和种族的延续。例如，人性中的善良、慈爱、宽容、积极向上等都是生本能的体现，它代表着个体潜在的建设性和创造性的内部力量。死的本能是与生俱来的，表现为破坏和恨的力量。当这种死亡的本能指向内部时，表现为自罚和自杀等行为方式，指向于外部时表现为对社会或他人的攻击、毁坏和征服等行为倾向，甚至会派生出国家民族之间的侵犯与虐杀。故弗洛伊德认为人性是恶的，同动物一样具有攻击与破坏等倾向。但生的本能和死的本能是相辅相成的，生的本能可以代替死的本能，死的本能有时候也可以转换为生的本能。

新精神分析学派代表人物弗洛姆认为生与死的矛盾是人类在生存过程中最基本的矛盾，生与死的矛盾中又蕴含了潜能的充分实现与短暂生命之间的矛盾。人类的理性使人能够意识到生存中的矛盾，而人性就根植于所生存的困境与矛盾之中。人在生存矛盾之中产生了关联需要、超越需要、寻根需要、认同需要，以及定向和献身的需要，这五种特殊的精神需要是人类最重要的本质需要。当社会或外在环境能够满足人类的内在需要时，则善的潜能得以实现，反之则趋向恶的潜能。他认为善与恶的潜能是人的本质。故人性不是一成不变的，其变化会受到社会进程的制约。性格在人与社会的互动过程及社会化的进程中起着重要的作用，它驱动着人类的行为。弗洛姆提出"社会性格"的概念，即某一文化或团体中绝大多数人的共同的性格特点。社会性格是人性的具体化和现实化，它能够引导群体成员按照社会群体的行为模式行事，从而保证社会的有序发展。社会性格也会受到社会文化环境的影响，通过创造良好的社会文化环境及教育等方式，可以培养健全的人性。这与以弗洛伊德为代表的传统的精神分析学派的人性观显然不同，传统的精神分析学派过分强调人的生物本性，且认为人是恶的。新精神分析学派更多地强调社会和文化因素对人性的塑造。人性的发展离不开社会与文化。个体对自己所在团体的文化认同程度，以及对所在社会的规章制度与行为规范的认同程度，决定了其对所在社会与组织的适应方式与行为方式，也影响着个体人际关系的建立与自信心的提升。如果个体对社会及所在群体的文化具有高度认同感，那么其行为准则也会与社会和群体相契合，将会倾向于产生更多的亲社会行为和利他行为；相应地，如果社会或组织的文化氛围符合群体的期待与需求，群体将趋向于积极乐观的行为方式，其人格也更加健全。良好的社会与文化氛围更有利于展现出人性之善。

（四）认知心理学观点

与行为主义相反，认知心理学派主要探讨人的内部心理过程，将人比作是计算机信息加工系统，人的思维和对事物的认知决定了其行为方式。人接受外界的刺激，经过大脑的加工处理，然后转换成内在的心理活动与认知，进而支配人们的行为活动。同时，人类对事物认知的过去经验及形成的知识体系结构在对现有事物的认知过程中起着至关重要的作用，从而影响人们的心理过程和行为方式。这表明人的主观能动性在信息加工过程中发挥了关键性的作用。人们在思考外在刺激事件的时候会受到头脑中形成的认知偏差或不合理的信念的影响，导致人们会做出错误的行为方式，产生消极的情绪体验。但是人又能够自己调节不合理的认知偏差，使自己向着积极乐观的方向发展。认知情绪疗法的核心就在于来访者自己对不合理信念、认知和情绪进行调整，从而达到心理平衡状态。认知心理学派强调人的主观能动性和个体差异性，以及人具有先天的生物性倾向。每个人的思维方式及对客观世界的认识都存在差异性，这也就形成了不同的人性特征。人一方面具有自我实现的心理倾向，一方面又有完美主义和自我毁灭等倾向。这些都是正常的心理倾向，都是人们的认知信念决定的，同时又可以通过调整认知结构或信念进行改变。认知心理学派肯定了人的思维与智慧，但是忽略了人的社会属性及人区别于物的本质特征。

（五）人本主义心理学观点

与精神分析学派相反，人本主义思想体现出人性之善。人本主义心理学派主要在人的心理动力系统基础上阐述人性观。人本主义心理学派代表人物马斯洛和罗杰斯都强调人的自我实现及人的尊严和价值的提升。马斯洛认为人和动物之间存在联系但是又有所区别，动物主要依靠本能行事，人类身上则只是存在着微弱的"似本能"。"似本能"是指一种类似于本能的需求，跟遗传有一定的联系，但是其发展与后天环境和学习有关，例如对美的追求与需要。虽然"似本能"是与生俱来的，但容易被社会文化或外部环境改造。从人的低级需要到高级需要，都具有"似本能"的性质。低级需要是人类和动物共有的基本需要，高级需要才能体现出人区别于动物的特征，越是高级的需要越能展现出人性的特点。马斯洛在似本能基础之上提出了需要层次理论，认为自我实现是其人性理论的重点。自我实现是个体潜能的极度发挥，是一种健康的、理想的人格，是人与自然的合一，是人本性的实现，但只有少数人才能达到自我实现。自我实现者经常有高峰体验。高峰体验是自我实现带来的最高喜悦。高峰体验是一种同一性的体验，又是一种超越自我与时空的体验。处于高峰体验的状态是最接近真正自我的状态，感到自我和世界是和谐统一的，能够体验到生活的真谛。高峰体验是自然而然发展的，是自我实现者的最高境界，它具有一定的普遍性，在平凡人的身上也会有所体现。自我实现的追求成为人类的内在根本动力，推动着有机体不断前行，从而实现潜能的最大化。马斯洛强调人类的需要是动机的基础和源泉，动机又推动着个体的生存与发展，成为一种内在心理动力。这种心理动力系统在人格的塑造、心理健康的形成、爱与意志的发展，以及潜能的实现中，起着核心的推动作用。当人的需要得到满足，人的心理就会处于平衡状态，从而向着积极健康的方向发展；而当人的需要得不到满足，其心理动力将处于匮乏状态，人的心理将处于不平衡、消极和扭曲的状态。

　　人本主义心理学的另一代表人物罗杰斯对人性的看法也是积极乐观的，他认为人只有人性，没有兽性。人具有很强的理性，理性驱使着人类朝自我实现、成熟和社会化的方向前行。同马斯洛的观点一样，都强调自我实现和需要在人性中的作用。罗杰斯认为如果人类需要被世界所控制，则人可能会因恐惧或防御而做出一些不符合人性的行为，例如攻击性和毁坏性行为。但是每个人的内心深处存在积极的实现趋向，驱使着人类向着积极的方向发展。自我实现也是一种自我趋同动机，人类不仅可以依靠它来维持生存，还能够发挥自己的内在潜能。自我实现的倾向让人变得更加成熟与独立，更加健康与和谐。罗杰斯在对人性思考的基础之上建立了来访者中心疗法，强调人的主体性，认为人类具有解决自己心理健康问题的潜能。

　　人本主义心理学从人类的心理动力系统阐述人性，充分肯定了人存在的价值和人的潜能，将人的需要进行层次划分，肯定外部环境对人的塑造作用，这是对人性的积极思考。但马斯洛的人性理论还是比较抽象的，片面强调自我实现的人，忽略了人性的社会本性。

第三章 个人利己主义和集体利他主义 冲突下的心理健康危机

　　集体主义和个人主义是人类社会的两种不同道德原则和价值观念,两者在来源、产生、发展和内涵上都有本质差异,并且集体主义和个人主义在中西方文化下具有不同的境遇。在当前社会价值观多元多样多变的格局下,集体主义与个人主义也发生了争论,由此个体可能会遭受集体主义与个人主义发生冲突时造成的心理危机。学者或者从马克思主义的观点对个人与集体主义进行辨析,或者从历史发展的角度对个体和集体主义的演进过程进行探讨,但鲜有研究从心理健康视角对个人主义和集体主义产生冲突时的个体心理和行为进行分析。归根到底,集体主义和个人主义之争就是各种利益之间的博弈。当前中国社会的主流道德思想仍然是集体利他主义原则,依然要警惕个人利己主义思想对社会道德和人们行为的负面影响。

　　本章内容将首先介绍个人主义和集体主义的概念、内容和相关理论,然后探讨个人利己主义和集体利他主义发生冲突时可能造成的心理健康危机,最后提出一些推进社会主义集体认同的建议。

第一节　个人主义和集体主义的概况

　　集体主义和个人主义是存在于人类社会中的两种不同的价值观念,是衡量文化差异的重要维度。在进行具体的问题分析之前,我们有必要先了解这两种价值观念的基本特征。本节将从集体主义与个人主义的概念、差异,它们与文化的关系、影响因素等几个方面对集体主义和个人主义进行简单的介绍。

一、个人主义与集体主义的概念

社会学研究领域最早提出了个人主义(individualism)一词。个人主义被用来描写过分追求个人权益所造成的国家利益受损的现象(Oyserman et al.，2002)，可以追溯到法国大革命时期。随后，文化心理学家对集体主义和个人主义开展了广泛的研究，指出个人主义/集体主义是衡量价值观差异的一个最重要维度。在个人利己主义倾向的个体和集体利他主义倾向的个体之间存在哪些差异的问题上，研究者形成了比较一致的观点：个人主义倾向明显的个体具有更强的独立意识，与他人和团体的联结较少，他们根据内心的真实信念和价值观指导自己的行为，更多地关注工作的结果，致力于实现个人目标。

集体主义(collectivism)是人类最古老的道德精神之一。人类历史上最早的集体主义，是原始社会中的原始初民所信奉的原始共同体主义。随着社会的发展，出现了不同形式的集体主义，如封建社会集体主义、社会主义集体主义。集体主义作为马克思主义理论的重要组成部分，是无产阶级在长期的革命实践中形成的产物；我们这里所讲的集体主义则是中国社会中的集体主义，是马克思主义中国化的产物。不同的专家学者对集体主义下过不同的定义。1979 年的《辞海》是这样阐释集体主义的："大公无私，一切以人民群众的集体利益为根本出发点的思想，无产阶级世界观的内容之一，共产主义道德的核心。它同资产阶级个人主义根本对立，是无产阶级在生产斗争和阶级斗争的实践中形成的。"该定义是围绕个人利益和集体利益的关系展开的，阐释了集体利益先于个人利益、个人利益顺从集体利益的观点。此外，还有诸多学者指出，集体主义不仅是共产主义、社会主义的道德原则，还是社会主义建设过程中一直起主导作用的道德准则和价值观念。

个人主义文化的取向在于自身的成功和幸福而非团体的规范和目标。而具有明显集体主义倾向的个体则认为自我与团队是密不可分的，团体成员的相互依赖有助于成就自我，个人的目标应顺从团队的追求。他们更看重与团队成员的联结，重视良好团体关系的建立，往往根据团体规范指导自己的行为。集体主义文化的显著特点是个体对集体利益的自觉维护高于对个人成就的追求。东亚社会与西方社会通常被研究者视为集体主义和个人主义的文化原型。在长期的历史文化发展过程中，东西方社会形成了具有明显差异的个人主义/集体主义价值观念，使得东西方的个体和群体在自我表征方式、注意和知觉、决策、情绪和意向推断等心理活动过程上具有显著差别(丁小斌 等，2015)，进而影响自尊、幸福感、冲突处理策略等,甚至还会在大脑结构的发展过程中发挥塑造作用(魏新东 等,2022)。此外,对于个人主义和集体主义究竟是两个完全不同的维度,还是仅有一个维度(两种不同表现形式)这一问题,研究者的观点并不一致。一般认为,在国家和集体层面上,个人主义和集体主义处于同一个维度的两端,二者表现出此消彼长的关系——集体主义强则个人主义弱,集体主义弱则个人主义强;而在个体层面上,个人主义和集体主义的关系尚未形成定论。

二、个人主义/集体主义与文化的关系

(一)个人主义与集体主义是文化的产物

个人主义通常是松散性和文化复杂性的产物;集体主义通常是紧密性和文化朴素的产物。紧密性(Pelto,1968)是指某种文化中的成员对以下方面的遵守程度:①就什么构成正确行为达成共识,②必须严格按照文化规范行事,③甚至对规范的微小偏离也会制定严厉的批评对策。相比之下,宽松的文化则有多种规范,有时甚至是相互矛盾的规范,而且偏离规范的人不一定受到惩罚。松散文化常存在于异质性的社会中,人们因独立行动而获得回报,人口密度较小。另外,位于其他主要文化交汇处的文化(例如,印度和中国交汇处的泰国)很可能会变得宽松,因为人们意识到针对某一问题,可以有很多方法加以应对。

"松"和"紧"具有情境特异性。一种文化在社会和政治方面可能很紧密,而在经济或宗教方面则可能很松散。因此,当我们说一种文化是紧密的(或松散的)时,我们只是说这种文化在许多情况下的特征。集体主义文化中的个体倾向于"紧密"。当紧密文化与宽松文化冲突时,遵守规范的重要性就变得尤为明显。例如,泰国文化是典型的宽松文化,泰国人对工作规范和礼节的关注很少。如果雇员因乡愁或其他原因决定离开工作职位,则可以不经正式辞职而离开(Phillips,1965)。员工离职后,没有人会对此事发表评论。泰国人是异质的,相互依赖的压力相对较小。在特定情况下有许多被认可的行为方式。

与宽松文化不同的是,在紧张的文化中很可能会强调冲动控制。紧密性似乎与法律法规及秩序等相关内容的精确度有关。在紧张的文化中,犯罪率通常较低。松散似乎与创造力和新异性有关。例如,在宽松的文化中,人们认可在演讲中用巧妙的单词组合使听众感到惊讶和印象深刻。宽松反映了一种容忍偏差的文化,规范可以通过多种方式表达,并且不注重培养团队的组织、形式、持久性和团结性。人类是进化的灵长类动物,灵长类动物需要群体生存。然而,在我们适应环境的过

程中,尽管我们的个人主义可能具有不同的表现形式,但事实上我们都成为了个人(利己)主义者。我们可能会强调自力更生、享乐主义或与小组成员之间的情感距离;我们也有可能变得极其有竞争力或相对没有竞争力。因此,集体主义对我们所有人来说是一种更加现实的存在,而个人主义则更加模糊,它取决于我们成长的社会环境,我们成功和失败的经验,以及我们从个人主义行为中获得的特殊回报。

伴随人类发展的社会文化中始终有个人主义和集体主义主题。但是在某些文化中,人们更有可能在构建社会行为时借鉴个人主义和集体主义主题中的其中一个。因此,当我们说某个人是集体主义者时,意思仅指在某个特定个体身上,集体主义这个主题更有可能在多数情境下出现。在民众广泛使用的谚语中,既有个人主义的谚语,又有集体主义的谚语,但是集体主义的谚语数量明显多于个人主义的谚语。

集体主义者与个人主义者在许多方面都存在显著的差异。在社会知觉方面,集体主义者将群体作为社会知觉的基本单位,而个人主义者则认为将个人作为社会认知的基本单位是合理的。集体主义者的社会认知包括围绕个人而组织形成的一系列关系。对于个人主义者,他们所关注的重点则是各种社会关系中的个人。集体主义者通常对自己的能力有准确的自我认知,而个人主义者则常常高估自己的能力,对自己的能力具有过高的自我认知。在价值观念方面,集体主义者的价值观包括安全感、良好的社会关系、内群体和谐及个性化关系个人主义。

(二)个人主义与集体主义的表现形式

个人主义和集体主义由更基本的文化综合征组成,并表现在个体层面。它们的特殊表现形式受许多经验和情境因素的影响。这种表现形式具有如下四个普遍维度:

(1)集体主义中的个体是相互依存的,而个人主义中的个体是相互独立的(Markus et al.,1991)。这反映在日常生活的各个方面,包括个人与团体成员共享资源和遵循团体规范的程度。在研究实践中,可以采用具体的测量手段对个人主义和集体主义进行区分,常用的有问卷法、启动法和心外之物测量法(徐江 等,2016)。问卷法通常是让个体对一系列有关个人主义/集体主义态度、信念和行为的问题进行自我报告式的评分,以最终得分的高低反映其个人主义/集体主义倾向。例如 Kim 和 Cho(2011)编制的个人主义/集体主义量表(Individualism and Collectivism Scale)。此外,还可以通过多种启动形式来衡量个体的个人主义/集体主义水平。例如,给个体呈现许多与个人主义/集体主义有关的混乱句子,或者让被试读一段文字并圈出其中的第一人称单数或复数。由于个人主义/集体主义有时是内隐的态度,所以还有研究者对客观的心外之物(outside the head)进行测量,以评定个人主义/集体主义的高低,例如对文化产品和常见名字百分比的测量。

(2)个人和集体目标在集体主义中是紧密结合的,而在个人主义中则并不统一。我们可以从目标的优先等级识别团体特征,当集体目标优先时,可视为集体主义;当个人目标优先时,则可视为个人主义。当团体目标和个人目标兼容时,就产生了集体主义;如果二者不兼容,则产生了个人主义(Schwartz,1990)。例如,日本社会中个人需求从属于家庭和群体需求。

(3)聚焦于规范、义务和责任的认知观念指导着集体主义文化中的许多社会行为;而关注态度、个人需求、权利和契约的认知则指导个人主义文化中的社会行为(Miller,1994)。Bontempo和Rivero(1992)进行的一项研究发现,探索某个国家的个人主义得分与规范和态度的相对重要性之间的联系。结果发现,这一国家越是个人主义,就各种各样的行为而言,态度对个体行为意图的预测要强于规范。这种相关性的相关系数为0.73($p < 0.001$)。

(4)在集体主义文化中,即使关系并不和谐,也常常强调关系。在个人主义文化中,则更侧重于合理分析维持关系的优缺点。

已经有实证研究表明,上述四个方面可以独立测量,并且达到了测量学的要求。这表明个人主义和集体主义是"真实的",因为这四个方面的测量结果确实是汇聚的。个人主义和集体主义不仅仅是直观的理论实体,还是可以应用于实践研究中的研究问题。基于这四个主题,我们可以对个人主义和集体主义的相关问题开展研究。

三、个人主义/集体主义的影响因素

个人主义/集体主义的成因一直是研究者关注的重要问题。徐江等人(2016)首先从生态学视角出发,对非常具有代表性的四个理论进行了介绍,包括现代化理论、传染病理论、气候—经济理论,以及大米理论,并指出未来研究可以进一步扩大研究对象的范围,从学者较多关注的中国、美国和日本拓展到更为广泛的国家和地区;其次,还应采用问卷法、实验法、内隐测验法等更为多元的测量方法探究个人主义/集体主义的影响因素;最后,还应重视基因对集体主义/个人主义形成的重要作用,采用更为客观的基因技术手段深入探讨集体主义/个人主义的发生过程。此外,魏新东和汪凤炎(2022)从"东西"和"南北"差异两个方面出发,对集体主义/个人主义形成中的"历史"和"地理"因素及相关理论进行了综述,并借鉴年鉴学派的观点,将影响集体主义/个人主义的"时间"和"空间"两种因素整合为一个综合的"时空"因素,把主要影响因素划分为短、中、长三个时段,解析了不同时段的因素在不同尺度文化比较中的预测作用,还强调在未来研究中要综合考虑短时段因素和长时段因素的作用。

　　Oyserman 等人(2002)对个人主义/集体主义的诸多影响因素进行研究,并将它们划分为近因(proximal factor)和远因(distal factor)两种(见图4-1)。近因主要包括教育、经济等社会制度和居民流动性、自愿拓疆运动等社会情境因素,它们会直接作用于个体的认知、情感和行为。现代化水平、宗教信仰和文化氛围的参差会衍生出不同的社会情境和制度,但这些因素基本上都比较贴近个体的日常生活,并且具有多变性(Oyserman et al., 2012)。除了与"时间"相关的近因外,与"空间"相关的远因也是影响个人主义/集体主义产生的重要因素,例如气候、传染病发生率及生存方式等生态环境因素(Oyserman et al., 2002)。与近因相比,远因的形成需要更长的时间并且变化缓慢,它对个体的作用方式一般是间接的,但同时也存在某些直接作用的路径(Oyserman et al., 2002)。例如,耕种方式的差异是不同地区个体生存方式的一种典型体现,它会直接影响个人主义/集体主义的出现——水稻种植区的个体多为集体主义者,而小麦种植区的个体更多是个人主义者(Talhelm et al., 2014)。另一方面,先进的耕种方式会带来更繁荣的经济,从而形成不

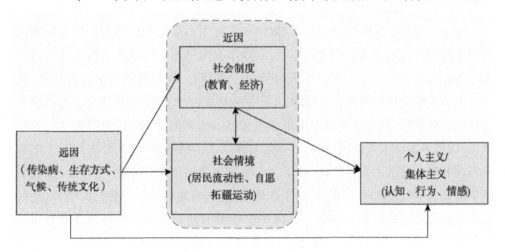

图4-1　远因和近因对个人主义/集体主义的作用路径示意图

资料来源:徐江 等(2016)《个人主义/集体主义的影响因素:生态视角》

同的经济和教育制度,进一步产生具有差异的个人主义或集体主义价值观念。总体来看,远因在个人主义/集体主义的形成过程中发挥着更为重大的作用,因此更多地探讨远因对个人主义/集体主义的影响尤为重要。

以往对个人主义与集体主义的研究大都是以东西方为主的局部国家或地区的差异比较。在这类研究中,学者通常采用国家概念,以具有代表性的东方国家(中国、韩国、日本)和西方国家(美国、英国、荷兰)为研究对象,通过文化比较,得出了许多个人主义与集体主义成因的理论。然而,以地球纬度为参照标准,在南北方向上的不同地区的差别比以经度为标准的东西方地区的差异更为显著。Van de Vliert 和 Van Lange(2019)在全球范围内探究不同国家或地区的个人与集体主义文化差异,结果发现个人主义、创造力、攻击性及幸福感在纬度变量上的差异显著,而在不同经度上无差别。据此,他们提出了"维度心理学"假说,强调了个人主义/集体主义的"南北"差异。因此,在全球范围内开展的个人主义/集体主义研究便出现了以探究"历史因素"为主的东西差异与探究"地理因素"为主的南北差异两种具有差别的研究取向。受到年鉴学派观点的启发,魏新东和汪凤炎(2022)对各种影响因素进行归纳,将它们纳入短、中、长三个不同时段,以时段为基本单位探讨了各因素对个人主义与集体主义的作用。

在以往文献的基础上,本书对影响个人主义/集体主义形成的因素进行简要归纳。

(一)经济发展水平

经济发展水平是影响个人主义/集体主义发生的重要客观因素。现代化理论特别强调经济发展对文化塑造的作用,心理学家则更为关注经济不断发展所造成的个体心理过程和行为方式的改变(Shively,2015)。在经济较为落后的地区,供人们生活娱乐使用的资源是有限的,人们往往需要共享资源,由此造成了地区成员间较高的依赖性,因此更容易产生集体主义(Greenfield,2016)。而随着经济的发展,资源的丰富性大大提高,降低了人们对周围人的依赖程度,于是人们有了更多的时间和精力追求个人目标,推动了个人主义文化的出现(Yang,1988)。发展经济学的相关研究将人均 GDP(国内生产总值)作为衡量经济发展状况的指标,是最重要的宏观经济指标之一。鉴于人均 GDP 指标容易获得且与其他社会发展指标相关显著的优势(Hofstede,1984),现代化理论也使用人均 GDP 来预测一个国家或地区的个人主义/集体主义水平。文化比较研究表明,在人均 GDP 较高的社会中,人们的个人主义倾向更高,而人均 GDP 较低社会中的人们更倾向集体主义(Inglehart et al., 2000)。

随着研究的不断深入,学者发现经济发展水平并不能总是准确预测个人主义/集体主义。从跨文化研究视角转变到同一文化内的比较和代际变迁可以发现,全球经济水平的提升使得世界范围内的个人主义呈整体上升趋势(Santos et al., 2017)。例如,经济水平的提升使得原本集体主义特征明显的亚洲国家(中国、日本)中出现了不断增强的个人主义(Hamamura et al., 2013)。并且,现代化理论出现在二战后美国崛起的历史背景下,可能更适用于论证西方现代化所带来的个人主义价值观盛行的结果。因此,现代化理论中所提到的现代化可以等同于西方化,这并不能适用于社会制度与西方国家截然不同的其他国家和地区。

(二)生存方式

在地球的南北方向上,纬度的差异使得不同国家和地区的人们在长期的环境适应过程中发展出了各不相同的生存方式,进而滋养出不同的文化特征。生活在农耕地区的人们需要在固定的居所上进行日常劳作,于是人们会自发地组成社区群体,由此在无形中增加了他们对彼此的依赖程度。相对地,游牧民族通常逐水草而居,无固定居所,他们需要根据季节和气候变化不断迁徙到资源丰富、能够为动物成长带来足够养分的地区。因此,游牧地区很少致力于组成团体,较少展开合作,更多地强调个体的独立特质,促进了个人主义的出现(Oishi, 2014)。即使在同一种文化背景下,采用不同生存方式的个体也会具有不同的个人主义/集体主义倾向。Uskul 等人(2008)对同一个国家的牧民、农民和渔民进行调查,结果发现农民、渔民的集体主义特征比牧民更加明显。而且,就算是同属于农业生产区,种植水稻和种植小麦也会产生不同特征的文化。水稻理论指出,小麦与水稻的种植方式截然不同:种植水稻需要更多的灌溉和劳动量,只有邻里之间共同合作去修建和维护灌溉设施,并且积极协调各自的用水量和用水时间,才能迎来水稻的丰收。此外,种植水稻的劳动量是小麦种植的两倍。这也就意味着,单靠一个个体很难完成水稻的收割和转运,巨大的工作量便会自然地引发人们进行劳动交换与合作,这些因素都会促进集体主义的出现。而小麦对水资源的需求量相对较低,劳动量也远低于水稻种植,不与他人合作也能顺利收获小麦,所以更容易产生个人主义(Talhelm et al., 2014)。Talhelm 等人以水稻种植区和小麦种植区的人们为研究对象,使用分类任务、忠诚/惩罚和自我膨胀任务,以认知方式、自我内隐认知和对待朋友(圈内人)和陌生人(圈外人)的态度的差异性为指标反映个人主义/集体主义倾向。结果一致表明,以小麦种植为传统生存方式的北方人更偏向个人主义,以种植水稻为主的南方人则更加偏向集体主义（Talhelm et al. , 2014；Wei et al. , 2020）。

水稻理论在解释个人主义/集体主义成因上的适用性得到了验证,例如,与水稻种植区相比,种植小麦更多的省份中离婚率更高,而离婚率是衡量个人主义的一个重要客观指标（Hamamura, 2012）。但是,水稻理论的提出仍然存在一些争议。首先,人口密度会影响个人主义/集体主义文化的产生（Hofstede, 1980）,而水稻理论的相关研究者都忽略了人口密度的作用,这可能会造成结果的混淆。其次,种植水稻所需的总劳动量可能并不会大于小麦种植。整体来看,种植水稻区的人均耕地面积小于小麦种植区,所以即使单位面积的水稻种植所需工作量大于小麦种植,其总工作量可能也并不会高于小麦种植。最后,在灌溉问题上,种植水稻所产生的合作也不一定多于种植小麦。因为北方降水量普遍少于南方,当出现干旱天气时,也需要邻里合作对小麦进行浇灌,这无疑会促进人们的合作。中国的学者对水稻理论进行检验后发现,该理论在研究方法、研究数据,以及与中国历史脉络的契合度上都存在一定争议,它对中国人个人主义/集体主义倾向的解释力度并不充分（汪凤炎, 2018；朱滢, 2014；Ruan et al. , 2015）。

（三）气候

气候会对个人主义/集体主义的形成产生影响。气候—经济理论强调了气候和经济的交互作用对塑造个人主义/集体主义文化的作用。合适的气候是人们适应环境的必需条件,22℃是人类生存的最佳温度（Fischer et al. , 2011）。在最适宜的温度下,人们的体感最为舒适,并且更容易获得营养和健康的需要;过高或过低的温度都会迫使人们寻找更多的资源以满足生存需要,而发达的经济可以提供这部分资源。根据气候—经济交互理论,经济水平的高低会改变人们的行为,以适应不同的气候条件。恶劣的气候会造成经济资源的匮乏,这会威胁人们的生存。为了摆脱这些威胁,人们会选择相互合作,"抱团取暖"会带来更为严格的内外群体的区分,由此便促进了集体主义的发生。相对而言,适宜的气候条件更适宜人们的生存,人们能够创造出更为丰富的物质资源,不需要合作也能够很好地适应环境。那么,当基本的生存需要得到满足之后,人们便会更多地关注自身的成长和追求自我目标,更有利于个人主义的出现。以中国各省份为对象开展的研究发现,在黑龙江这种天气寒冷、经济水平较低的省份,集体主义最明显;如湖南这种气候环境一般,收入中等的省份表现出中间水平的集体主义;而在气候条件适宜、经济水平较高的广东省展现出的集体主义倾向最低（Van de Vliert et al. , 2013）。

用气候条件来解释个人主义/集体主义的发生,具有一定的合理性和真实性,但仍然存在一些问题。如气候—经济理论仅考虑了个体的生存需要,没有关注人的成长需要和社会需要;并且它以家庭收入作为衡量经济资源的指标缺乏合理性,因为同样的家庭收入产生的购买力在不同地区是存在差异的(Stanciu et al.,2014),所以家庭购买力应该是一个更加准确的评定指标(徐江 等,2016)。

(四)传染病

自然环境对文化的塑造作用不仅体现在气候方面,还包括传染病流行程度对人的心理和行为的影响。丁学良教授在接受《21世纪经济报道》采访中曾提到:"世界历史上的任何一次传染病大流行都是由人类文明的进步带来的;反过来,每一次大规模传染病的发生又会对人类文明的发展产生十分重大和深远的影响。"因此,他认为传染病是随人类文明进程而来的。此外,美国演化生物学家、生理学家、生物地理学家贾雷德·戴蒙德在《枪炮、病菌与钢铁》一书中也提出,以西班牙人为代表的欧洲人在发现新大陆后,枪炮、病菌、钢铁(技术、文化、传染病)征服了殖民地,由此奠定了现代世界格局。这些都说明了传染病对人类文明进程的重大影响。

传染病是人类生存的重大外界威胁,如霍乱、黑死病(鼠疫)、天花等,都是人类曾经的噩梦。同一群体内的人在长期的共同生活过程中形成了对群体内病菌的抗体,因此这类病菌的威胁性较低。但是,外来群体成员携带的病菌极易突破群体内的免疫屏障,造成人们的感染,并且由于人们缺少对这些新病菌的抵抗能力,其造成的致死率相对也更高(徐江 等,2016)。地球不同纬度地区的传染病发生率存在差异:在温度和降水量都较高的赤道地区(低纬度)有更高的传染病发病率,而高纬度地区的发病率则相对较低(Guernier et al.,2004)。相应地,赤道地区也比高纬度地区表现出更高水平的集体主义文化倾向(Hofstede,1980)。据此,学者们认为传染病发生率可以用来解释不同纬度上所产生的个人主义/集体主义差异的原因。随后,有研究者对这种观点进行了验证,他们首先通过调查获得了多个国家和地区的传染病发病率指数,在对人口密度、基尼系数和人均 GDP 进行了控制之后,结果表明传染病发病率指数越高的地区,集体主义得分越高;传染病发病率指数越低的地区,个人主义得分越高(Fincher et al.,2008)。Murray 和 Schaller(2010)借助历史资料,评定了 230 个国家与地区的九种主要传染病流行程度,并构建了一个信度、效度都较高的综合评定指数,推动了全球范围内的传染病相关理论的研究。后续研究进一步探究了纬度、生存方式和传染病发生率对个人主义/集体主义文化的影响机制,结果表明,传染病在低纬度地区的威胁性更大,更容易造成群体间分隔;而传染病在高纬度地区的威胁性更小,在这些地区出现的群体间分隔现象则更多地是由生存方式造成的(Van de Vliert,2020)。

传染病理论强调了与致病菌传播有关的群体内成员合作和群体外成员排斥对个人主义/集体主义形成的影响。在传染病高发的地区,群体外成员排斥主要体现在,出于对与群体外成员接触可能导致自己患病甚至死亡的担忧,人们更加偏向与群体内成员进行交往,从而促进了集体主义(Cashdan et al.,2013;Schaller et al.,2007)。此外,当传染病在某一地区发生传播时,群体内成员会为患病者提供积极的帮助和支持,这些相互支持和帮助的合作方式会更加推动集体主义的发展(Fincher et al.,2008)。而在传染病发病率指数低的地区,与群体外成员的交往并不会带来致病和死亡的威胁。所以,人们并不会区别对待群体内/外人员,这些状况更有利于个人主义的出现和发展。

值得注意的是,同属自然环境因素的生存方式和气候在解释个人主义/集体主义成因上存在一定的矛盾:以我国黑龙江省为例,按照生存方式来看,它属于个人主义倾向明显的省份;按照气候条件来看,它则应该属于集体主义水平较高的省份(Van de Vliert et al.,2013;Talhelm et al.,2014)。这提示我们,在探讨个人主义/集体主义成因这一问题时,不能忽视"时间"这一重要因素。随着时间的推移,人类的活动对自然环境造成了极大的改变,这可能会造成以往的因素和理论对文化形成与发展的解释力受限。因此,将影响个人主义/集体主义的主要因素分为短、中、长三个时段,有针对性地探讨不同时段的因素对文化形成的影响显得更有意义(魏新东 等,2022)。

第二节 个人利己主义和集体利他主义冲突时可能造成的心理健康危机

当个人利己主义和集体利他主义这两种价值观念在个体身上发生冲突时,很有可能造成个体的迷茫,甚至会驱使个体做出不恰当的行为。本节将简单介绍个人主义和集体主义冲突时可能造成的个体心理危机的案例,并对其发生原因进行简单分析,以有助于防止和干预此类问题,促进个体心理的健康发展。

一、立场不坚定,出现行为偏差

"手表理论"指出拥有两块或两块以上的手表并不能帮人更准确地判断时间,

反而会制造混乱,让看表的人失去对时间的判断。它还有另一层含义,即每个人不能同时选择两种不同的行为准则或价值观念,否则那个人就会陷入行为混乱。个人利己主义和集体利他主义就像是"两块手表",佩戴这两块手表势必会造成个体在不同价值观念冲突中感受到迷茫、焦虑和不安,而一旦这些心理危机被一些邪恶势力利用,便会诱导个体做出危害社会稳定的不恰当行为。

儒家文化强调伦理关系对人们行为准则的影响和约束作用,用社会关系定义自我,认为自我是社会关系的延伸(魏新东 等,2022),它对当今东亚社会的自我概念、思维方式和个人主义/集体主义形成等都影响深远。当个人主义文化对传统集体主义文化产生冲击时,可能会造成部分个体立场不坚定,否定自身文化的优势,甚至聚众滋事,堵塞交通扰乱治安,攻击无辜市民、袭击警察等。对此,可以用心理学概念中的"去个性化"进行分析。"去个性化"这一概念最早是由社会心理学家费斯廷格等人提出的。他们认为,在群体中的个体有时会体验到被群体淹没的感受,从而丧失了个人意识和对事物的理解评价。当这种感受逐渐加深,直到个体的自我认同被群体的行为与目标认同所取代,个体就会很难意识到自己的价值和行为,自制力变得极低,最后会导致其加入重复的、冲动的、情绪化的,有时甚至是破坏性的行动中去。《中国大百科全书·心理学卷》指出,去个性化是指群体中个人丧失其同一性和责任感的一种现象,会导致个人做出在正常单独条件下不会做的事情。郑雪在《社会心理学》一书中将去个性化定义为个人自身同一性意识下降,自我评价和控制水平降低的一种现象。虽然这几种对"去个性化"的定义不尽相同,但都说明了当去个性化发生时,个体会做出有异于平常、超出规范的举动,且大多是消极的行为。对于不法暴徒中的个体,当他们被别有用心的人利用,且身处反动派团体中时,在群情高涨的状况下,很容易使个体处在"去个性化"的状态中。随之,个体的行为自控力降低,不受其个性和意志的支配,就会做出逾越社会道德,甚至违反法律的暴力行为。此外,由于自我观察和自我评价意识的降低,每一个暴徒分子在团体中活动时都会降低对社会评价的关注,因而很难感受到内疚、羞愧、恐惧和承诺,也就进一步加剧了其暴力行径。

众多心理学家给出了以下四个去个性化发生的原因:

(1)匿名因素。由于匿名性,群体中的个体认为外人并不了解自己的真实情况,觉得其反社会行为并不会被发现,于是便助长了个体的不良行为。

(2)责任分散。当个体单独行动时,往往会更加遵守伦理道德规范,审视自身行为的合理性。而当群体行为发生时,个体则倾向于将责任推卸到群体身上,自己逃避责任。

（3）自我意识水平低。匿名和责任分散都会诱发去个性化或反社会行为，但最关键的因素还是自我意识。如果个体自我意识的水平足够高，那么即使处在群体中也能够坚定自我导向，避免行为失范。

（4）自信心不足。如果个体在群体活动和交往中感觉自信心不足，便会不顾判断标准地迎合群体的决定，从而丧失了责任感和自我控制能力。所以，处在暴乱团体中的个体就很可能怀着不会被发现，或即使被发现也不用独自承担责任的心理，再加上想要得到群体认可和自我意识下降，参与到一系列暴力活动中去。

个人主义与集体主义价值观念之间会存在一些差异，当这两种观念产生冲突时，会对个体的知觉、情感、意志和行为倾向产生一系列的影响。所以，关注个体的心理健康水平，预防"去个性化"现象的发生，避免处在迷茫中的个体被不法分子利用，防止个体被暴力事件裹挟是心理学工作者的重大任务。此外，引领人们坚定爱国主义信念，感受社会主义集体文化的优越性，学会共进共赢，也是维护社会稳定、促进社会发展进步的重要举措。

二、价值观扭曲，缺乏文化自信

随着经济全球化的深入发展，文化的发展也呈现出全球化趋势。特别是在改革开放以后，我国与世界各国的交流不断加深，由此带来了很多文化碰撞和文化冲突问题，其中便包括个人利己主义与集体利他主义冲突所造成的价值观扭曲，缺乏文化自信的问题。

（一）价值观扭曲

所谓价值观，就是基于个体的思维感官做出的认知、理解、判断或抉择，是人选择事物、辨别是非的思维方式或行为取向，也就是人们通常说的"值不值"的问题。个体的价值观体现在个人生活的诸多方面，大到对国家民族的看法和态度，小到对自己、对别人、对社会现象的解读。价值观对个体态度和行为具有深刻影响。以大学生为例，大学阶段是个体养成正确世界观、人生观、价值观的重要阶段，在受到外来文化的冲击和个人利己主义与集体利他主义冲突时，大学生的态度和行为更容易受到影响，从而发生表达不当言论的问题。其中一个最主要的原因就是价值观偏差。

经典的计划行为理论（Theory of Planned Behaviour, TPB）指出，行为态度、主观规范和知觉行为控制会首先影响个体行为意向的发生，进而对个体的行为产生影响。依据此理论可以对个体的行为进行解释,行为态度是个体对采取某种行为所持有的正性或负性评价。主观规范则是指个体在实施某种行动时受到的外界压力。在社会情境中,这些压力可能来自与个体密切相关的重要他人或团体。对于大学生而言,这些压力可能来源于同学、老师或父母。知觉行为控制则是指个体依据以往经验对可能遇到的阻碍的预估。行为意向则是指个体想要采取特定行为的倾向。并非所有的态度都会产生相应的行为,所以在态度与行为之间提出行为意向的概念,以加强态度和行为之间的关系。同样地,大学生对事物的态度也将决定其行为。而态度作为社会认知研究中重要的变量,被认为是可改变的。心理学领域的研究表明,个体的态度是其行为的重要预测因素,态度的差异会造成个体对他人或事物的知觉和判断差异,进而会促使个体表现出各种各样的行为。典型态度改变的案例发生在广告研究中,每一个广告受众都有其对广告作品本身、对某种产品或某种消费方式的固有态度,而这种固有态度又分为有利态度和不利态度,广告活动的过程实际上就是一个强化受众的有利态度、改变不利态度的过程。

(二)缺乏文化自信

在大量其他国家的文化价值观念、意识形态等内容输入中国的过程中,一部分人可能只看到了外来文化的优点,同时又由于对本国文化不够了解,过度放大了本国文化中的不足,在这种文化全球化的浪潮中迷失了自己,丧失了最基本的文化自信。"自信"是心理学研究领域中一个重点关注的话题,Shrauger 和 Schohn(1995)认为自信是个体在对自身可以有效应对各种情境的感知基础上,对自己的整体尊重与认可。我们常提到的自信,一般都是以个体为出发点的。广义地讲,自信就是个体在自我评价上的积极态度,它代表了个体面对一切事物的积极性;狭义地讲,自信是发自内心的自我肯定与相信,自信的人在面对人际交往、家庭生活、工作事业等各种事务时都能表现出极大的热情和积极性,敢于改变环境,取得良好的成绩。对应到文化中的自信问题,可以将"文化自信"定义为一个民族对自身文化内容的充分认可,并愿意主动在实践中不断发展和弘扬自己的文化。拥有文化自信的个体相信自己国家或民族的文化具有无限的生命力,一定能够蓬勃发展。

面对个人主义/集体主义文化冲突,最有效的解决方法便是坚定文化自信。中国社会是深受集体主义价值观念影响的社会,中国的社会主义文化中处处都体现着集体主义意识。如我们常用的谚语"众人拾柴火焰高"就传达了人多力量大的集体协作精神,我们的传统节日活动"赛龙舟"也是集体合作的典型娱乐活动,还有存在于中国社会几千年的农业劳作方式中也强调集体合作、集体受益的精神理念。所以,了解和认可这种文化的内容和特征是形成文化自信的首要任务。此外,在继承以集体主义为显著特征的中国传统文化的同时,结合时代特点进行有力创新也是践行文化自信的重要内容。中国是一个具有深厚文化底蕴的国家,传统集体主义中必然存在许多闪光的优秀文化内容,继承这些内容是对中华文化中"根"的内容的坚守。但这绝不意味着我们对传统文化全盘接受,停滞不前,结合时代特点,不断进行创新才是明智的发展道路。

第三节　推进集体主义认同的实现路径

中国是集体主义文化特征明显的国家,在几千年的发展过程中,人们早已形成了互相依赖、互相帮助、互相合作的紧密联系,这也使中国人民具有强大的凝聚力。无论面对多大的外部威胁,中国人民总能团结一致,攻克困关,在世界民族之林屹立不倒。在现代化经济飞速发展的当今社会,集体主义作为最根本指导原则依然发挥着重要作用,拥护和坚持集体主义价值观念对于国家发展和提升民众幸福都至关重要。本节将以"认同"为核心,主要介绍推进集体主义认同的方法和途径。

一、集体主义认同的含义

奥地利精神病医师、心理学家、精神分析学派创始人西格蒙德·弗洛伊德(Sigmund Freud)首次提出了"认同"(identity)这个词语,并将其作为一个学术术语进行使用。在他看来,认同就是个体对他人的行为或品质的模仿,他特别强调了蕴藏在个体潜意识中的欲望或愧疚感对个体认同的激发。例如,儿童通常会将教师和父母视为自己模仿的对象,会学习他们的行为和一些特质,并将这些模仿行为逐渐转化为自己人格的一部分。几乎所有的儿童在成长过程中都会出现这些认同行为,这种看似是随年龄增长自然出现的行为在本质上是受主体意识调控的,主体会主动选择模仿的对象和模仿的内容。这些认同行为是建立在对模仿对象的情感依赖和行为崇拜的基础上的。类似地,集体主义认同也应该建立在个体对集体的情感依赖和对集体规范的认可上,只有深入挖掘集体主义与个体的情感联系,才能发挥集体主义对个体心理和行为方式的引导作用。

改革开放给中国社会带来了全面和深刻的改变,特别是经济水平的大幅提升和物质资料的极大丰富,使民众的生活水平大幅度提高。随之而来的还有多种多样的西方文化的思潮的冲击,中国社会出现了越来越多元的价值取向,这也给传统的集体主义文化价值观带来了巨大挑战。以陈旧的思维方式理解新时代背景下的集体主义势必会带来集体主义认知偏差,这会造成个体的心理冲突,引发认同危机。一种典型的认知偏差是认为集体主义是对"个人的价值、尊严、权力和利益的极端轻视,对个人价值取向的严重压抑和无情扼杀",这无疑是对集体主义的理解不够造成的严重误解。因此,我们要在新的时代背景下更加深刻地理解集体主义的内涵,明晰集体主义与个人主义的本质区别,将集体主义视为一种重要的制度原则予以捍卫,始终保持清醒的道路意识。

集体主义认同的形成需要内部和外部条件的共同作用。认同是受个体的自我意识控制的主体活动,在面对多元的价值观念时,个体要使用自己的思维方式和评判能力进行思考,并做出自己的选择。只有个体内心深处具备了对积极价值观念的信仰和追求,才会在思想和行为上做出真正的改变。对集体主义价值观念的宣传和对群体的引导是促进集体主义认同的重要外因。宣传引导工作的主要目标是引起受众的情感共鸣和思想认同,进而推动个体对集体主义的学习和主动追求。因此,我们要寻求有效手段去满足民众的情感和利益需求,只有这样才更有利于大众对宣传引导工作的接受,才能真正地将集体主义内化为自己的情感态度并且在行为方式上表现出来。

在提倡和推动个体对集体主义观念的认同过程中,还要注意宣传方式的使用。正是由于集体主义核心价值观与民众的互动不够,才造成了民众对集体主义的内涵的认知偏差,包括"集体主义就是只关注集体利益,漠视个人需求"之类的错误解读等。此外,虽然开展了宣传工作,但是由于宣传方式和话语体系与大众的知识语言习惯存在偏差,人们不能深刻地理解集体主义。单纯抽象地讨论"集体是个人自由的保障"这些问题,并不能让民众理解和认同集体主义。我们还需要从民众接收信息的基本方式和认知习惯出发,力求民众理解集体主义的真正内涵,从心理和情感上认同集体主义。

二、集体主义与中国特色社会主义核心价值观的内在联系

中国特色社会主义核心价值观综合体现了中国特色社会主义的价值观目标和追求,它兼顾个人、社会和国家的全面发展,三者缺一不可。集体主义是中国社会的主流价值观念,具有深厚的历史渊源。《礼记·大学》有云:"古之欲明明德于天下者,先治其国;欲治其国者,先齐其家;欲齐其家者,先修其身;欲修其身者,先正

其心;欲正其心者,先诚其意;欲诚其意者,先致其知,致知在格物。物格而后知至,知至而后意诚,意诚而后心正,心正而后身修,身修而后家齐,家齐而后国治,国治而后天下平。""修身—齐家—治国—平天下"作为中国历代仁人志士的毕生价值追求与理想信念,造就了无数的英雄人物。每一个自我都始终与"家—国—天下"紧密联系在一起,一直努力将个体自我向集体自我进行有机的道德转化,秉承并发扬"修齐治平"的崇高精神,向着"内圣外王"的终极理想人格而不断奋进。由此可见,中国特色社会主义核心价值观与集体主义都体现了对国家、社会和个人发展的人文关注,对自我完善、社会进步和国家繁盛的价值追求,在某种程度上,二者存在一定的统一性。因此,立足于当今时代发展,与传统集体主义对话,辨析二者之间的联系,将有助于深入理解和把握集体主义的当代内涵,并为将其融入社会主义精神文明建设,促进中国特色社会主义发展,提供一定的理论和实践意义。

(一)尊重个体人格上的内在一致性

传统集体主义主张公益或者公义,憎恶一切以权谋私、以私损公的行径。然而,集体主义并非要扼杀人性中所有的"私",在"公"与"私"的尺度之间,那些非正当性的"私"往往是被抑制的,而那些具有正当性及合乎人性的"私"是得到认同的。深刻影响了中华传统文化的儒家文化中就有多处对人性平等的阐述,例如"性相近也,习相远也"(《论语·阳货》),在孔子看来,每个人的"性"都是先天赋予的,且都是善的。因此,人与人之间也应该都是平等的。作为继承孔子"道统"的人物,孟子以"四端之心"为重要理论基础,对人性本善和人格平等进行了深入的阐释,如"凡同类者,举相似也,何独至于人而疑之?圣人,与我同类者"(《孟子·告子上》),"仁义礼智,非由外铄我也,我固有之也"(《孟子·告子上》)。以上表述均表明了人与人之间先天意义上的平等性,也肯定了每个人都有按照自己的道德准则和价值观念做出是非判断和价值选择的自由和权利。所谓"三军可夺帅也,匹夫不可夺志也"(《论语·子罕》),就是说任何外在力量都不能干扰和抑制个体自由选择的意志和权利,每位个体的独立人格和尊严都应得到认可和尊重。同样地,中国特色社会主义核心价值观也主张对于个体人格的尊重,其所倡导的"自由""平等"理念就是对人格独立性和完整性的认可、尊重和保障。古今中外,自由与平等一直都是人们向往和努力实现的价值追求,人们为了自由与平等不惜流血牺牲,任何剥夺个体独立自由与平等权利的政权和组织都终将被推翻。一代又一代中国共产党人在社会主义社会的建设过程中不断摸索和总结经验,最终凝练出了"自由""平等"的重要理念。这一理念既是对中国传统文化中集体主义精神的继承和发扬,也是在新的时代特点和要求下完成的重大理论创新,是中国特色社会主义情境下保障每一个社会个体人格的重要理论基础。从这一层面而言,集体主义与中国特色社会主义核心价值观在对个体人格的阐述和规定上是具有内在一致性的。

(二)构建和谐社会的内在相通性

传统集体主义是按照"家—国—天下"的逻辑顺序对人与外部世界的关系进行建构和阐释的。我们以当代社会主义和谐社会建设为例,来探讨集体主义与中国特色社会主义核心价值观的内在联系。早在中国的农业时代,民众就对社会稳定、和谐提出了要求。儒家文化一直占据着中国历史文化中的核心和主导地位,对中国社会秩序的建设产生了深远的影响。中国在历史上的很长一段时期都属于农业社会,经济形式是以家庭为单位的小农经济,这种经济形式更强调家庭的和睦、社区的团结和合作。并且儒家文化思想带有鲜明的重农、重和、中庸和稳定的特点,由此逐渐形成了独特的儒家和谐文化。儒家文化从庶民、臣子和君王的角色出发,提出以"仁爱—忠君—仁政"的理念建构和谐的社会关系。这一理念对社会中的不同角色分工的个体分别提出了具体的要求,例如,对于老百姓而言,应树立"己所不欲,勿施于人"(《论语·颜渊》)和"己欲立而立人,己欲达而达人"(《论语·雍也》)的行为准则,以忠恕之道来处理社会中的人我关系;对于臣子,应做到"为人臣者,无外交,不敢贰君也"(《礼记·郊特性》),要对君王忠心不二,同时还要敢于谏言,辅助君王成为"圣君";对于君王而言,则应该以民为本,急民之所急,想民之所想,如孟子所言,"民之为道也,有恒产者有恒心,无恒产者无恒心"(《孟子·滕文公上》)。相应地,中国特色社会主义核心价值观也有类似的表达,其倡导的"友善",实际上就是对民众在社会交往中文明礼貌、善待他人的要求。此外,在工作岗位上的劳动者们要认真踏实,做到"敬业",社会主义市场经济中的经营者们要秉持"诚信"原则,不欺不诈。社会管理程序的制定和运行也要力求"民主""公正",确保人民拥有当家做主的权利,并且那些关乎民众利益的制度的运行要确保透明、公开、公正。所以,无论是从个体、社会还是国家层面而言,传统集体主义文化和中国特色社会主义核心价值观在构建和谐社会上都具有相通性。

(三)终极社会理想的内在契合性

传统集体主义作为中国古代政治结构的主流价值观,在政治追求上的终极目标就是"大同"理想。《礼记·礼运》对这一社会理想给出了最经典的表达,即"大道之行也,天下为公,选贤与能、讲信修睦,故人不独亲其亲、不独子其子,使老有所终、壮有所用、幼有所长,鳏、寡、孤、独废疾者,皆有所养,男有分、女有归、货恶其弃于地也,不必藏于己,力恶其不出于身也,不必为已,是故谋闭而不兴、盗窃乱贼而不作,故外户而不闭,是谓大同"。这是孔子处在"礼崩乐坏"的春秋时代中设定的美好社会的蓝图,他哀叹自己没能赶上这种理想的社会,但却将其作为他毕生的追求。在此后的中国历史上,涌现出的无数心怀祖国的有志之士也为实现"大同"理想做出了卓越的奋斗。特别是在中国的近代史上,风雨飘摇的中国大地上战火连绵、社会动荡不安,大批的爱国斗士也勾画了自己的社会理想。例如,孙中山提出的"三民主义"中之"民生主义"就是社会主义,又名共产主义,即大同主义(《孙中山全集》)。他还指出:"人类进化之目的为何? 即孔子所谓'大道之行也,天下为公'"(《孙中山全集》)。虽然在不同的历史条件和社会状况下提出的"大同"社会可能会有所不同,但它们都体现了人们对和谐美好、富足安定的社会状态的向往。同样地,作为当代中国建设的主流价值观念,中国特色社会主义核心价值观在政治上的崇高追求是"共产主义"理想。共产主义作为理想的社会制度,包括初级阶段的社会主义社会和高级阶段的共产主义社会。通常所说的共产主义,是指共产主义的高级阶段。在这个阶段,社会产品极大丰富,人们具有高度的思想觉悟,劳动成为生活的第一需要,工农、城乡、脑力劳动和体力劳动三大差别已经消灭,采取"各尽所能,按需分配"的分配原则。由此可见,"大同社会"和"共产主义"在具体内涵上具有高度的相似性,这也进一步说明了集体主义与中国特色社会主义核心价值观在终极社会理想上的内在契合性。

综合以上分析,集体主义与中国特色社会主义核心价值观在尊重个体人格、构建和谐社会和终极社会理想方面确实存在一定的相通性。但需要注意的是,这种"相通性"绝对不等于"完全相同"。由于每个历史阶段的生产力发展水平、所代表的阶级立场和所信奉的文化价值观都会存在较大差异,所以不可能存在不同历史阶段价值观念的一致性。王伟光(2009)就曾指出:"在阶级社会中,每个阶级都有各自不同的道德。对立的阶级有相互对立的道德,不同的阶级也有不同的道德准则,所以阶级社会中一切道德理论体系都是有阶级性的。"因此,我们辨析集体主义和中国特色社会主义核心价值观的内在关系,实际上就是探寻将二者融合的可能。鉴于集体主义价值观念在中国长期历史发展过程中形成的深厚社会心理基础,挖掘其对中国特色社会主义核心价值观教育有借鉴意义的内容,有选择性地继承并发扬光大,将对中国特色社会主义精神文明建设大有裨益。

三、在实践中提升集体主义认同

　　集体主义是人类社会发展的特殊产物,它关乎着人类未来发展的大方向和去路。从历史进程上看,集体主义是中国社会在几千年的发展过程中逐渐形成的独特价值观念,它是由气候条件、生存方式、经济水平等因素共同作用的结果;从社会发展的角度来看,集体主义是中国社会发展的根本指导性原则,在它的指引下,民众始终紧密地团结在一起,在民族危难来临时浴血奋战,使中华民族在世界民族之林中始终屹立不倒;在个人生活方面,集体主义也是个人行为的重要指导准则,它影响着我们对是非善恶的认知、选择和判断,与我们日常生活的方方面面息息相关。集体主义这一价值观念看似抽象,但实际上,无论在整个历史进程,还是社会发展,或者日常生活中,处处都有集体主义的影子。所以,在实践中提升集体主义认同是提升民众心理健康水平,促进社会和谐稳定发展的重要举措。

　　青年决定着民族的长远和未来,所以青年一代理应成为我们关注的重点群体。21 世纪无疑是一个信息爆炸的时代,巨量的信息充斥着青年人的世界。由于青年人正处于人生观、世界观和价值观尚未完全成熟的特殊时期,所以很有可能在不良信息的影响下做出错误的价值观念选择。在西方个人主义和中国传统集体主义发生碰撞时,青年人可能会面临抉择的难题。有中国学者对 1949—2010 年《人民日报》语料库的个人主义/集体主义词汇词频,以及人均 GDP、城市化率、学校入学率这类客观数据指标进行方差分析、相关分析和回归分析。结果表明,现代化促进了个人主义/集体主义文化的变迁,并且在集体主义文化中,个人主义正日益增强,而传统的集体主义则变弱或者不变(刘琳琳 等,2020)。这说明了现代化水平的提高对集体主义传统文化的冲击。然而,集体主义作为中华传统文化的优秀结晶,体现了民族智慧,其对于中国发展的重要意义已经在无数的民族实践中得到了验证。即使处在全球化时代,世界各个国家和地区的文化与经济交流日益频繁,集体主义原则依然是中国谋求进一步发展的根本性原则。因此,我们要积极引导青少年的价值观养成,坚守对青年一代进行教育和引导的阵地,开展集体主义教育,避免青年一代陷入价值观念的泥潭,防止由集体主义与个人主义冲突引发的心理健康危机,促进青年一代的健康成长,为祖国和社会的发展积蓄力量。

　　坚持集体主义,绝对不是对个人利益的忽视,个人利益与集体利益在根本上是一致的。但在现实生活中,难免会发生多种利益产生矛盾的问题。所以寻求一个恰当的纽带对不同集体间的利益、不同个体间的利益、个人与集体间的利益进行平衡。"认同感"就是将各种利益进行平衡和调节的有利杠杆。在对弗洛伊德、乔治·H.米勒、埃里克森、查斯·泰勒、萨谬尔·亨廷顿等学者关于认同理论细致研究上的基础上,提出认同概念包含有客观的、现实的、的的确确存在的同质性、共同性或者相似性的意思;也包括源自主观的、认识层面的一致性、共同性等内涵。这种来自客观事实的,抑或是主观建构的共同性,是认同的基础性含义。认同的其他层面的含义,均基于此而发生或产生意义。根据这一概念,认同的首要基础是共同性,包括个体对自己"归属于哪里"的认知,自身与外部世界的情感联结,以及由这些认知方式和情感联结引发的行为。据此,构建共同性是实现集体主义认同的基石。共同性广泛存在于社会层面和意识动机层面:历史文化、经济水平、生存方式等属于社会层面共同性;意识动机层面的共同性包括中国特色社会主义核心价值观、共产主义理想信念等。认同感形成的重要环节是个体与共同性的联结,在实践中提升集体主义认同的关键是挖掘和放大共同性,具体手段包括大力发展社会主义市场经济,优化现有分配制度,最大限度地满足广大民众的根本利益,避免个人利益与集体利益的矛盾冲突等。此外,还要加强个体与集体主义价值观的互动性,从文化创造和宣传的角度入手,构建文化层面上的"共同性",润物细无声地影响广大民众,实现大众对集体主义的认同。当民众在与集体主义的互动中不断地将集体主义价值观念内化为自己的心理认知,并将其作为自己的情感归宿时,就会形成对集体主义来自内心的强烈认同感,这会推动民众自觉地在实践中维护集体主义。

第四章　以自我认同为内核的生物性自然人发展

自我认同(self-identity)被认为是 20 世纪描述人类发展系统中最具有影响的概念之一,许多国内外心理学者对其进行了广泛而深入的研究。自我认同有助于个体明确自身所扮演的角色,整合内部自我和外部环境,统一过去经验和未来期望,是保障自我本体性安全及自我实现的必要条件。个体作为自然人,其生物意义上的心理健康发展即本能健康,主要表现为具有健康的需要层次、需要内容及形成成熟的防御机制。从发展心理学的角度来看,实现人的本能健康则必须首先获得自我认同。因此,本章主要从自我认同和人的本能健康两方面出发,介绍与之相关的概念和理论背景,自我认同与本能健康之间的关系,并在此基础上探讨完善个体自我认同、维护人的本能健康的干预途径,为提高个体心理健康提供参考依据。

第一节　自我认同

个体自我认同发展的关键期是青春期,且自我认同的不断完善会贯穿人的生命始终。本节主要从自我认同的定义、特征、意义、获得及自我认同危机五个方面对自我认同这一概念进行详细介绍,为分析自我认同和人的本能健康之间的关系提供坚实理论基础。

一、自我认同的定义

自我认同(self-identity)也被称为自我同一性,是埃里克·埃里克森(Erik Homburger Erikson)基于弗洛伊德的"认同"概念提出来的,是 20 世纪以来描述人类发展系统中具有重要影响的概念之一（Welchman, 2000）。随着发展心理学研究受到各界学者的广泛关注，该概念还被应用于社会学和人类学等其他社会科学领域。从该理论的发展轨迹来看，不同学者对自我认同的理解和定义存在不同的看法。下文主要对埃里克森的自我认同、马西亚的自我认同及自我认同定义的进一步延伸进行简要概述。

（一）埃里克森的自我认同

埃里克·埃里克森是美国现代精神分析理论的重要代表人物之一，师承安娜·弗洛伊德（Anna Freud）和多萝西·伯林厄姆（Dorothy Burlingham）。作为一名精神分析医生，埃里克森基于大量临床经验，将文化和社会因素纳入人格发展的过程中来，进一步拓展了弗洛伊德的精神分析理论，发表了著作《童年与社会》，并形成了自己的社会发展理论。其中，埃里克森提出了自我认同的概念，建立了以自我认同为核心的思想体系（Erikson, 1968）。

埃里克森将人的发展分为八个阶段，包括婴儿期、儿童早期、学前期、学龄期、青少年期、成年早期、成年中期和老年期。其中，自我认同是青少年期（12~18岁）的主要发展任务。在理论发展早期，埃里克森就从主观层面将自我认同界定为"一种熟悉自身的感觉，一种知道个人未来生活目标的感觉，一种从他信赖的人们中获得所期待的认可的内在自信"。他认为自我认同具有三个组成要素，它们分别是连续性、一贯性和一致性。随着其发展理论的不断成熟，埃里克森还从结构、功能及社会等多种角度对自我认同的概念进行界定。具体来说，在结构层面，埃里克森认为自我认同包含心力内投、自居作用和同一性的形成这三个主要步骤。在功能层面，埃里克森认为自我认同是心理功能的一种，好的自我认同使得个体对何去何从这一问题有着明确的答案，能够感受到自我的一致性和连续性，进而保障个体社会功能运行良好。在社会层面，埃里克森将自我认同视为一种心理社会现象，强调社会环境是个体自我认同形成的土壤，指出社会环境对个体人生观、价值观和世界观等均会产生重要影响。相应地，个体也会对自身所处的环境产生认同，并通过做出他人期望的行为而获得集体归属感（郭金山，2003）。

综上所述，埃里克森的自我认同概念根植于大量临床实践、资料收集和案例分析经验。他眼里的自我认同是非常复杂的，需要从多个维度加以界定。可以说埃里克森的自我认同是生物层面、个体层面和社会层面一起组成的具有内在连续性、一贯性和一致性的整体，为个体自我发展和社会化提供意义感和方向感，是个体自我和社会发展过程中非常重要的内容。

(二)马西亚的自我认同

从上文可知,个体在走向自我实现的道路上必须以自我认同为重要基石。但遗憾的是,埃里克森的研究并没有将自我认同这一概念进行操作化处理,这就导致人们很难准确地判断一个人的自我认同状态究竟如何,以及应该如何去改善混乱的自我认同状态。庆幸的是,詹姆斯·马西亚(James Marcia)站在埃里克森这一先驱的肩膀上,给出了自我认同的操作性定义,为后来人的研究提供了极大便利,被称为自我认同研究的集大成者。

首先,马西亚非常肯定埃里克森的观点,即自我认同是一种人格结构,在个体人格发展过程中具有非常重要的地位,自我认同的出现意味着儿童期的结束和成年期的开始,自我认同发展的好坏与否意味着个体对自身独特性、优缺点的意识清晰与否,这与个体的自我实现有着重要关联。其次,马西亚试图通过一些测量指标来将自我认同进行操作化处理。马西亚认为个体的自我认同不仅可以从结构和现象学来考察,还可以通过可观察的行为来进行实证研究。他认为个体自我认同形成的过程就是个体不断向内、向外进行思考和探索,努力选择和尝试新的生活方式,并最终实现理想自我的过程(Kroger et al.,2011)。基于这一假设,马西亚通过探索和承诺两个维度对自我认同进行操作化,并提出了四种自我认同状态,它们分别是:

(1)弥散型自我认同(identity diffusion)。弥散型自我认同是自我认同状态中最不成熟的一种,指的是个体没有对自我进行仔细的思考和探索,没有驱使其前进的方向和奋斗的目标,同时他也不愿意主动去探索及形成目标,这样的个体此时正处于自我认同的危机之中,且难以得到解决。

(2)排他型自我认同(identity foreclosure)。排他型自我认同主要指的是那些还没有经历过探索阶段,却已经对某些目标、理想和信念形成明确承诺的个体所处的自我认同危机状态,这里所形成的承诺主要源自父母及其他权威人物对他的期望和要求,这种自我认同状态并不是个体自觉产生的。

(3)延缓型自我认同(identity moratorium)。延缓型自我认同指的是个体正处于自我认同的危机状态之中,但是他具有强烈的主动性,积极收集各种信息,对所有的可能性认真探索,希望发现能够驱使自己前进的奋斗目标,但是仍然还未能走到最终承诺的阶段,因此他们也没有对特定的目标实施有意识的投入。

(4)成就型自我认同(identity achievement)。成就型自我认同是四种自我认同状态最成熟和最高级的状态,处于这一状态下的个体对各种可能的选择都进行了认真思考和探索,最终对特定的目标和理想做出了自己坚定的承诺,这种承诺具有相对稳定性,已经冲破了自我认同的危机状态。

综上所述,马西亚最大的贡献就是通过探索和承诺两个维度将自我认同这一概念进行了操作化定义,使得埃里克森的理论从此具有了可验证性,也为广大心理学研究者开启了自我认同实证研究的大门,称其为自我认同的集大成者实至名归。

(三)自我认同定义的进一步延伸

在埃里克森和马西亚的自我认同研究基础之上,许多国外学者也对自我认同提出了自己的定义和理论。比如,Waterman 在探索和承诺维度之外提出了第三个维度——个人表现感,并将自我认同状态扩展为七种,包括表现性成就型、非表现性成就型、表现性延缓型、非表现性延缓型、表现性排他型、非表现性排他型和弥散型自我认同。加藤厚提出六种自我认同状态,包括自我认同获得状态(identity achievement status,A 状态)、权威接纳状态(identity foreclosure status,F 状态)、自我认同获得—权威接纳中间状态(A – F 中间状态)、自我认同弥散状态(identity diffusion status,D 状态)、积极延缓状态(identity moratorium status,M 状态)和自我认同弥散—积极延缓中间状态(D – M 状态)。Berzonsky 和 Ferrari 认为处于不同自我认同状态下的个体可能有着不同的社会认知过程,并提出了自我认同的社会认知加工模型,该模型包括三种自我认同风格,分别是信息化自我认同风格(informational style)、规范化自我认同风格(normative style)和弥散—逃避自我认同风格(diffuse – avoidant style)(Berzonsky et al., 1996)。Grotevant 提出了自我认同的过程模型,强调自我认同形成过程中对选择的探索和承诺,并认为个体特征和环境因素均会对自我认同形成产生影响(Lichtwarck – Aschoff et al., 2008)。此外,国内学者对自我认同的界定如表4 – 1 所示。

表4 – 1　国内学者对自我认同的界定

学者	年份	定义
张日昇	2000	自我认同具有两个方面的内涵:①自身内在具有不变性和连续性,②所形成的自我是一种社会性存在
黄希庭	2004	自我认同是一种统合,是个体对于"我是谁?""我将走向何方?"等问题的回答,包括个体与社会、个体的主观方面与客观方面、对自我的历史任务的理解与自我一体化的愿望等

续表

学者	年份	定义
韩晓峰	2004	自我认同包含三个层面的内涵：①最基本的层面，即 ego-identity；②个人同一性；③作为环境定向层面的社会同一性
赵君	2012	自我认同指个体在寻求自我的发展中，对过去经历的悦纳，以及对有关自我发展的一些重大问题，诸如理想、职业、价值观、人生观等的思考和选择的过程和状态

本书基于埃里克森的自我认同观点，认为自我认同具有内在性和社会性两个方面，强调的是个体对过去、现在和未来自身状态的认识，并且这种认识存在于特定的社会关系之中。

二、自我认同的特征

从国内外学者对自我认同的不断研究中，我们可以发现获得自我认同状态的个体一定对自我进行了多次探索和选择，才能够知道自己是个什么样的人，以及未来自己要成为怎样的人，这体现了自我认同的内在性特征。同时，个体生活在社会环境之中，每个人都要学会如何适应社会，并在社会中寻找自我的价值和意义。因此，自我的形成不可避免地受到环境这一因素的外在制约，体现出明显的社会性特征。下面分别从内在性和社会性两个方面对自我认同的特征进行描述。

（一）内在性

自我认同是一种内在的心理体验过程，是个体对自我的理解。因此，自我认同具有内在性的特征。具体来说，自我认同的内在性体现在以下几个方面：

其一，自我意识。自我认同的自我意识这一内在性主要体现在个体能够自觉地意识到自己正在作为主体，对曾经、正在和即将进行的与自我相关的所有活动进行思考、选择及评价。同时，个体并不能脱离社会环境而生活，正是自我意识使得个体能够将自己与他人区分开来，能够使自己自主地参与社会生产生活过程，在其中实现自我价值，满足自我需要。

其二，自我反思。自我反思活动是个体对自我连贯性和一致性的反思，这是一种出现在个体内部的思考过程。所谓的自我认同获得状态并不是一成不变的，它会随着时间、环境的变化而不断变化，因此个体必须时刻对自我进行反思，调整自我状态，以获得自我的独立人格和自我的身份感、归属感和意义感。学者安东尼·吉登斯（2016）就曾将现代自我认同的机制分为反思性自恋和反思性选择两种，也反映了自我反思在自我认同过程中的重要性。

其三，自我比较。恩格斯曾说："人是唯一能够由于劳动而摆脱纯粹的动物状态的动物——他的正常状态是和他的意识相适应的而且是要由他自己创造出来的。"自我认同的内在性还体现在个体会对过去、现在及未来的自我进行不断的比较、规划和选择之上。个体在对自我过去经验进行总结，并在此基础上，客观地对当前自我状态及周遭环境等进行综合分析与评价，得到未来自我前进的可能道路，完成对自我的进一步提升，最终达到自我的内在统一，并体现为对客观世界的改造和运用。

综上所述，自我认同是个体对自我自觉的意识，个体通过自我反思和自我比较，逐渐形成连贯的、统一的、坚定的自我认知。因此，自我认同具有内在性的特征。

（二）社会性

一个人从出生开始就会存在于某些社会关系之中，他一定会与周围的人产生人际关系并进行人际交往，而自我认同也正是在这些社会关系的无形制约下逐步形成的。就像有人说的，"在很大程度上，我们是谁——我们认为我们是谁——是由我们生活的时代和地点所决定的"（乔纳森·布朗，2004）。因此，自我认同具有非常明显的社会性特征。具体来说，自我认同的社会性体现在以下几个方面：

其一，社会关系。正如前文所说，个体时刻处于社会这一大环境之下。因此，个体的自我认同必然会与其作为主体参与社会活动这件事一起进行。个体在参与社会劳动的过程中，承担社会义务、享受劳动权利及劳动成果，与此同时了解生活的意义，追逐奋斗目标，实现自我价值和获得主体身份。可以说，社会实践是个体自我认同获得的土壤，社会关系是自我认同社会性本质的重要体现。

其二，社会互动。个体与社会的互动是自我认同的重要途径。个体的自我认同是在社会实践过程中不断形成和完善的。而社会互动正是这一过程中必不可少的要素。即个体只有在社会实践过程中与社会进行互动，并对这一互动进行思考和探索，才能够推动自我认同的获得。正如个体可以通过与他人进行物质交换来获得生活必需品来满足生存需要一样，个体也可以通过社会互动或者人际交往来获得他人的信任、社会安全感及活着的意义。

综上所述，自我既存在于个体本身也存在于社会关系之中，自我认同必须在社会实践和社会互动中进行反思和构建。因此，自我认同具有社会性特征。

三、自我认同的意义

自我认同的意义主要体现在对本体性安全的意义和对自我实现的意义这两个方面。

（一）自我认同对本体性安全的意义

首先，什么是本体性安全？安东尼·吉登斯在其社会认同理论中指出本体性安全意味着个体能够感受到自我可靠的统一性和连贯性，同时也能够觉察到自己所生活的社会环境具有相对稳定性（安东尼·吉登斯，2016）。自我的本体性安全主要包含四个层面的具体需要。其一，对物质环境的需要，包括足量的食物来源、干净的空气和水、舒适的居住环境及安全的生存环境等；其二，对社会环境的需要，比如生活在具有公正的法律制度、完善的社会机构、值得信任的社会氛围及可持续的发展状态的国家中；其三，对文化的需要，主要体现在个体所生活的社会环境具有明确的核心价值观，拥有能够指导民众的行为规范，形成了稳定的社会规范，以及有着可靠的社会评价机制等；其四，对精神世界的需要，包括个体能够在社会生活中体会到自身角色的意义，感受到社会对自身精神世界及最终理想的关注。同时，社会也拥有帮助个体实现自我价值的条件和平台，让个体的内心世界有枝可依。

其次，本体性安全是个体自我的基本需要，而保障自我本体性安全是自我认同的基本功能。自我认同主要通过自我反思来实现对自我本体性安全的保障，这也要求个体要具有好的自我反思能力或者自我认同状态，才能保证自身通过自我认同的反思机制，不断地认识到什么样的环境是适合自身发展的，什么样的方向才是值得自己前进的道路。自然界是人们获取生存和发展必需的物质能量源头。但是，自然界并不能直接为人们提供生产和生活所需的多种物质资料。因此，人们必须通过不断的实践和探索，寻找自然界的客观规律，通过改造自然达到提高自身生活质量的目的。相应地，从个体的角度而言，现代社会生活环境丰富多彩且瞬息万变，并不是所有的环境都适合个体的健康成长及自我价值的实现。因此，个体需要在这些复杂的社会内容中进行信息的过滤、判断和筛选，才有可能做出理想的、适合自身发展的选择。换言之，自我反思机制能够帮助个体全面且动态地了解自我、审视自我、评判自我，认清自我所处的环境，进而保障个体在以往经验、现实需要及客观情境等因素的综合影响之下，在维护和坚持自我统一性和连贯性的同时，妥善处理自我与周围世界的关系，保障自我的本体性安全及自我生活的安定和谐。

（二）自我认同对自我实现的意义

自我实现（self-realization）这一概念最早由美国心理学家亚伯拉罕·马斯洛提出，他认为自我实现就是人的天赋、潜能和才能的完全发挥，是人之为人的完成状态（马斯洛，1987）。在心理学大辞典中，林崇德等人将自我实现定义为"个体的各种才能和潜能在适宜的社会情境中得到充分发挥，实现个人理想和抱负的过程"（林崇德 等，2003）。可以说，自我实现是人作为独立个体所能达到的最完美状态，而人的一生都可能在追求自我实现的道路上。心理学家罗杰斯认为每个人都有朝着成长、发展和实现流动的倾向，而人的心智自由则是自我实现的重要前提。也就是说，只有当个体的自我概念和经验较为一致时，才能让自我实现的道路走得更为顺畅，人才有可能发展成为一个具有完全功能的人（杨国枢 等，2009）。其中，人的心智自由似乎与自我认同有着异曲同工之妙。事实上，无论是自我认同的过程还是自我认同的结果，都是追求自我实现的体现。从过程上来讲，自我认同是一种立足现状并指向未来发展的过程。人们通过不断地自我反思，获得自我的前后统一，获得思想的清明，获得心智的自由，并在此基础上从自我的需要出发，追求自我价值的实现，最终成为最完美的自己。在这个过程中，他必须经过不断地自我探索、自我反思和自我成长，诚实地面对自己，找到真实的自我。尽管这一过程充满着对自我的不断否定、难以消解的负面情绪及与社会环境的矛盾冲突和强烈的外界压力，尽管这一过程非常复杂且漫长，甚至看起来遥遥无期，但只要有勇气走下去，必将从虚假的自我中解放自我重获新生，构建一个完善的自我。从结果上来讲，每个人都是社会群体中的一员。因此，一个已经获得自我认同的个体也必将遵循自己的目标轨迹，在社会生产生活实践中充分发挥自己的才能，通过承担各项事务、做出重要贡献及展现工作价值等方式，来展示自己的理想和抱负，达成理想的自我实现，体会自我实现带来的满足感、愉悦感和踏实感。综上所述，自我认同对自我实现有着前提性的作用，或者说自我认同似乎是自我实现道路上必须完成的重要节点，一个能够达到自我实现状态的个体必然是一个获得自我认同的个体。

四、自我认同的获得

从上文可知，不同的学者对自我认同状态的分类都提出了自己的观点，比如马西亚提出了四种自我认同状态、Waterman 将自我认同状态扩展为七种、加藤厚的六种自我认同状态等。但是，他们都认为成就型自我认同状态是所有自我认同状态中最为成熟和高级的一种。处于这种状态下的个体已经经历了探索阶段，对特定的目标做出了相对稳定的承诺,解决了自我认同的危机状态或者同一性危机。值得注意的是,这是一个长期且动态的过程,甚至可能贯穿个体的生命始终。因此,下文主要依据时间顺序,对个体自我认同的获得进行描述。

首先,自我认同发展的敏感期是青少年期(12～18岁)。在埃里克森的心理社会性发展理论中,生命的发展是由出生到死亡的八个阶段组成的。其中,青少年期是生命发展的第五个阶段。这一阶段的重要任务是克服自我认同混乱并获得自我认同感。青少年期处于童年向成年过渡的时期,其心理和生理状态都会发生巨大的变化,并呈现出不同的发展趋势,即身体发展快速且达到成熟,但是心理发展的速度却相对较慢,容易出现身心发展不平衡的情况。在生理上,个体的身高和体重急剧增长,内脏和神经系统功能进一步增强,同时伴随着第二性征的发育和成熟。在心理上,个体在生理上的快速发育使他们对心理上的成熟也有了强烈的追求。因此,个体试图尽快步入成人世界,表现在对人对事的态度、情绪情感的表达及行为方式等多个方面。但是,由于现实中的个体自身尚未脱离较为幼稚的心理发展水平,包括认知能力较低、思维方式较片面、社会经验欠缺、人格特点尚不稳定、情绪控制能力较差等多个方面,导致他们在追求新的人生意义时常常会感到困惑和矛盾。此时,生理和心理上的不平衡状态让个体将更多的注意力指向自我,使自我意识得到再一次飞跃。他们开始经常思考"我是个怎样的人""我的特征是什么""别人喜不喜欢我"等一系列与"我"相关的话题。他们不再过分依赖父母,开始与同伴建立友谊,关注别人对自己的看法,自我意识向独立和独特的方向发展,自我评价与客观评价具有一致性,且自己的需要、动机和行为方式是相对统一的(俞国良 等,2016)。这样的个体逐步会形成自我认同感,最终形成忠诚的美德。但是,如果个体无法化解这一时期的困惑和矛盾,就会陷入自我认同危机之中,对自己和未来充满盲目自信或者迷茫无助。

其次,自我认同确立的重要时期是大学时期(18～21岁)。安秋玲(2007)在研究中指出自我认同获得是在青春期末期和成人期早期完成的一个过程。具体来说,在个体步入大学校园的那一刻起,他们就踏上了远离父母独自体验生活的新征程,这也就不可避免地要开始体验和处理生活中遭遇的各种苦辣酸甜。大学校园生活环境非常开放和自由,生活内容也丰富多彩,让人眼花缭乱。大学生在这样的环境中会面临更多的选择和机会,也意味着更多的诱惑和迷途。因此,此时的个体需要通过与社会环境的不断互动、思考、探索和选择,来发现和选择自己前进的方向,确定自己的发展目标和信念,获得和完善自我认同状态。此外,个体因素是影响大学生自我认同的至关重要的内在因素(赵君 等,2012)。

其三,自我认同的形成是一个终身过程。不是每个人每时每刻都可以很好地认识自己,成长的过程中,我们常常会被很多人和事迷惑而看不清自己,甚至有可能在某一个阶段表现出倒退的趋势(雷雳 等,2005)。因此,在人生的每个阶段都有可能出现自我认同危机。比如,在安东尼·吉登斯看来,现代性对自我认同的影响是长期的、持久的深远的。他指出"在极盛现代性情境下,各种不同因素直接影响着自我认同与现代制度之间的关系,抽象体系不仅深深影响了现代性的制度秩序,也深深影响了自我的形成与延续"(吉登斯,2016)。因此,对于个体而言,生活在现代化的社会环境中就不可避免地需要随时且长期根据环境的改变而不断进行自我认同的重构,终其一生都在形成新的、更为完善的自我认同。

五、自我认同危机

根据埃里克森自我认同理论,自我认同危机的高发阶段是青少年时期。此时个体如果无法很好地化解自我认同危机,将会对个体的青春期、成年期,甚至一生的发展造成不可磨灭的影响。但是,许多教育者、家长和学生自身都对这一危机的认识程度不足。同时,自我认同危机还有可能会反复出现在个体的成年期阶段,使个体陷入迷茫无助的状态中,对社会功能造成不小的影响。

我们以青少年时期为例,对自我认同危机的可能表现进行介绍:

①部分学生会无视自身缺点,自我感觉异常良好,有着不分场合的盲目自信;另外一部分学生则长期处于自我感觉较差的状态,看不到自身的优点和长处,自卑感强,焦虑不安。②学生对个人的发展缺乏反思,学生时期过得浑浑噩噩,毫无目标和方向。③学生在学校和家里的行为方式及反应差异巨大,判若两人等。

上述这些表现的根本原因在于学生自我认识不清,没有形成正确的自我概念、价值观和目标,无法客观地看待自己与他人的关系进而表现出了自我认同危机。任由自我认同危机蔓延,会导致个体陷入自我认同混乱(identity confusion)的状态,这种情况非常不利于学生的健康成长,需要得到社会、学校、教师及学生自身的高度重视。

以成年人为例,其自我认同危机可以表现为:

①对自我身份感的模糊、迷茫或丧失;②自我的内在分裂;③自我迷失;④自我连续性的中断;⑤自我主体性的异化或丧失;⑥自我人格的碎片化;⑦自我确定性的消解;⑧文化归属的困惑;⑨生存意义的迷失;⑩逐渐消失自我价值和自我意义。

正如学者尹岩（2007）在其研究中所指出的,个体自我认同危机主要表现在两个方面,一是"自我整合"困境,二是人生意义危机。其中"自我整合"困境是指个体身上存在着一个"真实的自我"和诸多"虚假的自我",或者多个相互冲突的"自我",导致个体没有形成统一自我支配下的确定一致的行为模式,也没有形成统一的自我观念。人生意义危机指个体常常处于一种没有具体缘由也难以名状的焦虑状态,不知道自己生活的目标和价值,在生活中感受不到乐趣,常常有一种无聊感和厌倦感。导致个体陷入自我认同危机的主要原因也包括两个大的方面,即个人原因和环境原因。从个人原因来看,自我认同危机的出现主要来源于个体认知存在偏颇、情感出现问题和障碍、个人意志较为薄弱、较低的自我评价和个体自我意识的觉醒状态等。同时,从社会原因来看,自我认同危机可能来源于社会的转型、学校和家庭教育的偏差等外部环境因素。

综上所述,无论是在人生哪种阶段由于何种原因出现自我认同危机,甚至陷入自我认同混乱,都会对其人格、情感、自我等各方面造成消极的影响,使其失去生存的价值和意义,非常不利于个体的心理健康的发展。

第二节　人的本能

人的本能就是那些与生俱来的、无需教导和训练的行为和能力。这里的人,指的是自然人;本能,是人人都具有的。关于人的本能的研究最早可以追溯到弗洛伊德的精神分析理论及后来的马斯洛需要层次理论等。学者对人的本能的探究从未停止。因此,本节主要从弗洛伊德的本能及马斯洛需要层次理论两方面来介绍人的本能的内涵。

一、弗洛伊德的本能

（一）生本能和死本能

著名的精神分析学家西格蒙德·弗洛伊德是 20 世纪以来最有影响的心理学家之一。他在治疗精神病和神经病的实践过程中建立了以人的潜意识为主要研究内容的心理学派,即精神分析学派。弗洛伊德认为人格包含三个部分,它们分别是潜意识、前意识和意识。而对潜意识的研究才是发现心理现象本质的关键。他主张人的一切喜怒哀乐及其生死存亡都决定于潜意识的性欲冲动及其种种变相的活动（李汉松,2006）。

在此基础上,弗洛伊德提出了本我和本能的概念,他认为本我存在于潜意识并充满了本能力量,而本能则是推动个体行为的内在动力。弗洛伊德在 1920 年发表的《超越快乐原则》一书中将本能分为了生本能和死本能。其中,生本能也被称为性本能,指的是生物自我保存和种族自我保存的冲动,表现为一种对生存、发展和性欲的本能力量。生本能具有建设性,是积极的、正向的、有利的,代表着一种蓬勃向上的生命的活力。对性欲的渴望,是生本能的重要组成部分。关于死本能,弗洛伊德在《为什么有战争》中指出:"这种本能在每一种生物体中都起作用,并力求使得生物体走向毁灭,使得生命退回到无机物的原始状态,应该非常严肃地称之为死亡本能,而爱欲本能则代表着力图生存下去。"从中我们不难发现,死本能与生本能相对立,指的是个体有摧毁一切、回到前生命状态的冲动,表现为一种对生命恨和破坏的本能欲望,具有破坏性、攻击性和自毁性(弗洛伊德,1998)。死本能发生的方向具有内外之分。当冲动指向自身,则意味着个体会出现自残、自毁的行为;当冲动指向他人,个体则会表现出破坏秩序、损害他人利益、故意伤害他人等。事实上,最原始的死本能理应是朝向个体内部的,因为只有那样才能取得真正的平静。那些朝向外部的驱力可以说是死本能的衍生物,即有机体通过毁灭外部机体而保存自己生命(车文博,1998)。

(二)自我防御机制

1894 年,弗洛伊德在诸多临床实践中总结并提出了防御机制(defense mechanism)这一概念,用来躲避由本能需求引起的危险、焦虑和不愉快。之后,其女儿安娜·弗洛伊德对心理防御机制展开了系统研究,并经众多心理学家不断修正和完善后愈加成熟。具体来说:

弗洛伊德早期人格理论中将压抑等同于防御机制,防御机制是自我用来压抑由本我冲动导致的冲突和痛苦体验的手段。后来,弗洛伊德又提出压抑只是防御机制中的一种,并断断续续地将投射、退化、攻击及自我分裂等其他心理防御机制纳入其中。他认为一些防御机制比另一些更为高级,高级的防御机制相较于其他的防御机制更有利于心理健康。安娜·弗洛伊德基于其父亲的研究,总结和论述了包括升华、同化、否认和利他等在内的十种心理防御机制。她认为防御机制运作的核心不是压抑,而是自我的适应,防御机制是自我用来调节本我欲望与外部现实之间冲突的重要手段,当外部现实不能满足本我的欲求而引起焦虑时,自我会自动地启动防御机制以避开或消除不愉快的焦虑体验(Freud,1967)。经过众多学者的研究,防御机制的内容也越来越多。Vaillant 等人(1986)在其研究中对防御机制进行分类,他们把防御机制分成四种层次。其一,自恋型防御机制。自恋型防御机制包括精神病性否认、妄想性投射和歪曲等三种防御机制。其二,不成熟防御机制。不成熟防御机制包括幻想、投射、被动攻击、疑病和潜意识显现等五种防御机制。其三,神经症性防御机制。神经症性防御机制,包括理想化、压抑、转移、反作用结构和分离等五种防御机制。其四,成熟防御机制。成熟防御机制包括升华、压抑、期望、利他和幽默等五种防御机制。

总而言之,心理防御机制是个体自我保护的重要手段,人们可以通过心理防御机制来调节那些不愉快的情绪或者那些内外不平衡的感觉。但是,个体的心理防御机制既可能是适应性的,也可能是不适应性的。那些不适应的防御机制就会造成强迫性思维和神经性的症状,不利于人们对客观现实的处理。

二、马斯洛需要层次理论

亚伯拉罕·马斯洛出生于1908年,是美国著名的社会心理学家,他的需求层次理论对社会各界产生了广泛而深远的影响。在马斯洛眼中,人的需要是自然禀赋的,是生物进化到人类以后出现的特征。他将人类的需要分为5个层级,包括生理需要、安全需要、社交需要、尊重需要和自我实现需要(如图4-1所示)。他认为这些层级之间具有等级关系,即必须满足较低层级或者最为迫切的需要之后,才能追逐较高层级的需要。当然,这些需要的排序并非固定不变,有时也会出现例外情况。同时,他指出生理需要、安全需要和社交需要是低级需要,只需要外部条件支

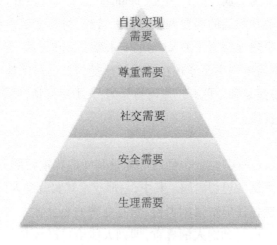

图4-1 马斯洛需要层次理论

持就可以实现。而尊重需要和自我实现需要则属于高级需要,需要通过内部因素激发才可能实现。此外,一个人同一时期可能存在多种需要,但是支配个体行为的只是其中的某一种最为迫切的需要,即最为迫切的需要对个体的行为起着决定性作用,其他几种需要只具有辅助性。下面对马斯洛提出的五种需要分别进行介绍:

(一)生理需要

生理需要(physiological need)是个体保证自身生存状态的最基本要求,包括对空气、食物、水分、睡眠、衣物和性爱等的需要。如果生理需要无法得到满足,则人类的生存就岌岌可危。因此,生理需要是推动个体行动的最大动力,是所有需要中力量最大的需要。马斯洛认为生理需要必须要达到能够满足个体的稳定生存的程度之后,才会被其他需要逐渐取代。那时的个体将会以新的需要作为自己的动力源泉,而生理需要将不再成为其激励因素。

(二)安全需要

安全需要(safety need)是人类要求保障自身生命不受侵袭、财产不受威胁和权益不受侵犯等方面的需要。比如,个体购买各类保险产品、选择安定的工作及主动参加健身活动等,均体现着人类对安全的需要。马斯洛认为,人作为一个有机整体,从其本身出发,就是一种追求安全的机制,包括人的感受器、效应器、神经系统等在内的各种能量均是用来寻求安全的工具。有时候,你甚至可以将科学和人生观都看成是满足自我安全需要的一种形式。

(三)社交需要

社交需要也被称为归属与爱的需要(belongingness and love need)。它主要包含个体对友爱的需要和归属的需要两个方面。首先,对友爱的需要体现在人作为群居动物需要与同事建立融洽的关系,与朋友永葆友谊和忠诚,与爱人彼此情根深种。其次,对归属的需要则主要体现在人希望感受到自己是团体中的一员并在其中获得某种地位、扮演某种角色等。显而易见的,人类对感情的需要远比生理的需要来的细腻和难以捉摸。

(四)尊重需要

尊重需要(esteem need)主要包括内部尊重和外部尊重两部分,表达着个体对自己可以受到社会承认的迫切渴望。其中,内部尊重其实就是人的自尊,指的是个体希望自己有实力胜任任何情景的考验,始终充满信心且独立自主。外部尊重则强调的是个体希望自己受到别人的尊重,即别人能给自己较高的评价。马斯洛认为,尊重需要如果得到满足,个体就会对自己充满信心,相信自己的力量和价值,在生活中也会怀抱满腔热血,成为一个极富创造力的人,体验到自己活着的用处和价值。

(五)自我实现需要

自我实现需要(self-actualization need)是所有需要中的最高层次,表现为人们为了实现个人理想或抱负而将自身能力或潜能发挥到极致,并最终完成与自己能力相称的一切事情的需要。当然,任何人都有可能表现出自我实现的需要,无论是公务员、画家、老师还是商人等,只要他们能够拼尽全力做那些使他们感到极大快乐的工作和事情,使自己越来越成为自己所期望的人物,均有可能达到自我实现。

第三节　自我认同与本能健康

学者对自我认同和心理健康的关系进行广泛而深入的探讨,而本能健康是心理健康中重要的一环。因此,本节首先对前人研究进行了综述,并在此基础上,对自我认同与本能健康之间的关系进行思考与分析,从本能健康的表现和自我认同是本能健康的根本原因两部分阐述观点。最后,还介绍了自我认同干预途径,为完善个体自我认同,提高个体本能和心理健康提供参考。

一、自我认同与心理健康

(一)自我认同与心理健康的关系

国内外学者对自我认同和心理健康之间的关系进行了大量的调查研究,研究发现自我认同状态与心理健康水平呈显著正相关关系,自我认同对心理健康水平有一定的预测作用(Goede et al. , 1999;叶景山, 2003;周红梅 等, 2006)。比如,郭金山和车文博 (2004)实证研究表明,成就型自我认同状态与心理健康水平呈显著正相关,弥散型自我认同状态与心理健康水平呈显著负相关。韩晓峰 (2004)采用同一性地位问卷(EOM-EIS-2)和症状自评量表(SCL-90)发现自我认同完成状态的个体心理健康水平最高,自我认同扩散状态的心理健康水平最低,自我认同延迟和自我认同早闭状态的心理健康水平介于二者之间。陈建文等(2004)采用大学生自我统合量表、自尊量表和症状自评量表(SCL-90)探讨大学生自尊、自我认同与心理健康这三者之间的关系,结果发现自我统合量表得分与症状自评量表各因子之间存在显著负相关关系,表明自我认同状态越好,心理健康问题越少,心理健康水平越高。Martin 等人对 15 ~ 24 岁的学生进行纵向调查研究发现,个体自我认同整合过程越好,其心理健康水平越高(Goede et al.,1999)。James Marcia 将同一性与心理健康联系起来,他认为处于成就型自我认同状态下的个体是最健康的,因为它表明了个体具有良好的适应环境的能力(王树青 等,2004)。由此可见,自我同一性对个体心理健康状况着实有着重要影响。

(二)自我认同与具体的心理健康因子的关系

具体来说,在考察自我认同与自尊的关系上,叶景山(2003)研究发现自我认同状态与自尊存在显著正相关关系,即经过探索阶段并对目标和价值形成稳定承诺的个体,同时也会呈现出较高程度的自尊。王树青等人(2008)研究表明,自我认同完成状态与自尊和自我效能感呈正相关关系,自我认同发展得越成熟,个体对自身价值的认识与评估越客观和具体。相对地,自我认同弥散状态与自尊和自我效能感存在负相关关系,自我认同早闭状态与自尊存在负相关关系,这也意味着自我认同不成熟的个体对自身价值评估认识模糊。王树青等人还采用同一性地位问卷(EOM-EIS-2)、自尊问卷(SES)、焦虑问卷(SAS)和抑郁问卷(BDI)对 1131 名大学生进行问卷调查,结果发现自我认同状态对大学生的情绪适应有较强的影响,自我认同完成状态可以负向预测焦虑状态和抑郁状态。相对地,自我认同延缓状态则可以正向预测焦虑状态及抑郁状态(王树青 等,2010)。张玉婷等人(2010)也对自我认同对个体情绪状态的影响进行了问卷调查,研究结果表明自我认同的三个维度均能够显著预测焦虑。处于不同自我认同状态下的个体,焦虑水平差异显著,其中处于自我认同弥散状态的大学生存在焦虑最高,处于自我认同早闭状态的大学生存在焦虑最低。陈坚和王东宇(2013)对 730 名在校大学生发放存在焦虑量表、自我同一性状态量表和症状自评量表,结果发现自我认同可以缓冲存在焦虑对抑郁的影响。此外,自我认同还能够有效地预测大学生的入学适应状况,其中处于自我认同获得状态的大学生能很快适应新环境,积极面对环境发生的变动,而处于自我认同弥散状态的个体对环境的变化敏感,需要较多的时间与精力调整心态适应新环境,也容易出现适应不良状况(李文道 等,2009)。

综上所述,自我认同对个体的自尊、自我效能感、焦虑状态、抑郁状态及环境适应等多方面都具有重要影响,是心理健康水平的重要预测因子。自我认同完成状态的个体具有高自尊和高自我效能感水平,其焦虑和抑郁的得分最低,且能够快速适应新的环境。自我认同未完成的个体则存在不同程度的低自尊、低自我效能感、高焦虑、高抑郁及适应能力差等问题,影响个体的身心健康。

二、自我认同与本能健康的关系

(一)本能健康的表现

个体的本能健康主要表现为健康的需要层次、需要内容及形成成熟的防御机制。首先,形成健康的需要。正如前文提及的马斯洛需要层次理论所言,人的需要是自然禀赋的,是生物进化到人类以后出现的特征。人类的需要主要由生理需要、安全需要、社交需要、尊重需要和自我实现需要五个等级构成。马斯洛指出只有人类才有自我实现的需要。一个健康成长的个体会形成健康的需要层次及需要内容。具体来说,健康的需要层次指的是在安全状态下,个体的需要层级的发展基本满足马斯洛所说的从低级需要向高级需要的发展。同时,在不安全状态或者特殊状况下,个体能够健康地选择需要层级。比如,当人落水时,健康的需要层级是相对于自尊和爱,空气的存在则更为重要,相对地,不健康的需要层级则是在落水后,体会到自尊和爱的重要程度高于空气的重要程度。健康的需要内容则强调,针对每个层级来说,其需要的内容都具有恰当性和适应性。比如,对于安全需要而言,健康的安全需要指的是个体需要稳定、安全、受到保护、有秩序、能免除恐惧和焦虑等。

其次,形成成熟的防御机制。早期弗洛伊德所说的防御机制主要是用来躲避由本能需求引起的危险、焦虑和不愉快。随着大量学者和研究对该问题的不断深入,成熟的防御机制被提了出来,学者不再认为防御机制的核心是压抑,而强调防御机制是自我用来调节本我欲望与外部现实之间冲突的重要手段。因此,个体的本能健康还表现为在面对冲突时能够采取成熟的防御机制来进行调节,比如升华、期望、利他和幽默等积极的心理防御机制。相反,对于那些面对本我欲望与外部现实之间的冲突却采取自恋型防御机制、不成熟防御机制及神经症性防御机制的个体,要警惕他们的身心健康问题,及时进行自我认同危机干预和心理辅导。

(二)自我认同是个体本能健康发展的根本原因

自我认同是本能健康的必要前提条件,也是个体本能健康发展的根本原因。具体来说:

首先,自我认同是个体认清自身需要的基础。从前文可知,自我认同是个体形成自我本体性安全的前因变量。只有获得自我认同完成状态的个体才能保障自我的本体性安全,包括对物质环境的需要、对社会环境的需要、对文化的需要及对精神世界的需要。毋庸置疑,对这些需要的保障就是在维护个体本能的健康发展。比如,作为社会群体中的一员,瞬息万变的社会环境、经济和文化都会导致个体产生内心冲突并陷入自我认同危机。如果个体能够主动进行自我调适,不断地认识到什么样的环境是适合自身发展的,达成新的自我认同,他的人生则是新的篇章。在这一过程中,个体会经历各种痛苦、焦虑,甚至是绝望,但最终他会通过自我反思,明白自己真正需要的是什么,并在此基础上发展出健康的人生观、价值观、世界观及思维模式等。

其次,自我认同是个体自我实现的基础。自我实现需要作为马斯洛需要层次理论中的最高级的需要,是人的自我价值的最终形态,也是人的本能健康发展的终极目标。获得自我认同完成状态的个体对自身角色有着明确的定位、对自身价值有着清醒的认识、对人生的奋斗目标有着无比的动力。他会在社会生产生活中通过各种实践方式和手段,拼尽天赋与才能,将自己的个人理想和抱负实现,达成理想的自我实现。因此,自我认同是个体自我实现的基础。

最后,自我认同是个体形成成熟防御措施的基础。自我在发展过程中难免会遭遇社会环境带来的各种冲突、不愉快,甚至适应不良等问题。而网络时代的到来,伴随着现实互动的不断减少、虚假信息的不断增多、个体与群体距离的越来越远,人们的精神世界越来越匮乏,自我认同危机也更加容易发生。那些自我认同功能良好的个体,能够很快调整自己认识世界和环境的眼光,跟随环境的变化对自我进行重构,这一过程无疑会涉及对一些成熟的防御机制的使用,以保证个体减少冲突带给自身的困扰,并快速且良好地适应环境。但是,自我认同功能不良的个体,则更可能会采取不恰当的防御机制来避免冲突,导致更为严重的社会适应不良等问题。因此,自我认同是个体形成成熟防御措施的基础。综上所述,自身需要、自我实现和防御机制三个方面决定了自我认同是个体本能健康发展的根本原因,是生物性自然人发展的内核。

三、自我认同干预

自我认同是个体本能健康发展的内核,与个体心理健康和社会适应关系密切,影响着个体毕生的发展方向。因此,对大学生自我认同危机进行干预是促进个体获得自我认同完成状态的有效途径之一。目前,对个体自我认同的干预途径主要包括团体辅导、沙盘游戏疗法、心理剧、绘画疗法及精神分析疗法等。下面对团体辅导和沙盘游戏疗法这两种较为常用的干预方式进行简要介绍。

(一)团体辅导

团体辅导是自我认同干预研究中最常使用的方法之一。其一,有学者采用叙事疗法对个体进行自我认同干预。比如,赵君等(2012)采用叙事取向的团体辅导对大学生进行自我认同的干预研究。他们对18名大学生进行了8次叙事取向的团体辅导,并对团体辅导效果进行追踪调查。研究结果表明,叙事取向的团体辅导方案能够有效促进个体自我认同的发展。同时,该方案的效果具有一定持续性。叙事取向的团体辅导之所以在改善个体自我认同感上具有积极作用,主要受益于叙事取向的团体辅导本身的特点,即降低了传统团体辅导中的一些缺点和误区,比如教师喧宾夺主、说教性过强、学生成为问题主体等。在团队活动中,叙事取向的团体辅导能够始终做到重视学生自身的内在力量,促进学生形成积极有力的自我观念,帮助学生领悟、成长。因此,叙事取向的团体辅导可以有效改善个体自我认同感。在高中全寄宿制的教学环境中,每个年级都会出现一些适应不良的学生,他们无论在学习上还是在人际交往上,都表现出退缩、被动的行为特点,且都存在较低的自我认同感。为了提升这些学生的自我认同水平,培养他们的行为主动性,本书试将叙事疗法运用在对这类学生的团体辅导中(见表4-2)。

表4-2　叙事疗法案例

环节	标题	内容	目的
环节一	我的自画像	①参与者画出自己的形象 ②参与者自由观看其他成员画像 ③组织者邀请参与者对自画像进行解释 ④组织者和小组成员提问,参与者回答问题	①参与者进行自我探索和自我分析 ②加深对他人的认识 ③强化自我认识,促进自我觉察
环节二	青蛙弗洛格的故事	①阅读儿童读物《青蛙弗洛格的故事》 ②参与者扮演故事中的某个角色,并与其他成员演出青蛙弗洛格的故事	①自我反思 ②自我接纳

续表

环节	标题	内容	目的
环节三	伴我成长——寻找生命中的重要他人	①在纸的中心写下自己的名字 ②思考对自己造成深远影响的人，并用长短不同的线条代表他对你的重要程度 ③与小组成员分享他们是如何影响你的	①形成对自我发展的整体意识 ②明白人的成长需要社会支持 ③感恩出现在生命中的每个人
环节四	Thank you box——和过去的阴霾说再见	①用一句话对过去某件重要的事情表示感谢或告别，并写在纸上 ②将纸放入"Thank you box"里	①告别过去 ②汲取力量重新出发

其二，有学者采用萨提亚模式的团体辅导对个体进行自我认同感干预。比如，索梦弦和彭贤在其研究中探讨萨提亚模式团体辅导对支教大学生自我概念的干预效果。结果发现萨提亚模式团体辅导对提升支教大学生自我概念水平有显著效果。萨提亚模式的团体辅导之所以可以帮助个体获得更好的自我认同状态，其主要原因是该模式可以帮助来访者辨识对抗信念系统，消解负向信念，以及进一步强化肯定信念系统，形成了一个相对较为完整的运作体系，能够让来访者享受更完整的作用，帮助来访者发挥更多的潜能，见表4-3。

表4-3　萨提亚模式的团体辅导案例

单元	单元主题	目标	内容	作业
一	大家来相会	1. 准备工作，建立团队 2. 制定团体规范 3. 促进团体成员互相认识，组建团队	1. 领导者介绍自己与团体 2. 游戏：大风吹，小风吹 3. 知你识我 4. 放松冥想	写出20个"我是……"

续表

单元	单元主题	目标	内容	作业
二	遇见未知的自己	1. 促使成员对自己有全面的认识 2. 运用冰山探索,促进成员对自我深层探索 3. 加强团体的动力	1. 自我探索开启 2. 信任之旅 3. 认识冰山 4. 冰山初探 5. 冥想:觉察自己。	在日常生活中进行冰山探索练习
三	发现深层的自己	1. 促进成员对自己的全面、深刻的认识,发展一致性 2. 再次进行冰山探索,挖掘事件深层的意义 3. 进一步加强团体的动力,增强团体凝聚力	1. 突破重围 2. 冰山再探:从你的愤怒中学习 3. 同舟共济 4. 走进冰山 5. 冥想:你的独特与本质	在做出反应之前,探索一下自己的内在冰山,然后做出有选择性的反应
四	看到关系网中的自己	1. 加强成员自我一致性 2. 促进成员觉察自己在人际互动中的模式 3. 加强团体的动力	1. "我发现你……" 2. 松鼠与松树 3. 物种沟通姿态 4. 人际关系中的我 5. 冥想:领悟和联结	在实际生活中,对他人不要乱贴标签,增进良好互动
五	活出一致的自己	1. 梳理和发现自己过去的反应模式,加强自我的连续性 2. 通过他人的反馈来认识自己,觉察自己 3. 促进成员在团队见证的力量下发展出更一致的自己	1. 鸡蛋变凤凰 2. 我们是一家人 3. 体验你我他 4. "我挑战你的……"活动 5. 一致型沟通的转化 6. 冥想:发现自己的道路	在实际生活中有意识地做出沟通姿态的调整,体验一致的状态

单元	单元主题	目标	内容	作业
六	重遇未知的自己	1.加强内部自我的统合感 2.让主角从现实中体验自我认同的过程,整合主角的内在资源 3.分享主角案例,团体其他成员通过角色扮演以提高对自己的整体认识	1.我的自画像 2.个性部分舞会的介绍 3.舞会全进程 4.畅所欲言 5.冥想:充分整合的表现	想一想:"假如我是主角,会是怎样?"
七	成为更加有力量的自己	1.加强自我的力量感,提高成员将来自我投入的意愿 2.拓宽成员对资源的认识和把握 3.团体工作阶段的尾声,做好渐进式的结束工作	1.我的百宝箱 2.自我环的介绍 3.我的专属自我环 4.优点大轰炸 5.冥想:为新的可能性留出空间	收集一周内增强自身力量感的事件,用发现的眼光寻找资源
八	活出全新的自己	1.整体历程的回顾,梳理自我的连续性 2.加大践行自我的力量,提高成员将来自我投入的意愿 3.鼓励全体成员将团体中所学的应用到日常生活中	1.回首来时路 2.时光隧道 3.写一封信给未来的自己 4.冥想:我是独一无二的 5.我就是我	

(二)沙盘游戏疗法

沙盘游戏疗法也常常被称为箱庭疗法或沙游。沙盘游戏疗法起源于英国医生洛温菲尔德(Lowenfeld)在儿童心理治疗过程中使用的"世界技术(the world technique)",在此之后,瑞士心理学家多拉·卡尔夫(Dora Kalff)结合东方传统哲学及荣格的分析心理学思想,使得沙盘游戏正式成为一种心理治疗方法(张日昇,2006)。后来,沙盘游戏疗法被广泛应用于欧美和日本的心理辅导过程中。最近十几年来,沙盘游戏疗法也逐渐传入中国(赖小林 等,2010),如图4-2所示。目前,沙盘游戏疗法主要分为个体沙盘、团体沙盘和家庭沙盘等,其主要原理就是通过参与游戏,将来访者的无意识用象征性的语言来表达,帮助个体产生自我治愈的能力,在进行游戏的同时体会到自由和安全,让个体在无意识的情况下进行情绪情感的表达,促使个体对自我进行探索和整合,达到身体与精神的整合,内在与外在的整合,从而提高个体的自我认同水平。

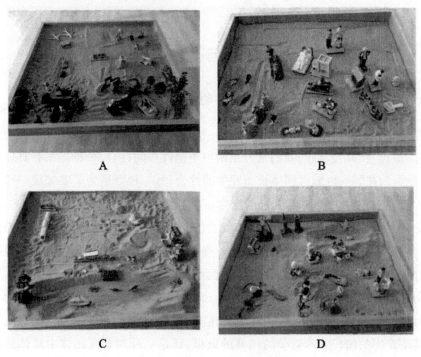

图4-2　来访者 X 的沙盘"希望"

第五章 以他人认同与社会认同为内核的社会性心理人发展

第一节 他人认同与社会认同的重要性

一、中国环境下社会意识的重要性

社会是描述集合生活的抽象概念,是一切复杂的社会关系全部体系的总称(吴文藻,1990)。在社会学中,我们常分出两种不同性质的社会,一种是没有具体目的的,只是因为在同一区域共同生长而发生的社会;另一种则是为了要完成一件任务(事情)而结合的社会。前者是礼俗社会,后者是法理社会。前者是"熟人"社会,后者是"陌生人"社会。在一个熟悉的社会中,个体可以得到随心所欲不逾矩的自由,这与法理角度谈论自由的意义不同。我们常说西方社会是陌生人社会,但事实上,我国现代社会也是由陌生人组成的社会,大家彼此并不知晓对方的信息,因此需要用合同法律等条例来制约每个个体。而在"熟人"社会中,个体间的行为是无需外力进行制约的,熟悉感进一步产生的信任,是彼此间进行沟通交流的保障。在该环境下产生的信任并非对契约精神的重视,而是一种对紧密团体中集体规则的认可。文化是依赖象征体系和个人的记忆而维护的社会共同经验。每个个体的"当下",不仅是对个体的过去的投影,而且也是对整个民族过去的投影。人不能离开社会生活,同样也离不开在社会生活中滋养出来的文化。以西方文化为背景的心理学,其发展多强调个体需求的重要性,个体需求固然重要,但很多时候个体的需求是依赖于外部环境的。感受发生在个体身上,但感受的来源和后果常常作用于个体之外的社会环境,没有哪个部分可以脱离外在的"大社会"而存在。人们的生存是离不开与外界社会互动的,在互动的过程中,人们可以交换情感、调整认知。此外,对于社会行为的研究不能单从个体心理素质来解释,要全面地理解社会行为,还需要了解人们是如何建构自己和他人的身份的。不同国家的社会模式是有差异性的,国家政策与人的交互是需要通过社会实现的,在具体的社会群体中,人们对国家政策及个体行为与国家政策之间关系的理解需要通过社会中具体群体进行再定义和再解释,最终产生不同的具体行为,使之成为日常操作的组成部分。

　　社会意识对中国人的影响起源于中国人对群体的依赖。群体意识对个人性格和思想观念的影响是不容忽视的。群体的形成离不开关系网络的搭建,中国社会中典型的社会网络格局即差序格局(费孝通,2011)。在差序格局中,每个人都是以自己为中心结成网络,网络的大小依赖于网络中心人的权威和地位,这种差序格局的伸缩性和灵活度很大,范围可大可小,有时甚至大到像个小国。以自己为中心,和别人所搭建的社会关系,并不像在团体中的分子一般,大家处在同一个平面上,而是像水的波纹一般,一圈圈推出去,越推越远,越推越薄。在中国的社会网络中,不同圈层的重要性是不同的。在形成群体的过程中,亲缘关系常常会被人们优先考虑。从古时皇亲国戚的联姻,到改革开放初期北京"浙江村"的形成,可以看出中国人是十分注重亲缘关系形成的群体。以亲缘关系为基础形成的群体,彼此之间的联结性更强,相似度较高,信任感也会更强。中国社会初期的转型期间,改革开放建立了社会主义市场经济体制,经济地位空前提高。我国学者项飚(2000)在北京"浙江村"对其经济社会运行模式进行了调查研究,其中创新技术的传播路径就体现了亲缘关系在中国人心中的重要性。每项创新技术的传播路径大致都遵循以下的规律:亲缘关系—朋友关系—地缘关系—组合关系。组合关系的增多也就促进了社会网络的形成。北京"浙江村"中的多数人际关系都是以亲缘关系为核心的,而地位的提高则与经济关系有关,往往易促成经济关系的个体会成为某一群体中的"大人物"。亲缘关系的另一大优势即为其模糊化的属性,它可以省去事先的关系界定和角色分配及制度安排等烦琐步骤,使得合作关系很容易启动。当然这样的属性也存在一定的不足,它的结构化程度较低,亲缘关系之间是不允许产生明显的管理结构的。当发生冲突时,解决冲突的途径难以建立,因为冲突解决中核心的一点就是"你""我"的独立划分,而在亲缘关系中,这一点很难达成。产生这一现象的原因可能是保护人们财产权利的法律制度的缺失,使得他们只与自己信得过的人进行交易,抵抗外来的人对财产的掠夺。亲缘关系的优先并不意味着人们会忽略其他群体的重要性,随着社会的不断发展,以多种组合关系为基础形成的群体,其生命力也在日益增强。组合关系是社会网络日渐发散中至关重要的一环,正如项先生所说,在创新技术的传播过程中,你的朋友可能是我的亲戚,你的自己人在我看来是能人(自己人多指亲缘关系,能人多指工作关系)。你做完了又让别人代销(工作关系),别人又有他的亲缘关系,不出两天,一项创新技术就在全村普及了。以上,是以社会学为背景的群体关系的形成和群体网络的构建过程,那么以心理学为背景,这一社会网络关系究竟满足了个体的哪些需求呢?

二、社会意识的心理学起源

群集性是社会的起源,人类是群集动物,群集性是人的本能之一。从婴幼儿时期,就显示出我们对他人的依赖,与大多数动物不同,一个人类的幼婴在很长时间内是无法自力更生的,人类幼婴早年要依靠父母得到食物和保护。同时,在大多数情况下,群集的人比单独生存的人有更好的生存和繁衍机会,所以在很大程度上人们是寻求与他人相处的,这种花时间与他人相处的倾向,正是社会心理学的开始与起源。人类的生理特性会引发其合群行为,但是在现代社会中,当生命发展到一定阶段时,人们的生存不再绝对地依靠他人,一个人可以在没有他人帮助的情况下,度过安全、舒适的孤独生活,但这样的人在我们的生活中仍然是少之又少。这不免会引发我们的好奇,为什么在没有必须要合群的理由时,我们人类还是会选择合群呢? 为了回答该问题,Schachter(1959)对人类合群倾向的起源进行了深入的探讨,他对绝对孤立状态下的个体进行研究,发现所有长时间孤独隔离的个体,会伴有突然的恐惧感和焦虑的症状,在一定限度内,隔离时间越长,恐惧感和焦虑感就会越严重。该个案的研究结果说明,恐惧和合群倾向是密切相关的,但恐惧是否是合群的前因变量,还需要进一步进行实验。于是,Schachter进一步操纵了被试的恐惧程度,观察他们的合群行为,结果表明高度恐惧的被试比低度恐惧的被试更倾向于选择合群行为,由此推断,恐惧感和焦虑感可能是人类合群倾向的前因变量。

美国人本主义心理学家Fromm则认为分离是人类文明和人类自我意识的必然产物。人类自我意识的发展增加了人类实现潜能的可能性,但是引发了人类与自然界原始合一状态的缺失。与自然的分离使人类感到焦虑、恐惧,造成了人类力图摆脱分离的强烈需求,实现合群的需要。他根据人类文明进步的历史线索,将克服分离的途径分为三种类型:狂喜结合,一致性结合,创造性的爱的结合。狂喜结合是克服分离最古老的方式,原始部落通过集体仪式(例如原始的祭典)实现该种结合,在极度的狂欢状态中,人类的分离感随之消失。狂喜结合形式的三大特点是:①强烈的、猛烈的,②震撼人格、心灵、肉体的,③瞬息即逝、周期性的。随着社会文明的发展进步,狂喜结合的形式逐渐被摒弃,如今部分个体会选择酗酒和嗜毒的行为来诱发狂喜状态。一致性结合是克服分离最普遍的方式,个人将自我融于群体当中,个体的习性、思想和价值观都是群体统一模式的复制品,分离感消失,却也抹杀了人们的个性发展。在追求一致的社会中,个性发展受到严重压制,人类的思想、行为趋于刻板化、机械化。因此,一致性结合的克服分离的方式也是较为表层的,不持久的。爱是四千多年来东西方文化中一切伟大的人道主义宗教与哲学所共同遵循的道德理想状态。Fromm 认为人具有爱的本能,爱是人类身上最有力的冲动,最深沉的激情。创造性的爱是兼顾个体个性和整体性的结合。它具有能动的力量,帮助人们打破人际隔离,使人与人和谐交融,从而克服孤独感和分离感。创造性的爱的结合本质是给予而非索取,它并不是舍弃和牺牲,人们在给予的过程中,感受到自身的力量和活力。人类与自然的分离,自我意识的形成已是不可改变的现实,人类需要做的是昂首阔步地迈向下一个阶段——人性与自然的和谐共处。创造性的爱的结合是克服分离感和孤独感的本质力量,是实现人性与自然和谐相处的最佳途径。Fromm 揭示了人类合群的根本原因,分析了合群方式的发展脉络,进一步指出了人类的人性与自然融合的可能性,但是他的理论具有浓厚的理想主义色彩,无法解决当代社会中的矛盾冲突。

由上文可见,社会意识的起源的本质是个体的焦虑感与恐惧感,为消除这些感受,人们不断挖掘自我,与外界环境进行互动,树立信仰。个体我、社会我与信仰我,是人不同层次的心理面貌,但在现实生活中,社会我占据的比例近似于正态分布的正负三个标准差区间内的部分,而个体我和信仰我占据的比例仅仅是正负三个标准差区间之外的部分。个体我、社会我和信仰我是三角形的三条边,整合在一起,就超越了三条边的含义,我们不能用每条边来解释整个三角形,就如同我们不能用任何一个"我"来解释我们的整体一样。

第二节　社会认同的心理和行为模式

一、社会认同的概述

认同是心理学层面的专业术语,自我认同和社会认同是两种典型的认同形式。

在人类社会中,只追求"自我认同"而拒斥"社会认同"的现象从比例上来看是非常小的。这是因为自我的产生情境常常是发生在与他人的对话关系中。事实上,任何认同都包括自我认同,都是以具体的社会中的人或者社会群体为参照标准而展开的。关于社会认同的研究,不同国家的着重点是有差异的。在北美的社会文化背景下,关于社会认同的研究是以个体为核心的,该文化背景认为社会认同是个体的自我认同受到他人和外界社会影响而产生的关于个体对于外部社会建构的认可。相比之下,欧洲心理学对于社会认同的研究更加重视研究个体与群体的关系及群体与群体之间的关系。社会认同不一定是人在社会实践的过程中主动建构的,一些人为了满足本体性安全需求,会被动建立社会认同。这两种方式建立的社会认同是否有本质的差别还需要研究者进一步的探究。

虽然认同是心理学的专有词汇,但是人类学和社会学的学者也常常就该领域展开研究。人类学家认为认同是发生在以亲缘关系、朋友关系、地域关系、经济关系、工作关系、志趣关系等为基础的群体之上的。在中国社会中,以血缘关系和地域关系为基础建立的群体占相当大的比例,随着工业社会的发展,以经济关系和工作关系为基础的群体的比例在大幅度增长,对于现代的信息社会而言,以志趣关系为主导的网络群体队伍也在日益壮大,认同也随着群体的演变迸发出许多新的形式。在社会学的范畴中,是从社会结构对社会认同展开论述的。社会福利制度、意义系统和社会组织方式是社会认同的三个支撑体系。社会认同是达成社会整合的关键,只有在实现一致性的社会认同之后,整个社会经济生活才能达成一种良性的秩序。社会福利制度可以满足个体的生存安全感,将这种安全感形象化为"权责并重",每个人的权利也是其义务和责任,在福利不断增加的同时,个人的义务和责任也在随之增加,这一基本原则可以激发个体的工作动力。Parsons的结构功能主义范式认为,意义系统具有潜在的模式维持功能。正如语言影响思维,意义系统对于社会认同也有着重要影响。社会组织方式可以分为自由主义和集体主义两种相互对立的类型,社会组织方式对个体社会认同的影响是以社会组织内的制度为中介的,社会组织将组织成立的前提和价值观念通过制度传达到每个个体;当然,也存在个体先认同某一社会组织的价值观念,继而遵从这一组织制度的情况。综上,社会认同的成功构建主要依赖于三个要素之间的协调与平衡。

Tajfel等人在20世纪70年代提出的社会认同理论中对社会认同的定义是:个体认识到她(他)属于特定的社会群体,即对她(他)的社会身份的认同,同时也认识到作为群体成员带给她(他)的情感和价值意义。个体的社会身份有些是与生俱来的,如民族、性别、种族等;有些则是后天形成的,如对文化的认同、对职业的认同、对社会经济地位的认同及某一社会群体的成员身份的认同等。不可否认的是,社会身份的确是人们在人际互动中最先注意到的信息之一(辛素飞 等,2012)。当人们被称为群体中的成员或社会类别中的一员时(如女性、学生、青年、海外华人等),人们以某种身份进入社会生活,获得归属感和价值感,而由这一社会身份带来的归属感和价值感是每个人自我概念构成中的重要组成部分。人们对于不同社会群体的认同程度是有差异的,人们往往对与生俱来的社会身份的认同度会更高,而后天形成的社会身份的认同度则相对较低。在心理学的范畴中,社会认同也可以看作一种动机,但这种动机是需要与外界环境交互的。个体的不同社会角色赋予了个体不同形式的社会认同。当个体对自己的社会身份认同程度较高时,他将从这一社会角色中获得情感意义和价值意义。随着社会认同的进一步发展,人们会将社会认同看作内部动机,在某种程度上,它与价值观十分相似,它会赋予个体心理势能,从而促进个体做出有利于集体目标的行为。

在谈论社会认同时,我们不得不提到的一个问题,就是社会认同的发生过程。亲缘关系在中国人中居于核心地位的原因是其间有充足的信任感。除亲缘关系外,朋友关系的信任感也是较强的,所以群体搭建往往是以亲缘关系和朋友关系为核心开展和完善的。在中国人的社会认同的发生过程中,关系网络的传播路径是关键一环。个体接收到具体的观点信息后,对信息进行加工与筛选,摘取与价值观相同的观点进行同化,从而达成共识,完成社会认同建构。

二、社会认同的功能

社会认同对于个体的意义主要体现在它对个体需要的满足。人们在面对自然环境和社会环境的不确定时,发展出多种应对方式,如宗教信仰、科学技术更新、社会身份的认同等。社会认同的意义在于它满足了人们不同层次的需要。第一,社会认同满足了个体的社会需要。人们期待与他人建立和谐、融洽的人际关系,渴望爱别人,也渴望接受别人的爱。第二,社会认同满足了个体的尊重需要。人们希望自己的能力和成就能够得到社会的认可,人们以具体的社会角色进入社会生活,在承担这些身份赋予的责任和社会期待的同时,也希望获得相应的生活现实感和自我价值感,从而满足他们的尊重需要。第三,社会认同满足了个体的安全需求。人们通过社会认同降低在社会中的无常感。人们清楚地了解自己是谁,自身处于怎样的位置,自身与所属社群成员的共同特征及其他社群的典型特征,进而降低无常感,满足其安全需求。了解"我们"在群体中的定位,可以帮助我们明确地界定自己归属的社会群体类别,了解所属群体的行为特征和规范,通过保持与群体之间的同一性,融入群体,对群体产生归属感,以此应对人们与生俱来的生存焦虑。

三、社会认同的心理模式

正如深海中的最后一个生物将有可能发现水是因为它偶然离开水的时候接触到其他介质才让它意识到水的存在一样,文化差异的出现也是因为人们偶然接触到其他文化使他自身的社会文化观念与其他文化发生了碰撞。要想深入了解自身的文化习俗、评价模式,挖掘其内在含义是需要客观性的。因此,我们不仅要分析自身的特点,也要兼容不同文化的特性,两者都是至关重要的。社会认同理论的核心是探讨个体如何与一个或者多个社会类别、社会群体建立心理联系的过程。社会认同理论认为个体通过社会分类,对自己的群体产生认同,并产生内群体偏好和外群体偏见。个体通过实现或维持积极的社会认同来提高自尊,积极的自尊来源于内群体与相关外群体的有利比较。Tajfel 提出的心理模式受到多数研究者的认同,他认为社会认同包括社会分类、社会比较和自尊的维护三个阶段。本书中对此心理模式进行了拓展和补充,以期能让读者对社会认同有更加深刻的理解。

(一)社会分类

社会分类是指将一类人根据一定的社会属性将自身划分为一个群体的社会认知心理过程,它是一种为节省个体资源消耗的认识策略,人们将环境中的信息进行分类,以便更加迅速、更好地适应环境。社会分类的过程会受到易得性、对比的适用度、规范的契合度三方面的影响。易得性是指在一般社会情境下提取类别的便利性,一些社会身份具有明确的类别边界和性质,例如性别、年龄、种族等。对比的适用度是指在进行社会分类时,群体间的对比适用度越高,被个体选择使用的机会就会越大。规范的契合度是指一种社会群体会具有一定的社会期望和行为规范。群体行为与社会规范和预期的匹配度越高,他们被划分为同一类别的可能性就越大。社会身份定位是指对群体进行社会分类时,个体将自身的信息与所属类别建立联系,从而形成自己在社会类别中的所属定位。这一将自我与社会类别建立归属联系的过程即为社会身份定位过程。在这一过程中,个体的群体属性突显,个性化和特殊性减弱,"群体我"和"群体自尊"逐渐建立。

(二)社会角色分配

在进行社会分类之后,个体还需找准自身的定位,进行社会角色分配。个体的社会互动是与他所认同的群体有密切关系的,个体角色并不是他自身想扮演的角色,而是以他所属群体的名义扮演的角色。Lewin认为个体不仅使自己成为群体的一部分,而且他可以通过为集体目标而放弃个人目标来使得自己更充分地成为群体的组成部分。为集体作出的牺牲可以提高个体对集体的忠诚度。那些为了集体而放弃个人利益的个体成员,会将做出的牺牲看成一种投资,他会将部分或全部的人格投入集体中,通过群体目标和权力的内化,以及将自己内化于这个群体,使群体成为个体人格的延伸。当群体被威胁时,也会触及其人格的核心。

(三)社会比较

社会比较是指将所处的群体与其他群体进行对比的过程。通过社会比较,群体成员形成了内群体和外群体的概念,也形成了关于内群体的群体自尊、归属感和心理独特性,为自己所属的群体感到自豪,在态度和行为上也偏向自己所属的内群体。与之相应的是,个体在社会比较的过程中同时形成了对外群体成员的排斥和负面的刻板印象。社会比较是社会认同的一个重要阶段,群体之间评价的差异正是由比较产生的。人们倾向于对得到负面评价的群体产生偏见,在行为上表现出歧视。受到负面评价的群体不一定会接受对他们的评价,他们可能会为争取正面评价而进行抗争。政治力量和社会力量是抗争的重要元素,政治力量是指群体在政治制度中有代表他们发声的人员,社会力量则是指在社会公议中有响亮的声音。长期受歧视且无法摆脱的群体,一般来说都是缺乏政治和社会力量的弱势群体(赵志裕 等,2005)。

(四)自尊的维护

人们通过积极地与其他群体进行区分来获得积极性的社会认同,而这种区分是为了满足个体的自尊需求,也就是说自尊的需求是激发个体社会认同和群体行为的驱动力。中国人具有强烈的自尊心,无论什么样的中国人,为了自尊可以反抗任何强者,当中国人感知到自尊受到侵害,而又无力恢复时,会表现出一种高傲的姿态,如果难以达到这一状态,为之激愤而死者不在少数。这里所说的自尊与西方文化下的自尊含义不同,这里的自尊指的是他人对自己的尊重,而西方文化下的自尊则是指自己对自己的尊重与接纳。这里的自尊在中国文化下有一个独特的叫法——面子。鲁迅先生也看出了面子是中国精神的纲领,他塑造的阿Q形象是中国人面子心理的生动体现,具有生动的脸面内涵;钱锺书在《围城》中对中国知识分子阶层因面子而丢脸的讽刺;金庸笔下的各路英雄、泼皮无赖,无不在描述着中国人的脸面文化。由此可见,面子(自尊)在中国人社会心理中的核心地位。在中国的社会生活中,社会认同是为了提高中国人的自尊心,即顾全中国人的脸面。Goffman 对面子进行了全新的诠释,他认为脸面观可以被视为一种准则性的东西,生活在世界上的每一个人都会有一套言行模式来指导他的行为,表达他对情境的看法,对他人的评估。从 Goffman 对面子的定义,我们可以发现面子只是众多行为规范中的一种,不同的文化下会有不同的行为准则,但这一行为准则并无好坏之分,它只是该文化群体中的成员进行社会交往时参考的标准。他还认为面子在中国人的社会行为中不仅仅代表着遵守行为规范,也可以代表着违背行为规范。Goffman对面子的诠释使得脸面观的研究剥除了对中国人的刻板印象和种族歧视,使得中国文化下的研究概念也成为西方社会心理学理论中的重要概念之一,进而推动西方社会心理学朝向纵深发展。

(五)去个性化效应的社会认同模型

Reicher 等人(1995)提出了"去个性化效应的社会认同模型",首先,他指出在去个性化状态下个体并非丧失自我,而是因为人们的自我从个人认同水平转移到社会认同水平,从而表现出更多的遵守群体规则的行为;其次,去个性化操作对群体成员策略性的表达认同行为有影响,特别是面对外群体反对意见时,去个性化操作将为群体内成员表达认同行为提供"力量"。这两方面构成了去个性化效应的认知维度和策略维度。认知维度表明,去个性化操作通过显著的社会认同来增强个体对规则的遵守。当个体处在群体中,或缺乏个体线索时,去个性化操作会促进自我从个人认同转化为社会认同,而在认同上增加认同的显著性,最终使个体表现出符合群体规则的行为。该理论模型区分了一般社会规则和具体情境规则,强调去个性化规则下的个体遵循情境规则,但有可能违背一般的社会规则。要表达符合群体规则的行为,仅有明显的社会认同是不够的,特别是当群体成员面对强大的外群体,并且群体规则被外群成员所反对时,群体规则行为的表达可能就会受到阻碍。因此群体成员需要某种"力量"促进群体规则行为的表达,去个性化操作在某种程度上能够为此提供这种"力量"。策略维度是指当个体有明显的社会认同时,去个性化操作会影响认同行为的表达。总地来说,去个性化效应的社会认同模型包括认知和策略两个维度,分别与自我分类和自我表达有关,它通过分析具体条件下个体与群体的关系来理解群体的心理和行为(兰玉娟 等,2009)。

四、社会认同的行为模式

中国人的行为特征是社会取向的,即中国人的心理与行为的典型特点是以他人为重,以社会利益为先。在有些情境下,对中国人而言,维持团体内的和谐与团结比强调公平分配更加重要。当被试的工作表现比同伴差时,他愿意依据个人表现来分配共同获得的资源;但当其工作表现比同伴好时,他却愿意将利益平均分配给每个人,这一研究充分体现了中国人行为模式中的社会性取向。

西方心理学认为,每个人都是独立个体,而在个体之外的每个个体也都是独立的。但在中国文化背景下,人们将人分为两类,一类为与自己有固定关系的人,一类为与自己没有固定关系的人。这些关系就像一张隐形的网,将中国人紧密地联结在一起,其强度远远超过西方人单纯的朋友关系。这一张隐形的关系网正是国家凝聚力形成的关键。因此,个人的一言一行将牵动着与之相关的关系网络上的各个环节,萨姆纳提出的内群体的概念在中国文化背景下可以被"自家人"这一概念所取代。群体内聚力的形成是社会认同的基础,个体与自家人的关系特征以 Goffman 的戏剧理论解释最具说服力。当个体单独表演时,个体会通过形象管理,塑造出一个社会赞许性高的形象;但是当有其他人与个体共同参与表演时,个体就不会只关心他自身的个人形象,而更加在意与其他成员共同塑造的一个整体形象。因此,在戏班这个内群体中,每个成员的行为都被迫依赖于其他成员,反之,其他成员的行为也被迫依赖于该群体。因此,在这之间产生了一种互惠依赖的契约关系,它将群体内的各个成员联系在一起,群体内部的相互依赖性就是群体内聚力的来源。

个体处于内群体之中的自我有两种,一种是个体的自我,一种是群体的自我。个体的自我与群体的自我互相依赖,这种依赖性的中断一般发生在个体使得群体失去面子(自尊)的情况下。群体失面子的标准并非以是非曲直来判断,而是以该行为是否符合该群体的地位和身份来进行判断。人们在定位自己属于某一群体之后,会不自觉地去依据该群体的规范法则来塑造自身的形象。当个体的形象被塑造起来之后,他关心的最根本的问题就是他人的回应方式,即他人的任意一种回应范式都会引发个体形象的进一步调整。当个体用塑造出来的形象与他人进行社会互动时,他无形中对他人施加了一种压力,并且要求对方对自身的形象给予适当的评价,如果对方迫于情境压力做出了个体需要的反应,那么双方的面子(自尊)和人情(关系)得以建立。另一方面,对方的回应方式也会对个体施予压力,使得个体去回报对方的评价。由此,双方就在互动中找到了适合自己的互动方式,往复多次,沟通与交流也就顺利建立。

物质或者信息的交换是群体成员之间沟通交流的目的,而社会认同的形成常常需要一个外部事物作为参照,群体只有在与其他群体进行互动交流时,才能感知到所属群体的独特之处,进而对所属群体产生归属感和依赖感。情感的产生加深了个体对所属群体的认同程度,之后在每次行动之前,会下意识参考群体内其他成员的行为作为自身的行为准则,群体内成员的行为及价值观逐渐趋于统一,一致的行为和价值观标准会使个体在行动时消耗最少的资源,并最快地实现行动,如此往复,群体之间的凝聚力也随之形成。

面子与人情是中国人在行动过程中常常使用的社会资源,根据美国社会学家Blumer提出的对具体行动路线的选择涉及复杂的符号过程,翟学伟学者结合中国本土特色也提出了面子和人情的互动过程:面子和人情来源于情境下他人的要求;它是由角色扮演所获得的自我形象,其真实的自我通过印象整饰出现,具有情境和认同的特征;人们在扮演中意识到的行为规范是历代贤哲提倡的"礼";这类表演最终使面子和人情成为中国人社会互动的符号,并成为人们行为的驱动力,成为中国人人际关系的基础。

情绪的感染与扩散交流也是社会认同行为动向的催化剂。归属于某群体的成员在行为过程中常常出现人与人情绪相互干扰的现象,导致情绪的夸张和不稳定。一个人的"愤怒",由于在集体中的传染扩散,可能演变为一群人"愤怒"。人们在群体中很容易受到暗示,也会吸引更多具有相同情绪的人参与到群体行为之中。在整个过程中,处于群体中的个体会失去独立的判断和思考能力,转化为群体的一分子。因此,处于群体中的成员很容易失去理智,容易在激情驱动下做出与他人一致的群体行为。

第三节　社会认同与自我认同、国家认同的关系

自我认同、社会认同和国家认同是适合中国的一套系统完备、科学合理和运行高效的国家认同体系,这三个环境相辅相成,缺一不可。全面构建国家认同体系是使国民将自身选择和民族命运同频共振的关键,是中国特色社会主义核心价值观发挥引领功能的根本依托,具有四两拨千斤的效用。

一、自我认同与社会认同的关系

人们在谈论社会认同时,常常会忽略其中关键的部分——自我认同,如果没有独立的自我认同,个体难以有一个稳定的参照点去建构自身的社会认同,人们必须将"我"和"我们"区分开,这样的"我们"才是有价值的、有意义的。群体虽然是由每一个独立的个体组成,但是它却又以一种整体的形态存在和影响着每一个社会成员。在以个体为主导的路径中,个体决定群体是否会影响自己,它将认同群体的主动权把握在每个个体的手中(杨宜音,2006)。群体的存在是有目标性的,这一目标以个体目标为基础,群体集中了个体与个体之间的共同目标,并通过群体的行动追求这一共同目标。不仅自我认同对社会认同有重要意义,社会认同也会对自我认同产生影响。自我量表(Twenty Statement Test,TST)是在自我研究中普遍使用的一个量表,从这个量表描述中可以发现,人们对自我的描述,常常是从社会角色开始的。例如,"我是一名教师""我是一个贫穷的人""我是一个学生"等。一个人会因为与他人不同而形成"自我"的概念,也会因为与他人相同而形成"我们"的概念。宏观来看,个体是隶属于某一时代、国家、民族、阶级阶层的;微观来看,个体是存在于群体中的某个社会角色,拥有一定的政治经济地位与社会名望。自我认同是个体在个人发展的历程中,将自己的生理、心理和社会特性与自身建立联结的过程。社会认同是指一个人对某些群体的归属感,即社会身份认同。人们需要在自我认同与社会认同之间寻找平衡,首先需要通过区分"我"与"我们"来满足独特性的需要,其次需要通过区分"我们"与"他们"满足归属感的需要。

在社会生活中,人们一方面希望保持自身的个性,一方面也希望通过依附群体获得归属感。可是在社会认同的过程中,又会出现去个性化的现象,即个体将群体的典型特征加诸在自己身上,使得自己与其他群体成员同质化,损害了个性保持的需要。满足归属感的需求和保持个性的需求会因处境的不同而发生改变。当人们感知到自身的性格和态度与所认同的群体内的其他成员有明显差别时,满足归属感的需求便会被激发。同样地,当人们感知到自身的性格和态度与自己不认同的群体成员没有明显差别时,保持独立性格的需要便会被激发(赵志裕 等,2005)。此外,当人们认为个人力量可以改变社会制度时,就会倾向于保持自身的权利和个性;反之,当人认为个体改变不了社会制度时,便会迎合社会和群体对个人的要求,增强归属感。

二、社会认同与国家认同的关系

对社会和国家的认识是理解社会认同与国家认同的重要前提。20 世纪 80 年代以来,中国学界和政府提倡国家和社会的分化,一致认为相对独立的"社会"是改善民生的结构性条件。学界宣扬的"市民社会",政府曾积极推动的"政企分开""党政分开"和建设"小政府大社会"的格局,这都是将国家和社会分化的具体体现。但是在中国将社会与国家分离,是不利于社会发展的。在我国,"国家"是最受认同的范畴,"社会"则意味着不正规和不可信任。自五四运动以来,爱国成为了每一个中国人发自内心的、高度公共化和超越式的感情。由此可见,人们对于国家的认同是远远大于对社会认同的,但是社会与国家之间的联系在中国人的心中扎根已久。在中国的现实国情中,老百姓渴望与国家建立联系,而不愿独立于国家之外,也不相信独立于国家之外可以获得更大的自由和权利。现代的民族国家概念与传统的地域或民族概念是不同的,现代国家是指拥有共同语言、文化、种族、领土、政府的社会群体。在全球化的过程中,国际关系在人们的社会生活中的重要性日益凸显,国家的发展和强大也越来越与每个个体的生存状况息息相关。国家在国际社会中代表着民众的社会身份,个体在全球化的过程中常常需要以某一国家居民的身份与其他国家的国民沟通交流,在这一过程中,国家认同是个体自我概念建构的重要组成部分。马塞尔认为国家认同不单单是一句口号,而是通过各种训练,在具体的社会环境中不断培养和提升的,它是社会稳定、国家凝聚力及经济发展的保障。在当今社会中,国家也经常被当作主语,"国家怎么样"成为我们每天都会使用的语言。国家被赋予了主动性,成为像人一样具有主观能动性的实体,国家是一个"大我",每个"小我"是国家的载体和具体化。对于任何一个国家,如果无法使民众树立起自己国家的牢固形象,并形成强烈的认同感,国家很难有稳固坚实的心理基础,这可能会为各方敌对势力和宗派势力创造条件,破坏国家的稳定团结,严重时甚至会导致国家的解体。

国家认同是指在他国存在的语境下,人们构建出的归属于某个国家的身份感。对于个人而言,国家认同是指个人在心理上认为自己属于某种政治共同体,意识到自己是该国成员的身份(吴玉军 等,2008)。文化是国家的血脉和灵魂,是维系整个民族、国家文化群体的精神支柱。文化兴则国运兴,文化强则民族强。文化认同是国家认同的根基,研究发现对中国人和中国文化越有正面评价的个体,越觉得自己有义务为中国的前途负责。反之,对中国人和中国文化有负面评价的个体,对中国命运的责任感也会越弱。再者,国家结构体系对国家认同也有着深刻的影响,国家结构体系是从人们的历史与文化背景、人们的现实生存和发展状态及价值观念等方面影响个体对国家认同的,因此国家结构体系与国家认同之间存在着相互塑造的关系。国家建设在增强国民国家认同的同时,也需要时刻从国家认同的情况检视国家建设中存在的问题(林尚立,2013),从而将国家结构体系的建设与国家认同有机地结合起来,为国家的良性发展添砖加瓦。人们认同某一政治共同体的主要原因是群体的核心价值和个体的核心价值相符。想要民众遵纪守法,注重环境卫生,尊重他人权益,仅仅提高人们对国家的认同是远远不够的。假如人们不普遍认为以上特征是与中国人身份息息相关的核心价值,即使国家认同提高了,人们也未必会内化这些行为规范。但是,假如能够通过公议,建立共识,使上述的态度与行为成为与中国人身份相匹配的核心价值,会更加有利于内化和提升民众对国家的认同(赵志裕 等,2005)。社会认同与国家认同是相互影响和相互依存的。人们可以通过对社会的认同进一步提升对国家的认同,也可以通过对国家的认同加深对国家治理新体系概念下社会的认同。鉴于中国社会的特殊环境,即中国人对国家高度的依赖性和信任感,人们可以从第二条路径入手,从国家认同出发,潜移默化地影响中国人的社会认同。

第四节　社会认同对个体的影响

当人们积极追求身份认同的同时,社会身份认同的心理过程也会带来一些特有的后效,其中既有积极的后效,也有消极的后效。

第一,当个体对某一社会身份产生认同之后,社会认同会使人们出现"后设对比"现象,即夸大类比成员的同质性和类别间的差异性(Turner et al.,1987)。通俗来说,当人们把自己划归为某个社会类别后,便会将自己看作该类别的成员,而不是独立的个体;同理,当人们把他人划分到某一社会类别后,便会把他看作该类别的成员,而易忽视他人与同类成员的不同之处。

第二,社会认同会直接影响人们的社会行为及群际关系。如,以医生职业为例,医生对自己的身份认同度越高,其恪守行业规范的程度就越高,会尽量控制自身的偏好,并避免感情影响其与病人之间的关系。由此可见,社会认同对加强专业化和遵守团体纪律有促进作用。但同时,社会认同也可能会损害人际之间的和谐关系,当医生的专业化程度较高时,也会出现医生忽视自己与病人之间作为个体的身份,在互动时,会出现不亲切,较难与病人建立和谐的人际关系的现象(Waston et al.,2004)。因此,社会认同的理论者认为,要建立良好的专业关系,对社会认同的重视程度要适度,应在社会身份与个人身份之间取得平衡,无论是过于重视或过于不重视,都不利于良性关系的发展。

第三,社会认同会强化个体的刻板印象。当人们被归类为某一社会群体时,其附随的刻板印象会被加诸在个体身上,这种现象被称为刻板印象化。当人们自身认为归属于某一社会群体时,也会将伴随这一身份的刻板印象加诸在自己身上,该过程被称为自我刻板印象化。假设社会群体中大量的成员都认同该群体,并将其附随的刻板印象加诸己身,行动中遵循与刻板印象相符的行为规范,那么本身只拥有薄弱社会事实基础的刻板印象,就会逐渐演变为社会的现实情况。

第四,社会认同一方面会使个体内化群体的规范,遵守纪律,并且会在群体的声誉和安全受损时为之挺身而出,捍卫群体的权益。在社会认同产生的心理过程中,个体会对群体进行感情投资,将群体内的成员看作"自己人",将群体与自身建立联系,看作一个整体。当群体处于威胁性情境时,个体便会挺身而出,捍卫群体的权益,本质上是捍卫自我权益。

第五,社会认同会使个体偏袒与自己处于同一群体的成员,歧视其他群体的成员。群体之间的冲突会增强社会认同,而且社会认同也会制造或加剧群体冲突,使群体与群体之间的紧张关系逐渐升级。冲突使各群体之间彼此敌视,认为自己所属群体优于其他群体。社会比较会加强个体对所属群体的认同,进而强化对自身所处群体的优越感和对其他群体的负面态度,这又进一步加强了个体对其所属群体的认同,如此往复,便形成了恶性循环,使得群体之间的冲突加剧,关系日益紧张。

然而,社会认同对个体的影响是发生在特定的假设之下的,即相信人们有固定不变的特征的假设。当人们认为个体和社群的特征是可变的,人们便不会用一些固定的特征来塑造某个群体的形象(刻板印象),也较少将这些特征黏着在社会身份之上,这对于改善群体与群体之间的冲突是有极大帮助的。

第五节　不同形式的社会认同

一、文化认同

文化是人的第二本能,这个"本能"决定了人的社会存在是一种文化存在。剥离这种存在的属性,人类将只剩下动物本能和抽象的、未经编码的人性。文化就是生活的内容,在人的社会化过程中,文化进入人的自我概念的过程是个体不断与世界进行交互,发生影响,并且建构自身生活意义的过程。文化是先于个体产生的,通常是以"集体无意识"的形式传递到个体精神结构当中,个体在社会化中,生活于相应的文化情境,进而表现出一种文化上的连续性。美国人类学家克利福德·格尔茨认为,我们的思想、价值、行动,甚至情感,都是文化的产物。文化模式就是历史地创立的有意义的系统,据此我们将形式、秩序、意义、方向赋予我们的生活(格尔茨,2008)。

文化认同是指人与人之间或个体同群体之间的共同文化的确认。使用相同的文化符号、遵循共同的文化理念、秉承共有的思维模式和行为规范,是文化认同的依据(崔新建,2004)。文化认同是后天产生的,因此它具有相对的可变性。随着现代社会的变革,全球化趋势的发展,文化认同在一定意义上是可以进行选择的,本质上,对于某种文化认同的选择是个体对其所认同的核心价值观的选择。在传统的"熟人"社会中,血缘认同与地缘认同的重要性要远高于文化认同,在高度封闭和稳定的社会中,文化认同并非一个必须讨论的重要问题。那么为何在当代社会中,文化认同的问题尤其凸显呢? 在当代社会中,随着经济发展范围的扩大,互联网传播渠道的发展,我们会发现不同文化之间的沟通交流频繁,全球化大生产的模式改变了传统社会的固有结构和运行机制,人们的生活方式和交往模式也产生了重大改变。不同文化之间碰撞明显,打乱了原有的认同模式和格局,从而引发了严重的文化认同危机。文化认同的表现形式繁多,不同民族常用对他们有意义的事物来回答"我们是谁"的问题,宗教、语言、历史、习俗、体制,甚至具体到某一象征物,都可以用来表示自己的文化认同。文化认同对于个体、社会和国家都有重要意义。对于个体而言,文化认同是个体确定自我身份和意义边界的标准和依据。以文化认同为核心所构成的个体心理思想与价值体系,引导着个体的日常行为。对于社会群体而言,文化认同是群体形成的核心要素之一,是区别"我们"与"他们"

的边界标准,对增强群体凝聚力具有重要意义。对于国家而言,文化认同是民族团结的根基,是国家稳定富强的民心基础(佐斌 等,2017)。

(一)文化认同的策略

文化认同的形成和发展是依赖于个体所处的社会生活环境的,个体通过与社会环境的不断磨合从而形成较为成熟的文化认同状态。文化认同也是一种文化适应的过程,在文化适应的过程中会产生四种策略:①同化,个体不愿保持自身的文化身份而是寻求与其他文化的密切互动(或是在某些情况下采用新社会的文化价值、规范和传统)。②分离,个体高度重视保留原有的文化并尽可能地避免接触新文化,避免与新社会成员交流互动的状态。③整合,适用于那些有兴趣维持自己原有文化的个人,同时又与其他群体进行日常互动,在保持某种程度的文化完整性的同时,作为一个民族文化群体的一员,他们寻求作为不可分割的一部分参与到更大的社会网络中。④边缘化,对文化维持的可能性很小或缺乏兴趣(通常是由于被迫的文化损失),以及对与他人建立关系兴趣不大(通常是因为排斥或歧视的原因)。这四种策略既不是一成不变的,也不是最终结果。文化适应的过程具有复杂性和多样性,人们通常会根据现实的情况来确定自身的应对策略(Sam et al.,2010)。全球化趋势的深化导致各国之间人员流动频繁,不同文化群体之间的交往与合作增多,这导致多文化现象越来越普遍,同时拥有多种文化特征的人越来越多,我国也不例外。当代中国,越来越多的中国人走出国门留学、工作,越来越多的少数民族成员进入主流社会接受高等教育,从事经济活动,并且长期定居在汉族聚居地。因此,多文化背景的中国人也日益增多,处理中国人在多种文化背景下的身份认同问题是维护社会安定的重要突破口。研究发现整合策略是个体协调多种文化身份使用最多的一种适应方式(Berry et al.,2006),它不仅能够促进当代中国人的多文化认同,还可以促进中国人的心理健康水平,提高中国人的认知加工能力、创造力及社会适应能力(杨晓莉 等,2015)。

(二)中华民族的文化认同

文化认同是人们在一个民族共同体中长期共同生活所形成的对本民族最有意义事物的肯定性体认,是凝聚该民族共同体的精神纽带,是该民族共同体生命延续的精神基础。中华优秀传统文化、革命文化和社会主义先进文化这三大文化共同构建了中国特色社会主义文化建设的内容体系,是支撑中华民族生存、发展的精神支柱,是各族人民共同拥有和不断增强的归属感和自信心的来源。在现代化的过程中,中国人必须向西方学习,但是这并不意味着在文化传承上与中国传统进行割裂。中国人的自信,不能仅仅依赖于经济的发展和国力的强大,继承和发展中国的传统文化,使之成为人类社会文明多样性的中流砥柱,既是我们自信的来源,也是每个中国人对未来社会义不容辞的责任(刘戈,2014)。中国民众应理性分析,权衡历史与现实,立足于文化传统,创造出既具有民族"自性",又具有全人类"共性"的新文化,这样才能构建出深刻的文化认同。

二、职业认同

随着社会的剧烈变迁,人们的工作场所也在不断变化,职业选择的灵活性日益增进。在面临这种复杂的情况时,职业认同能够为个体的职业选择提供方向和指引。职业认同是职业心理学研究领域的重要概念,它与个人的职业探索、职业决策、职业成功及个体在复杂环境的适应力等都有着密切的联系。职业认同(professional identity)是指个体对于所从事职业的肯定性评价,是一个人对所从事的职业由内而外地认为它有价值、有意义,并且能够从中找到乐趣。职业认同感是一种"过程",即它是个体从自身经历中发展、确认自己的职业角色的过程;也是指一种"状态",即它是个体当下对其所从事的职业的认同程度。职业认同是个体从事某一行业最持久的源动力,是从事某一行业的基本心理准备。培养良好的职业认同是促进个体未来职业发展的重要前提。

关于职业认同的概念,不同的学者从"状态"和"过程"两个倾向来定义。"状态"倾向的主要代表人物是 Holland,他认为职业认同是指个体对自身的职业兴趣、天赋和目标等方面认识的稳定和清晰程度,强调职业认同是一个相对稳定的状态,是个体认识自我和职业环境后产生的一种结果(Holland et al., 1993)。与此相对的"过程"倾向的代表人物 Meijers(1998)则认为职业认同是在心理发展过程中逐渐建构和成熟的概念,个体用这一概念将自身的兴趣、能力和价值观与可接受的职业目标联系在一起。同时,这一概念是可变的,它会随着不断的社会学习过程而发生改变。学者 Fugate(2004)认为职业认同是个体选择用"未来想从事的职业"或"现在正在从事的职业"来回答"我是谁"的问题,为各种不同的职业经历和愿望提供了一个连贯清晰的解释。这一定义很关注形成过程中出现某种状态的原因。结合两种倾向,我国学者高艳等人(2011)认为职业认同是个体在成长经验中逐渐确认自己在职业生涯中的自我概念,也是个体在职业世界中的定位。当个体具体进入某个职业领域时,职业认同有了具体的指向性,例如教师、警察、护士、社工、图书管理员等。此时的职业认同更多地指向个体对某个职业的喜爱程度和从事该职业的价值感。

（一）职业认同与自我认同的关系

职业认同与自我认同的关系也是职业心理学领域的学者十分关注的问题。纵观相关研究结果可以发现职业认同与自我认同之间的关系可以总结为以下三种观点：

（1）职业认同是自我认同的组成部分。自我认同是个体的自我反思过程，个体以他们的经验为基础建构出一个结构模型，并在这些经验之间建立了一定联系。而职业经验仅仅是个体生活经验的一个方面，因此职业认同是个体自我认同的组成部分。

（2）职业认同是自我认同的表现。这一观点体现在职业个性理论中。职业个性理论提出，基于自我认同的不同状态，个体在职业认同中存在着四种不同的情况：①认同实现，指个体在经历了一段决策时期，并且正在追寻着自我选择的职业和意识形态目标的状态。②封闭式，是指个体忠于职业和意识形态立场，但该立场并非来源于自我选择，而是外部因素使然的状态。③认同弥散，指个体没有固定的职业或意识形态方向的状态。④延迟，指个体目前正在职业和意识形态问题中挣扎，处于认同危机之中的状态。

（3）职业认同是个体自我认同的形成和运用过程。职业认同与自我认同之间存在着复杂的互动关系，同时会发生一系列的发展和变化。该观点体现在社会认知的理论模型中，社会认知理论提出了一个由"学术和职业兴趣的发展""个体如何做出教育和生涯选择""教育和生涯行为和稳定性"三个相互连锁的阶段组成的生涯发展模型。该模型将生涯目标和选择的形成看作自我效能、结果期望和兴趣之间相互作用的结果。生涯选择是一个逐渐展开的过程，它包括初始生涯选择、实现目标的行动和就目标适宜性提供反馈的绩效经验（张永，2010）。在这一过程中，个体的职业认同和自我认同时刻与环境进行交互，并且不断发生变化，两者相互影响，共同发展。

（二）职业认同的形成过程

职业认同是个体身份认同中重要的一部分。Marcia 等人（1996）指出身份认同发展包含两个过程——探索（积极寻找和权衡各种职业身份）和承诺（在职业身份领域做出坚定的选择，并参与实现该职业身份所需要做的相应活动）。Luyckx 等人（2006）对这一模式进一步拓展，提出关于探索和承诺各包含两个元素，探索包括广度上的探索和深度上的探索，而承诺则包括做出承诺和认同承诺。广度上的探索是指对各种职业身份选择的考量,而深度上的探索则涉及对当前承诺的深入评估。做出承诺是指对职业身份的选择,而认同承诺则是对某一职业身份的接受,最终成为自我概念的一部分。此外,基于职业认同这一更具体的领域,此过程还扩展为探索、承诺和重新考虑,每个过程都有两个不同的方面,因此总共包含六个过程。除深度上的探索、广度上的探索、做出承诺、认同承诺外,加入了两个不同的反思过程,即职业自我怀疑和职业承诺灵活性。职业自我怀疑是指个体质疑自己的职业承诺并伴有不确定性和担忧的情况,而职业承诺灵活性则是指对未来变化和未来可能性的积极和开放的参与形式的反思。

第六章　他律到自律的高峰体验：
国家精神认同的信仰人发展

第一节　国家精神认同的心理健康模型论

一、国家精神认同的内涵

"认同"，简单来说，就是接受、认可的意思，是人们在感情上或者心理上与某一对象趋同的过程，它将外在的标准和理念内化于心、外化于行。所谓"国家精神认同"，从广义的角度来看，它指的是个体对其所属国家的身份感和归属感，以及个体在认知、情感、行为方面和国家精神层面中的国家理想、国家信仰、国家精神、国家道德标准趋同的过程和状态。从狭义的角度来看，国家精神认同仅指个体在认知、情感、行为方面和国家精神层面中的"国家精神"这一维度趋同的过程和状态，譬如，当代中国的国家精神是以爱国主义为核心的民族精神和以改革创新为核心的时代精神，而民众对"中国精神"的认同即为狭义概念上的国家精神认同。

由此可见，广义概念上的国家精神认同实际上包含了狭义概念的国家精神认同，狭义概念的国家精神认同是广义概念的国家精神认同中一个方面的体现。本书中所叙述的"国家精神认同"主要指广义概念上的国家精神认同，它包括个体对其所属国家的身份感和归属感（国家认同），以及个体对国家精神层面中的国家理想、国家信仰、国家精神、国家道德标准的认同。

（一）国家认同

"国家认同"一词，起源于20世纪70年代的政治学领域，用于解决国际政治发展等问题。目前，关于国家认同的概念尚未有统一的界定，不同学科领域的学者就

"国家认同"的内涵提出不同的观点。在法学领域，有研究者认为，国家认同是一个国家的成员对所属国家的历史文化传统、国家主权、政治道路、政治主张、道德价值观念等的认可和赞同（杜兰晓，2014）；政治学领域的学者提出，国家认同实质上是一个人对自己所属国家的身份的确认，自觉地将自身的利益归属于国家，形成捍卫国家主权和国家利益的主体意识（张宝成，2010）；心理学学者的视角下国家认同更加强调个体的主观感受，例如，佐斌（2000）认为国家认同是一个成分复杂的心理结构系统，它是人们对自己的国家成员身份的知悉和接受，主要包括知识与观念亚系统、情感与评价亚系统。

综合不同学科和不同学者对国家认同的界定，总体而言，多数学者认为国家认同包含两个层面的内涵与属性：其一是个体对自己所属国家的身份的确认，可概括为"身份感"；其二是个体对自己所属国家产生的依恋情感，可概括为"归属感"。鉴于此，本书认为，"国家认同"是个体对自己的国家成员身份的知悉，以及对国家产生的归属感。一名中国儿童知道自己生活在"中国"，自己是一名"中国人"，也愿意或很高兴成为一名"中国人"，那么他就初步形成了"中国认同感"。

本书之所以将"国家认同"纳入广义概念的"国家精神认同"中，是因为个体形成的对国家的身份感和归属感，即国家认同，是他（她）对国家精神层面的国家理想、国家信仰、国家精神、国家道德标准产生认同的前提和基础。假如人们对自己所属国家的成员身份不认可，并对所属国家毫无依恋情感，那么不可能产生对国家精神层面的理想、信仰、精神和道德标准的认同。因此，个体对国家精神层面的认同，实际上隐含着个体对其所属国家的身份感和归属感。从这个意义上讲，国家认同是国家精神认同的核心成分。

（二）国家精神层面的认同

1. 国家理想认同

国家理想是国家根据广大民众的愿望所制定的国家发展和奋斗目标。国家理想在不同的历史阶段往往有不同的内容，但在价值取向上往往是相通的，在历史涵盖上也应该是相衔接的（刘学谦，2015）。国家理想认同则指的是，个体在认知、情感、行为方面与其所属国家的理想趋同的过程和状态。当前，中国的国家理想是实现中华民族伟大复兴的中国梦，而个体形成国家理想认同的关键在于，认清中国梦同自身的利益关系，并自觉地把中国梦当成自己的理想去奋斗。

2. 国家信仰认同

国家信仰是国家稳定、社会发展的精神动力。一个国家若缺乏信仰,则难以统一民众的思想和行动,更难以完成自己的历史使命。国家信仰认同则是指,个体在认知、情感、行为方面与其所属国家的信仰趋同的过程和状态。在我国,国家的指导思想就是国家的信仰。马克思列宁主义、毛泽东思想和中国特色社会主义理论体系,是当代中国的国家信仰。

3. 国家精神认同

国家精神是本国人民在同困难、敌人和灾难做斗争的过程中凝练形成的行为理念和精神气质,也被称为"国魂"。它不仅体现了一个国家成长、发展及奋斗的历史轨迹,也展示了一个国家中民众的性格、品质和精神风貌。国家精神认同则指的是个体在认知、情感、行为方面与其所属的国家精神趋同的过程和状态。因此,这里所描述的对国家精神的认同,实际上指的是,狭义概念上的国家精神认同。当代中国的国家精神是"以爱国主义为核心的民族精神和以改革创新为核心的时代精神"。"实现中国梦,必须弘扬中国精神",由此可见国家精神的重要意义。因此,个体应该将国家精神内化于心,并在认同的过程中指导实践,在实践的过程中进一步认同。只有广大民众将中国精神内化于心,才能早日实现中华民族伟大复兴。

4. 国家道德标准认同

国家道德标准是本国民众判断事务时依据的是非标准,以及遵循的行为准则。它是全国人民凝心聚力、共同奋斗的思想基础和精神支撑。国家道德认同指的是,个体在认知、情感、行为方面与其所属国家的道德标准趋同的过程和状态。当代中国的国家道德是"中国特色社会主义核心价值观"。"国无德不兴,人无德不立。"中国特色社会主义核心价值观只有得到民众的认同,才能转化为精神凝聚力,变成整个社会的行动。

总体而言,对国家及国家精神层面的国家理想、国家信仰、国家精神、国家道德的认同,形成了个体的"精神信仰"。因此,我们称具有国家精神认同的个体,为"信仰人"。从内容上来看,国家及国家精神层面的国家理想、国家信仰、国家精神、国家道德标准,成为个体信仰的对象和内容;从过程的角度来看,个体形成对所属国家的"身份感""归属感",以及将国家理想、国家信仰、国家精神、国家道德中的标准和理念内化于心、外化于行的过程,即个体形成信仰的过程。

二、国家精神认同的心理健康层级论

（一）他律到自律的认同

自我认同、他人认同、社会认同和国家精神认同，都是人们在感情上或者心理上与某一对象趋同的过程。但四者所认同的对象各有不同：自我认同主要以个体自身为认同对象，强调理智地看待并接受自己；他人认同和社会认同主要以他人、社会群体为认同对象，强调对他人及其所属社会的接纳和认可；而国家精神认同主要以国家及精神层面的国家理想、国家信仰、国家精神、国家道德标准为认同对象，强调精神信仰的趋同和追求。

从认同的主动程度上来看，自我认同、他人认同和社会认同均是个体为了避免因不认同"自己""他人"或"社会"而产生的消极情绪体验，以及导致的心理失衡状态，带有一定的被动性，因此属于"被动性"的认同，也可称之为"他律性"的认同。譬如，一个身患残疾的人，若不接受自身残疾的事实、不认同自己，则会引发消极的情绪体验并导致心理状态的失衡。因此，为了消除这些消极的情绪体验，达到心理状态的平衡，个体必须进行自我认同。此外，假如一个人对他人和社会中的种种现象都"看不顺眼"，同样会引发消极的情绪体验并导致心理状态的失衡，个体只有达成他人认同和社会认同，才能实现心理状态的平衡。由此可见，自我认同、他人认同和社会认同通常是被动的、他律的。而国家精神认同是认同的最高境界，是个体为完成自我实现而进行的认同，也是个体精神层面的信仰追求。这种信仰追求通常是自由的、主动的，因此，我们称国家精神认同为自律性的认同。

从个体发展和需要的角度来看，人的需要遵循着生存性、发展性及超越性的层级向前发展。同样地，自我认同、他人认同、社会认同和国家精神认同也遵循着这样的层级趋势而得以发展：个体迫于生存的需要，首先需要接受和认同自己，因此，自我认同属于"本能性""生存性"层级的认同；而人又是社会性的动物，要想取得社会性的发展必然离不开他人和所属的社会群体，个体迫于实现自我的发展，需要接受和认同他人及其所属的社会群体，因此，他人认同和社会认同属于"社会性""发展性"的认同；此外，个体在生存和发展的基本需求得到满足后，会追求自我的实现，个体为完全实现自己的潜能会主动寻求内在精神信仰的支撑，从而形成对国家及精神层面的国家理想、国家信仰、国家精神、国家道德标准的认同，因此，国家精神认同属于"超越性"的认同。事实上，从个体需求的角度也能看出，"他律性认同"到"自律性认同"的过渡和发展。个体的生存和发展通常受到诸多外在条件的限制,作为"生存性"(自我认同)和"发展性"(他人认同、社会认同)的认同都具有一定的他律性;而国家精神认同是个体为自我实现而进行的精神层面的信仰追求,通常是自主选择的结果,具有自律性。

(二)国家精神认同与高峰体验的关系

1. 高峰体验的含义与特征

高峰体验是人本主义心理学家马斯洛 1962 年在《存在心理学探索》一书中提出的一个重要概念,指人们在追求自我实现的过程中,基本需要获得满足后,达到自我实现时所感受到的短暂的、豁达的、极乐的体验,是一种趋于顶峰、超越时空、超越自我的满足与完美体验。正如马斯洛所描述的:"这种体验可能是瞬间产生的、压倒一切的敬畏情绪,也可能是转瞬即逝的、极度强烈的幸福感,甚至是欣喜若狂、如醉如痴、欢乐至极的感觉。"在高峰体验时,人的自我意识悄然消失,感到自己与外部世界完全融为一体,是人自我肯定的时刻,是超越自我、忘我和无我的状态。不过,高峰体验并不神秘,马斯洛认为每个人都有高峰体验的出现,但并不是每个人都能意识到它的出现。例如一位母亲在厨房里为丈夫和孩子准备早餐而忙碌着,这时一束明媚的阳光照进屋里,阳光下丈夫正在与孩子们逗乐,孩子们的衣着整洁漂亮,当她看着眼前的这一切,突然被此刻的美深深感动,体验到兴奋与幸福。

高峰体验具有以下五个特征:①产生的突然性:高峰体验的出现往往是无法预料的,经常给人一种"喜出望外"的感觉;②程度的强烈性:个体在出现高峰体验时会有一种欣喜若狂、如痴如醉的感觉,感受非常强烈;③感受的完美性:高峰体验即处于最佳状态的时刻,在这个时刻,人们会感觉更富有智慧和魅力,犹如步入天堂,达到完美的状态;④保持的短暂性:高峰体验出现后,保持的时间非常短暂,稍纵即逝;⑤存在的普遍性:高峰体验并不是自我实现者所独有的特征,几乎每一个人都会产生高峰体验。

2. 高峰体验与心理健康的关系

个体的心理健康水平与高峰体验有着密不可分的关系,一般而言,高峰体验的频繁出现,能够进一步促进个体的心理健康水平的发展。马斯洛对高峰体验和心理健康间的关系做过详细探究,他认为心理健康的标准不应该依据社会成员的平均水平去界定,因为社会中大多数人由于受到后天环境的影响都无法得到内在本性的充分发展。而自我实现的人是内在本性发展最为充分的个体,因此,心理健康的标准应该根据自我实现者的心理品质来确定，即以自我实现者所共同具有的心理特点作为心理健康的标准。根据这个"尖端样本统计学"的思路，从研究人类"最健康的样本"入手，对世界近代史上 38 位成功的名人进行了调查分析，并发现这些人共有的鲜明特征，其中一项特征就是更多、更频繁地获得高峰体验。也就是说，心理健康的人具有一个重要特征是更多地获得高峰体验。此外，马斯洛认为，更频繁、更多地获得高峰体验的人，会更少地出现神经过敏和忧郁焦虑，更能体验到存在的价值，并且更加自主和内控。

3. 国家精神认同与高峰体验

国家精神认同是个体对国家及国家精神层面的理想、信仰、精神和道德标准的趋同，在趋同的过程中，个体不断将其内化，最终形成自己精神世界的信仰。心理学家荣格曾说："尽管大多数人并不知道为什么身体需要盐，但每一个人都出于一种本能的要求而摄取着盐分。大部分的人从记忆难及的洪荒时代起就感受到了一种信仰的需要，需要信仰是一种生命的延续性。"由此可见，精神信仰对个体生存和发展的重要性。精神信仰与人的根本生命价值相联系，是指导人与自身关系、人与社会及人与自然的根本价值原则，它能够调节情绪、塑造人格，约束人们的行为。不过，国家精神认同作为一种主动性的认同，其所形成的精神层面的信仰境界并不是每个个体都能达到的，也不是轻易就能获得的状态，因此，我们称之为认同的高峰体验。

从需要层次理论来看，人类的需要包括生理需要、安全需要、社交需要、尊重需要和自我实现需要，其中，自我实现需要层次最高，常表现为精神需要。国家精神认同是个体对精神层面的信仰的追求，因此，它属于人的精神需要，更是自我实现的需要。当个体达到国家精神认同的状态和境界时，有助于充分发挥自己的潜能，实现个人理想和抱负，达成自我实现。而自我实现的完成能够让人们更多、更频繁地获得高峰体验，促进心理健康水平的发展。从个体发展遵循的身—心—灵模式来看，将灵性从"形而上"的层面落实到心理操作层面，就涉及"精神性"。精神性作为超个人心理学研究的一部分，通常指个人对人生终极意义的答案、超越体验的追寻，是一个信仰和态度体系。马斯洛认为达到精神性层次者能经常察觉到自己的存在意义，甚至达到天人合一的境界，这可以被看成是一种高峰体验（卢川 等，2014）。也就是说，个体对精神性的追求能够引发更多的高峰体验。而国家精神认同作为个体对精神层面的追求，也属于个体精神性的内容，因此，从这个角度来看，国家精神认同也能引发个体更多的高峰体验。

第二节　国家精神认同与人格

一、国家精神认同与人格关系的概述

(一)人格的一般概念

人格(personality)是人们日常生活中频繁使用的词语,最初源于古希腊语"per-sona",指舞台上演员所佩戴的面具,面具既能随人物角色的不同而变换,又能体现角色特点和人物性格。尽管目前由于心理学家各自的研究取向不同,未对人格的定义达成一致的看法,但综合来看,可将人格的概念界定为:人格是构成一个人的思想、情感及行为的独特模式,这个独特模式包含了一个人区别于他人的稳定而统一的典型心理品质(彭聃龄,2012)。此外,人格具有四方面的本质特征:①独特性。"人心不同,各如其面"是对人格独特性的生动描述,人与人之间没有完全一样的人格特点,人们由于受到遗传、教育及生存环境等因素的影响,形成了各自独特的心理特点。②稳定性。"江山易改,秉性难移"是对人格稳定性的生动描述,其中的"秉性"指的就是人格。在行为中偶然表现出的心理特性,不能称为人格。例如,一个性格内向的孩子,在各种场合都会表现出沉默寡言的特点,且这种特点不会有很大的变化,这就是人格的稳定性。③统合性。人格是由多种成分构成的一个有机整体,包括气质、性格和自我调控等,人格结构的各个方面彼此和谐一致,具有内在一致性,这是心理健康的重要指标。④功能性。人格作为一种心理特性,使每个个体在心理活动过程中表现出不同的风格,并在一定程度上影响一个人的生活方式和命运,例如,当面对挫折时,坚强的人会重振旗鼓,奋发拼搏,而懦弱的人则会一蹶不振。

(二)国家精神认同与人格的关系

国家精神认同是人们在感情或心理上与国家及其精神层面的理想、信仰、精神和道德标准相趋同的过程,在这个过程中,人们不断地将国家精神层面的理想、信仰、精神和道德标准进行内化,最终形成自己精神层面的信仰,并从中汲取自身成长的力量,这对个体人格的塑造起到了十分重要的作用。

从国家理想的角度来看,实现中华民族伟大复兴的中国梦是当前我国的国家理想。人们将个人理想融入中国梦,并不断内化,形成自己的信仰,这对人们健全人格的塑造产生了重要影响。国家理想认同对个体人格的塑造主要表现为以下两个方面的作用:其一,中国梦帮助人们确立崇高的理想信念。中国梦是中华民族的理想信念,是引领中华民族前进的核心力量,人们自觉以实现中国梦作为自己的奋斗目标,有助于树立崇高的理想信念,从而用更高的要求提升自己的人格修养。其二,中国梦促进个体获得和谐的人际关系。和谐的人际关系是健全人格的重要组成部分,是人们适应社会发展的前提。志同则道合,人们在中国梦的引领下,有了共同的奋斗目标和前进方向,这为和谐的人际关系的建立提供了实现条件和现实基础。

从国家信仰的角度来看,马克思主义和马克思主义中国化的理论成果,是当代中国的国家信仰。马克思主义是无产阶级思想的科学体系,是唯物论和辩证法的统一、唯物论自然观和历史观的统一,可以武装人们的思想和意识,为人格的塑造提供基础和指导。马克思主义对人格的塑造功能主要表现为以下两方面的作用:首先,马克思主义是关于自然、社会和思维发展的一般规律的学说,是科学的世界观和方法论,可以指导人们树立正确的人生观和价值观,并坚定理想信念;其次,马克思主义可以为人们辩证思维的建立提供指导,帮助人们以辩证的思维去看待问题和解决问题,从而提升个体的素质。

从国家精神的角度来看,当代中国的国家精神是以爱国主义为核心的民族精神和以改革创新为核心的时代精神,即中国精神。中国精神对人格的塑造主要表现在民族精神和时代精神两方面的作用:其一,民族精神可以增强个体的社会责任感和集体荣誉感。在五千多年的发展中,中华民族形成了以爱国主义为核心的团结统一、爱好和平、勤劳勇敢、自强不息的伟大民族精神,它是中华民族赖以生存和发展的精神支撑。一方面,民族精神可以铸就人们的爱国情怀,使人们时刻认识到自己是中华民族的一员,并努力为国家和社会贡献自己的力量,这增强了人们的社会责任感;另一方面,民族精神让人们时刻感受到自己生活在中华民族的集体中,并为此感到光荣和自豪,这增强了人们的集体荣誉感。其二,时代精神能够激发个体的魄力和创造力。创新是衡量积极人格的重要特征,以改革创新为核心的时代精神作为一个时代的人们在实践活动中体现出来的精神风貌和优良品格,可以激励人奋发图强,开拓进取,塑造出具有创造性的人格。

从国家道德的角度来看,"中国特色社会主义核心价值观"是当代中国的国家道德标准。中国特色社会主义核心价值观的确立为新时代人格品质的塑造奠定了坚实的理论基础,个体对中国特色社会主义核心价值观的认同为培养其健全、优良的人格品质提供了参考标准及价值引领。国家层面,弘扬"富强、民主、文明、和谐"的理念,为人格品质的政治意识、大局意识、核心意识、看齐意识提供了基本内核与价值标准;社会层面,倡导"自由、平等、公正、法治"的理念,为人格的形成和塑造创造了良好的人文环境,也是优良的人格品质在社会领域的精神体现;个人层面,提倡"爱国、敬业、诚信、友善"的观念,这对社会个体人格品质的底线提出了要求。以上这三个层面交汇融合,对个体健全的人格品质的形成和塑造产生了影响和引领的作用。

二、国家精神认同与不同人格特质的关系

(一)国家精神认同与心理韧性

"心理韧性(resilience)"又称为"心理弹性""心理复原力""抗逆力"等(席居哲 等,2012)。最初有关心理韧性的研究主要聚焦于处境不利的儿童,直至20世纪90年代后被拓展到遭受重大挫折或创伤的个体,并由此受到研究者的广泛关注。不过,由于研究对象和研究领域的差异,学术界对心理韧性的界定尚未达成一致意见,概括起来主要可分为结果论、过程论和特质论三方面的定义。其中,结果论把心理韧性界定为个体在经历一系列挫折、压力事件后仍能得到积极的结果(Masten, 2007),过程论认为它是帮助个体从困难经历中恢复过来且成功应对的动态过程(Kathleen et al. , 2004),而特质论则将其定义为当个体在面临压力事件时,能够复原和保持适应性行为的一种能力(Connor et al. , 2003)。尽管这三种定义从不同角度对心理韧性的概念进行了界定,但通过梳理总结发现其主要包含两个核心要素:一是个体都遭遇挫折并处于逆境,二是个体都成功应对并保持了积极完好的状态。在本书中,我们将沿用特质取向所界定的心理韧性概念,认为它是促使个体在面对逆境与创伤时成长的相对稳定的人格特质,它能对个体身心健康的发展与社会的适应发挥重要的作用。具体来说,相对于低心理韧性水平的个体,心理韧性水平高的人在面对逆境的时候更有可能坚持下去,此外,在遭遇困境时,高水平的心理韧性可以对人的身心健康起到重要的保护和缓冲作用(Yi et al. , 2011)。

国家精神认同作为个体对国家及其精神层面的趋同,通过不断地内化,在一定程度上塑造着高心理韧性的人格特质,其所包含的国家身份认同、国家信仰认同及国家道德标准认同等成分在不同方面对心理韧性产生影响。首先,从国家身份认同的角度来看,对国家和民族充满热爱的个体,具有强烈的身份感和归属感,当他们面临压力、挫折和逆境时,对祖国的爱和民族自尊心往往成为激发他们奋勇向前的强大精神动力和正能量,进而促进其心理韧性的健康发展。其次,从国家信仰认

同的角度来看，马克思主义信仰为人们提供了科学的世界观和方法论，帮助人们树立正确的人生观和价值观，并坚定其理想信念，这能够在人们遇到挫折和逆境时，予以正确的世界观和方法论的指导，进而促进其心理韧性的健康发展。再次，从国家道德标准认同的角度来看，中国精神中包含的自强不息、爱国的品质时刻鼓舞着人们敢于挑战困难，战胜挫折，这是促进心理韧性健康发展的关键动力。例如，林俊德院士在查出癌症的最后 27 天时间里，不肯手术，更不肯休息，直到生命的最后几小时，还在坚持处理电脑里几万个关系国家利益的保密文件，这体现了国家精神认同对心理韧性产生的强大动力。最后，总体而言，个体对国家及其精神层面的认同，通过不断地内化，最终成为个体精神层面的信仰，这种信仰对个体心理韧性品质的塑造起到了关键作用。例如，国内一项基于 1553 名大学生的横断面调查发现，大学生精神信仰对心理韧性具有一定的预测作用，其中包括宗教信仰和神灵崇拜的超自然信仰对大学生心理韧性的不同方面起到负向预测作用，而包括民族主义、国家主义、政治信仰在内的社会信仰能够正向预测大学生的心理韧性水平（韩黎 等，2014）。也就是说，个体对国家和社会的信仰程度越高，其心理韧性水平也越高。由此可见，个体对国家及其精神层面的信仰能够塑造个体的心理韧性水平。

（二）国家精神认同与自尊

自尊（self-esteem）的概念自被提出以来，因其对人类社会生活和个体精神生活的独特作用而备受人格和社会心理学研究者的关注。自尊作为自我的核心成分，反映个体在社会化过程中形成的对自身价值的整体情感评价（Leary et al.，2000），它包括能力感与价值感两种成分。其中，能力感是指人们通过发挥自身潜能克服生活中的挑战和压力时，产生的对自我能力的知觉，它有助于人们顺利地完成某件事或达成相应目标。不过，能力感必须以符合一定社会标准下的价值规范为基础，这样才能得到社会的认可，从而形成价值感（Branden，1969）。按照自尊的高低维度划分，自尊可分为高自尊和低自尊。高自尊指对现实的自我价值持肯定的正面评价，并对自我产生了积极的情感体验。高自尊的个体通常表现出较强的独立性、创造性、主动性等，敢于冒险且行为积极；低自尊则是指对自我持负面的消极评价，认为自己不如他人，缺乏应对困难的信心，且对自我的情感体验是负面的。低自尊的个体由于感到自身价值不足而把大部分精力用于证明自己的价值上，表现出强烈的自卑感及消极畏缩行为。此外，自尊作为一种稳定的人格特质，对个体焦虑、抑郁情绪，抗挫折能力及学业、工作成就都产生了重要影响（Baumeister et al.，2003）。

国家精神认同与自尊之间的关系主要源自以下两个方面：一方面，国家精神认同包含了个体对其国家产生的身份感和归属感，这种个体与国家间形成的联结对个体自尊的发展发挥了重要影响。社会认同理论认为，人们会在一定程度上根据自己所属的社会群体或群体种类来定义自我，并且倾向于利用自己所属群体的正面评价来提高自我形象。自尊在某种程度上源自个体的群体身份和社会认同，积极评价自己所属群体的人比消极评价自己所属群体的人享有更高的自尊水平。也就是说，人们对自己所属群体的认同程度越高，会更加积极地看待自己所处的群体，这会导致人们产生对自己的更加积极的评价，从而提升自尊水平。此外，人们会时刻有意或无意地观察其他群体成员对本群体开展的评价，如果这种评价是积极正面的，会增强人们对本群体的认同，进而提升自尊；如果这种评价是消极负面的，则会使得他们感受到自尊上的伤害。国家认同也可以看作是一种群体认同，它对个体自尊产生的影响能够通过社会认同理论得到很好的解释。例如，在一项基于我国高中生民族认同和国家认同对自尊影响的研究中，研究者发现民族认同和国家认同都能够预测高中生的自尊水平，并且国家认同的预测力更强（梁进龙 等，2010）。另一方面，个体对国家精神层面的理想、信仰、精神和道德标准的认同，通过不断内化，成为自己精神层面的信仰，这能够帮助人们建立积极的人生观、价值观和世界观，进而更加积极、正面地看待自身的价值，提升自尊水平。

第三节　国家精神认同与情绪、情感体验

一、国家精神认同与情绪

（一）情绪的一般概念

一般认为，情绪是以个体的愿望和需要为中介的一种心理活动。当客观事物符合个体的愿望和需要时，就会产生高兴、愉快之类的积极情绪；当客观事物不符合个体的愿望和需要时，则会引发痛苦、悲伤之类的消极情绪。情绪是一种混合的心理现象，主要由主观体验、生理唤醒和外部表现三种成分组成（Izard, 1977）。

主观体验是指个体对不同情绪状态的自我感受，主要有以下两方面的表现：其一，每种情绪有不同的主观体验，如快乐、痛苦等，这构成情绪的心理内容；其二，情绪体验具有主观性和个体差异性，不同个体对同一刺激也可能产生不同的情绪。

生理唤醒是指情绪产生的生理反应，它是一种生理的激活水平。通常情况下，

不同情绪的生理反应模式是不同的，例如，当个体产生恐惧时，心跳加速、血压升高、呼吸频率也会增加；当个体陷入痛苦时，血管容积会缩小；而当个体感到满意和愉快时，心跳节律保持正常。此外，由于主控情绪的植物性神经系统不受个人意识控制，所以人们一般不能控制自己的情绪。

情绪的外部表现包括面部表情、姿态表情和语调表情。其中，面部表情是鉴别情绪的主要标志，它是通过所有面部肌肉变化来表现各种情绪状态，如高兴时眉开眼笑。姿态表情是指除面部以外身体其他部位的表情动作，包括身体姿势和手势等，如愤怒时摩拳擦掌。语调表情是通过言语的声调和速度等变化来表达不同的情绪状态，如痛苦时语调低沉。

（二）国家精神认同对情绪的调节

当今社会生活节奏快，竞争日趋激烈，人们的内心压力也日渐增加，这容易引发人们焦虑、压抑、忧郁等大量负性情绪，从而对人们的心理健康造成不利影响。因此，如何改善人们的不良情绪，增加积极的情绪体验，对个体心理健康的维护和促进显得尤为关键。而国家精神认同作为人们对国家及其精神层面的具体认知，在不断内化后逐渐成为人们的精神信仰，这会改变个体对外部环境的认识，以及对日常生活中客观事物的态度，从而起到对情绪的调节功能。通过国家精神认同达成的精神信仰，不同于一般意义上的认知，即个体对外界信息的加工和处理，它更是一种内化的且高度稳定的认知结构。

国家精神认同对情绪的调节功能，具体体现为对消极情绪的抑制作用。埃利斯创建的情绪 ABC 理论认为，人的消极情绪和行为障碍结果 C（consequence），并不是由激发事件 A（activating event）直接引起的，而是由个体对激发事件 A 的认知和评价所产生的信念 B（belief）直接造成的。也就是说，人们的消极情绪取决于人们的错误信念，即个体对事件的不正确的想法、解释和评价等。国家精神认同作为内化且高度稳定的认知结构，能够为个体对外部事件和环境的认知活动提供指导，促进个体的理性思考及合理解释，一定程度上降低了错误信念发生的可能性，从而减少消极情绪的发生，形成对消极情绪的抑制。在国外进行的一项前瞻性研究中，研究者考察了精神信仰对缓解丧亲之痛的作用，通过对一些病人的家属和朋友进行评估后发现，无精神信仰的个体难以解决悲伤等消极情绪，精神信仰程度低的个体的悲伤情绪在亲属死亡后的前几个月几乎没有变化，在九个月后才缓解了悲伤情绪，而精神信仰程度高的个体能在亲属死亡的同一时期逐渐缓解悲伤情绪（Walsh et al., 2002）。由此可见，精神信仰能够抑制和缓解个体处理重大生活事件时的消极情绪。

此外,国家精神认同对情绪的调节功能主要体现在以下几个方面的作用:其一,国家精神认同为理解世界提供了规则和指导,并在客观上提供了调节消极情绪的应对策略。国家精神认同程度高的个体,其所形成的精神层面的信仰也更加坚定,在生活或工作中遇到困难时,个体能够按照既有信仰的方式或提供的指导去解决它,从而减少事件引发的消极情绪。此外,国家精神认同程度高的个体,更倾向于用积极正面的人生观、价值观和世界观去认识负性事件,并采用积极的应对方式去解决问题、改善不良处境。其二,国家精神认同能够改变个体的归因方式。归因理论认为,人们常会对自己或他人的行为表现的因果关系进行解释和推论。通常而言,个体会把行为的原因归结为个体自身的内部原因(如自身的努力、能力、态度),以及外部环境原因(如外部的奖励和惩罚、任务的难度、运气)。如果人们在遭遇困境或失败时,都进行外归因,将造成困境和失败的原因归结为外部环境因素,则会对社会或外部环境产生不满,从而引发众多的消极情绪。例如,个体由于自身的懒惰导致收入低下、生活拮据,却将造成困境的原因归结为国家政策,从而产生社会的不公感,引发大量不满或愤怒情绪。而国家精神认同程度高的个体,对其所生活的外部环境也持有很高的认同感,在进行归因时较少采用外归因的方式,这在一定程度上抑制了消极情绪的产生。其三,国家精神认同能够提升自我效能感。当人们遇到挫折或危机事件时,国家精神认同作为个体对国家及其精神层面的信仰,能够让人们从这种信仰中感受到自身内部的支持力量,增加其主观感知到的应付挫折或危机事件的能力,产生更高的自我效能感,这可以提升个体在困境中解决问题的信心,减少人们在遇到挫折和危机事件后可能产生的消极情绪。

二、国家精神认同与情感体验

情感是人们对客观事物是否满足自己的需要而产生的态度体验。根据需要得到满足的情况,可分为积极的情感体验和消极的情感体验。国家精神认同实际上是个体对其国家成员身份及国家精神层面的理想、信仰、精神和道德标准的认知过程,而个体的认知往往会对情感体验产生相应的影响。因此,我们在这里对国家精神认同与三种不同的情感体验进行详细探讨,分别是安全感、主观幸福感及国家自豪感。

(一)国家精神认同与安全感

安全感是个体主观感受到的一种稳定、可控的情绪、情感体验,具有一定的稳定性、持久性和内隐性。安全感作为一个心理学概念，最早始于弗洛伊德精神分析的理论研究，他在对患者进行心理治疗的过程中发现，当个体受到的刺激超过其自身能够承受和控制的限度时，会产生危险感和创伤感，伴随这些感受而产生的焦虑体验，即为安全感的缺失。首次正式提出心理安全感概念的是人本主义心理学家马斯洛，他指出，心理的安全感是一种从恐惧和焦虑中脱离出来的信心、安全和自由的感觉，特别是满足一个人现在和未来的各种需要的感觉（Maslow，1945）。在马斯洛的需要层次理论中，个体对安全的需要是仅次于生理需要的重要需求，因此，安全需要得到满足后所产生的安全感是个体心理健康的重要保障，它有助于帮助个体缓解压力、消除心理障碍。

国家精神认同和安全感之间的关系，可以根据国家精神认同概念中所包含的两个方面的含义进行分析。首先，从对国家认同的角度来看，个体对自己所属国家的归属感和依恋情感越强烈，越能获得充足的心理安全感。这主要表现为以下两方面：其一，国家安全，包括政治安全、军事安全和社会安全等是个体获得心理安全感的基础。国家安全能够使个体感受到自身处于相对没有危险的客观状态，并意识到其生存的外部环境的和谐稳定，从而得到安全需要的满足，促进心理安全感的发生和发展；其二，个体对国家认同所产生的个体与国家之间的依恋情感，有助于个体获得心理安全感。人们的安全感的形成通常与依恋联系在一起，如婴儿与照料者之间形成的互动的、持续的情感联结，有益于婴儿形成安全型依恋，从而塑造和提升婴儿的心理安全感。其次，从对国家精神层面的理想、信仰、精神和道德标准的认同来看，个体对国家精神层面的认同程度越高，越有益于个体形成坚定的精神信仰，从而促进心理安全感的发生和发展。如前所述，人们对国家精神层面的理想、信仰、精神和道德标准的认同，实质上是形成了个体的精神信仰。坚定的精神信仰一方面可以为个体提供精神寄托，成为个体内部和外部控制的灵活性、补偿性来源，以此缓解和消除与不确定性和随机性经历相关的焦虑和恐惧，从而孕育出更高的心理安全感；另一方面，精神信仰可以增强个体的自我效能感，促进积极的自我评价和稳定全面的归因，以此激发个体形成应对现在和未来出现的不确定因素的信心及能力，从而产生更高的心理安全感（彭彦琴 等，2018）。

（二）国家精神认同与主观幸福感

主观幸福感（subjective well-being）是积极心理学领域中的一个核心概念，心理学家主要从研究对象的立场和主观感受来研究个体的幸福感，认为主观幸福感是个体根据自定的标准对自己生活状况的整体评价的一种心理体验，它是系统衡量个人生活质量的重要的多维度心理指标,包含生活满意度和情感体验两个部分(Diener,1984)。其中,生活满意度是个体对自己生活满意程度的总体判断;情感体验指个体对生活中的积极情感(如愉快、轻松)和消极情感(如紧张、压抑)两个方面的体验。因此,个体对其整体生活越满意,感受到更多的积极情感及更少的消极情感,就越能体验到幸福。通常情况下,主观幸福感强的个体具有以下几个显著特点:①适应当前所处的生活环境,包括物理环境和人际环境;②对事业和生活充满信心和憧憬,并对未来的各个方面拥有积极的预期;③对自己所从事的事业或事情十分投入,并体验到充实的感觉;④肯定自己成长和进步的潜力,并为实现目标而不断提高自己。

国家精神认同能够提升个体主观幸福感的程度,也就是说,当个体对其所属国家产生强烈的归属感,并从感情和心理上与国家精神层面趋同时,个体会感受到更多的积极情感,从而更深刻地体验到幸福。这主要表现在以下两个方面:一方面,从国家认同的角度来看,个体对自己所属国家产生的身份感和归属感,能够让个体融入本国的社会生活环境中,并获得更多的外部支持,从而提升主观幸福感。Utsey 等人(2002)探究了美国社会中少数民族包括西班牙裔、法裔等成年人的生活满意度与其民族认同的关系,结果显示对美国主流文化有较高认同与接纳的个体,对现在的生活会有较高的满意度,并对未来生活抱有积极的憧憬。此外,一项关于青少年幸福感的研究发现,族群认同与主观幸福感间呈正相关,而与社会压力间呈负相关,积极的族群认同能够缓解青少年由于社会歧视等问题导致的焦虑情绪(Rivas-Drake et al.,2014)。另一方面,从对国家精神层面认同的角度来看,个体形成对国家精神层面的信仰能够增进主观幸福感。传统经济学认为,只要保持经济增长,创造丰富的物质条件和完善的社会基础安全保障体系等,就可以提高人们的生活满意度和幸福感。但 Easterlin(1974)在对二战后美国居民收入与幸福感水平进行研究后,提出了著名的"幸福悖论",即居民的幸福感并不会随着经济的增长而提升。由此可见,物质条件并不完全决定个体主观幸福感的水平,精神层面的信仰也会对人们的主观幸福感带来深远、重要的影响。雷卫(2016)在对信仰、经济收入与主观幸福感间关系进行研究后,就发现信仰能够弱化经济变量对居民幸福感的影响。个体对国家精神层面的认同所形成的信仰,能够对主观幸福感产生积极影响主要有以下几方面原因:其一,能够满足个体的精神和心理需求;其二,可以为个体提供问题处理机制和解决方法;其三,可以降低个体患抑郁等心理疾病的风险。

（三）国家精神认同与国家自豪感

牛津英文词典中对自豪感的解释是"因为自己或与自己有联系的人做出的成就而得到的深深的快乐或满足感"，是一种重要的、积极的情绪及情感体验（张智琦 等，2020）。与个体自豪感类似，当自豪感的产生源于自己的国家时，就有了国家自豪感。因此，国家自豪感是民众对自己国家的积极情感，包括个体对国家的尊重和自豪，即"我尊重我的国家，我以她为荣"。有研究者提出，国家自豪感表现为积极和消极两个方面：当个体的国家自豪感源自对国家获得的成就的正面评价时，这时的国家自豪感是积极的；而当个体的国家自豪感源自与其他国家的比较所获得的优越感，并过分夸大自己的国家、对其他国家进行负面评价时，这时的国家自豪感就是消极的（Viroli，1995）。也就是说，积极的国家自豪感是"自我参照"的结果，即只关注自己国家所获得的成就，而消极的国家自豪感是"外界参照"的结果，即关注与其他国家的比较、竞争。这里我们所探讨的国家自豪感指的是积极的国家自豪感。

实际上，国家自豪感与国家精神认同是互为促进、辩证统一的关系。一方面，国家精神认同是国家自豪感产生的基础。许多研究者认为，国家自豪感是国家认同的结果，即个体在对自己的国家成员身份产生认同后，会因自己国家所获得的成就而为自己是祖国民众的一员感到骄傲和自豪，即产生国家自豪感。社会认同理论认为，当人们对自己所属的社会群体产生强烈的认同时，便会对自己所属群体与其他群体予以区分，并由此对自己所属群体产生积极的情感，进而对其产生更加积极、正面的评价。由此可以推断，个体对国家的认同会使其产生对自己国家的积极情感和正面评价，从而产生国家自豪感。另一方面，国家自豪感的产生又促进了国家精神认同的程度。国家自豪感作为一种积极的情感体验，会增加个体在其所属国家生活的幸福感和满意度，从而促进个体对其产生强烈的归属感和爱国情怀，这种强烈的归属感和爱国情怀会让个体进一步提升对自己的国家及国家精神层面的理想、信仰、精神和道德标准的认同。

第四节　国家精神认同与个体行为

一、国家精神认同对个体行为的引导功能

国家精神认同作为人们精神世界和意识层面的稳定观念，对个体的行为起着

潜移默化的、重要的塑造和引导作用。基于国家精神认同这一概念的内涵和表现形式,可以从以下三个方面详细梳理分析国家精神认同与个体行为间的关系。

首先,国家精神认同实质上包含了人们对自己所属国家的强烈归属感和自豪感,即国家认同。从国家认同这一视角来看,人们对其所属国家形成的强烈认同感,会促使其做出更多的对国家和民众有益的行为,包括利他行为、集体行为和爱国行为等。

其次,国家精神认同是人们在感情或心理上与国家及其精神层面的理想、信仰、精神和道德标准相趋同的过程。在这个过程中,人们不断地将国家精神层面的理想、信仰、精神和道德标准进行内化,起到引导和塑造行为的功能,使人们表现出更多的亲社会行为和道德行为等。

最后,国家精神认同在实质上代表着个体精神层面的信仰。信仰作为人的一种高级的意识状况和终极的价值观念,是指人们对一定的世界观、人生观、价值观等观念的信奉和遵循。它居于人的精神世界的核心地位,与人的知、情、意相联系,并且贯穿于整个意识领域和精神活动之中(李幼穗 等,2002)。它既可以存在于现实的意识之中,去引导和规范行为,同时也可能内化于无意识之中,去潜移默化地影响人的一切外在的行为。它为人们认识世界和改造世界的一切活动提供了认知框架,进而引导人们的行为。信仰对行为的引导作用既存在于现实的意识层面,也存在于无意识之中,潜移默化地影响人们的行为。其中的典型表现是,信仰对自律行为的影响。

总体而言,国家精神认同对个体行为的引导具体表现为两个方面的作用,即"行善"功能和"去恶"功能。其中,"行善"功能是指国家精神认同会促进人们做出对社会和国家有价值、有意义的行为,如亲社会行为和道德行为等;"去恶"功能是指国家精神认同会矫治和规范个体的不良行为,如违法行为和不道德行为等。本章节将重点探讨国家精神认同的"行善"功能,阐述其与亲社会行为和自律行为的关系。

二、国家精神认同与亲社会行为

(一)亲社会行为的概念

1. 亲社会行为的内涵

亲社会行为泛指一切符合社会期望且对他人、群体或社会有益的行为,主要包括助人、分享、合作、慈善捐助和志愿服务等（Twenge et al. , 2007）。从亲社会行为的字面含义出发，"亲社会"一词是与"反社会"相对而言的。据此，学者们认为，亲社会行为是与一切消极的、反社会的行为相对的行为总称。尽管这些行为的外部表现方式与发生的特定领域各不相同，但其基本目的在本质上相同，即以他人或社会的利益为出发点。这也是亲社会行为区别于其他个体行为的本质特征。

2. 亲社会行为的分类

如前所述，亲社会行为存在不同的表现形式，如合作行为、助人行为和慈善捐款行为等，这些行为按照不同的分类标准和依据，又可以划分为不同类型的亲社会行为。按照亲社会行为发生的不同动机，可分为自发性亲社会行为和常规性亲社会行为。其中，自发性亲社会行为是以关心他人利益、帮助他人实现幸福为动机，并不期盼任何回报；而常规性亲社会行为是以避免惩罚或得到回报为动机，带有利己的期盼。按照亲社会行为发生的情境，可分为紧急情境下的亲社会行为和非紧急情境下的亲社会行为。其中，在紧急情境下实施亲社会行为存在一定的危险性，可能要付出较大的代价，如解救溺水者；而非紧急情境下的亲社会行为大多属于日常生活中经常发生的普通事情，实施行为的代价较低，如在公交车上给老年人或孕妇让座。

3. 亲社会行为的功能

人类作为群居性和社会性生物，需要依赖人际合作和互助，才能更好地适应环境和应对变化。因此，亲社会行为对人类的生存和社会发展有着至关重要的作用。从个体内部角度来看，亲社会行为能够提升人们的自尊，并帮助个体实现自我满足；从人际关系的角度来看，亲社会行为有助于增进人际交往，从而促进人际适应和人际和谐；从社会影响的层面来看，亲社会行为是社会和谐发展与建构的基础，也是社会公益和社会责任的象征。

（二）国家精神认同对亲社会行为的影响

国家精神认同包含着个体对自己所属国家的归属感（即国家认同），以及对国家精神层面的信仰（即信仰），它能够增加和促进个体的亲社会行为。由此，可以从国家认同和信仰两个方面对国家精神认同与亲社会行为间的关系进行阐述和分析。

1. 国家认同对亲社会行为的影响

从国家认同对亲社会行为的影响的角度来看，当个体形成对国家的归属感和自豪感时,会增强自身与国家间的心理联结,从而进一步降低个体与国家其他成员间的心理距离,并认为自己与国家其他成员同属于一个大的群体。这种心理联结的产生和心理距离的降低,使得人们愿意对他人、群体或社会做出有益的行为,包括合作行为、分享行为和志愿服务等。具体来看,国家认同对亲社会行为的影响源于内群体偏好和国家自豪感的提升:①国家认同提升个体的内群体偏好。国家认同实际上也属于群体认同的一种类型,是对国家这一规模较大的群体的认同(王勍等,2016)。根据社会认同理论的观点,当个体对所属群体具有强烈的认同时,便会对自己所属群体产生强烈的情感偏好,并给予自己所属群体更高的评价。这会导致人们形成内群体偏好,即评价自己所属群体及其成员比评价外群体及其成员要好的一种趋势(张莹瑞 等,2012)。②国家认同提升个体的国家自豪感。强烈的国家认同感会激发人们的身份标识,从而促进国家自豪感的形成。自我意识情绪是亲社会行为的重要的前因变量(Tracy et al. , 2007),而国家自豪感作为一种正性的自我意识情绪,对个体的亲社会行为发挥着重要的作用。例如,Dorfman 等人(2014)探究了自豪感对社会困境中合作行为的影响,结果显示,自豪感的启动比单纯激发愉悦情感更能增加人们的合作行为。

2. 信仰对亲社会行为的影响

从信仰对亲社会行为的影响的角度来看,人们在感情或心理上对国家精神层面的理想、信仰、精神和道德标准趋同,通过不断内化最终成为坚定的信仰。而"信仰 – 亲社会行为假设"认为,信仰会促进一系列亲社会性态度和行为的产生(Galen, 2012)。信仰的形成会给人们带来更加严格的道德标准,使得人们产生怜悯之心并乐于助人,从而表现出更多的亲社会行为。例如,一项关于温州民营企业主慈善捐赠行为的社会学研究发现,企业主的政治信仰和宗教信仰均能对捐赠行为产生积极的推动作用,尽管不同信仰在捐赠方向、形式和结果上存在明显差异(周怡等,2014)。由此可见,精神层面的信仰对个体的亲社会行为,如慈善捐赠,起到了重要的积极作用。

三、国家精神认同与自律行为

(一)自律行为的概念

自律行为是指人们根据内在价值标准,规范自身去做自己认为应该做的事情,或者避免做自己认为不应该做的事情。它是个体身心健康的基本特征和要求。心理学家班杜拉认为自律行为是通过观察模仿的过程逐渐养成的,具有很强的可塑性。据此,他提出个体自律行为的发展和建立应该包含三个阶段:第一阶段是自我观察,即个体对自身所做出的行为的观察。自我观察既可以出现在行为发生时,也可以出现在行为发生之后。前者为自觉,后者为自省,即在行为发生后对自己所做行为的检讨。第二阶段是自我评价。在自我观察之后,个体需要根据自己制定的行为标准对自身的行为进行评价。班杜拉认为自我评价可以在观察学习的过程中,通过向楷模学习而习得。个体通过这种替代学习的方式,可以建立起对自己和他人的行为的评价标准,即自定标准。第三阶段是自我强化。个体按照自定标准对自身行为进行评价后,会在心理上对自己作出奖励或惩罚,这一过程被称为自我强化。其中,自我奖励属于正强化,是个体对自身正确行为的肯定;自我惩罚属于负强化,是个体对自身错误行为的否定。无论是正强化的自我肯定还是负强化的自我惩罚,都属于自我强化的过程,它们都强调个体在心理上进行自我反省,并针对反省结果进行重新评定。

(二)国家精神认同对自律行为的影响

国家精神认同是人们在精神信仰层面进行的主动追求,这一主动追求的过程本身就是一种自律行为的体现。同时,国家精神认同自身也对个体的自律行为发挥着重要影响,这可以从以下两个方面来看:一方面,国家精神认同包含着人们在感情或心理上对国家精神层面的理想、信仰、精神和道德标准的趋同,通过不断内化,对人们的自律行为产生影响。也就是说,国家理想、信仰、精神和道德标准中所包含的内容和要求,在一定程度上为个体自律行为的增加提供了参照和约束,但其发挥影响的前提是个体必须要认同国家理想、信仰、精神和道德标准所包含的内容。比如,当代中国的国家道德标准是"中国特色社会主义核心价值观",它为人们提供了行为准则和判断是非的标准。当人们对中国特色社会主义核心价值观中包含的内容进行认同、内化后,会以此来约束自身的行为,从而表现出更多的自律行为。但这一影响过程大多是人们能够意识到的。另一方面,国家精神认同实质上代表着个体精神层面的信仰,信仰的形成也会增加个体的自律行为。但这一影响过程大多是悄然发生的,在潜移默化中影响着个体的自律行为。当人们具有坚定的信仰时,往往能在信仰的驱动下,持之以恒地为了实现某个目标而保持行为的自律,而缺乏信仰会导致人们无法做到真正的、长久的自律。

第七章　心理健康与中国特色社会主义核心价值观

　　中国共产党第十八次全国代表大会倡导富强、民主、文明、和谐,自由、平等、公正、法治,爱国、敬业、诚信、友善,并以此作为中国特色社会主义核心价值观的基本内容。中国特色社会主义核心价值观,涵盖国家、社会和个人三个层面,既有深厚的传统传承又有鲜明的时代特色,符合历史、实践,贴近民众、顺乎民意,能发挥广泛的号召力、凝聚力和指导力。通过"富强、民主、文明、和谐"的理想目标,将个人理想追求与国家理想结合起来;通过"自由、平等、公正、法治"教育,引领社会大众遵纪守法,自觉追求社会公平正义;通过"爱国、敬业、诚信、友善"的社会主义荣辱观教育,加强社会大众道德修养,树立正确的是非观。

　　个人的认同是内部的意愿、思维和行动的循环,同时和他相关的组织也存在一个制度、结构和价值的外部循环。当个人的内部循环和外部循环一致时,个人和组织就形成了合力,个人幸福和组织发展同时实现;但是当两者不一致时,就会产生双向的负反馈,所以组织认同也是非常重要的。社会认同至关重要,文化、经济和政治之间的大循环关系,直接影响着组织和个人认同的实现。从社会环境到个人发展,有什么样的文化环境,就会有什么样的组织价值,也就会形成什么样的个人意愿,这是不以人的意志为转移的。

　　中国特色社会主义核心价值观是社会主义先进文化的灵魂和精髓,坚持中国特色社会主义核心价值观的指导是心理健康教育的必然选择,它有助于构建完整的心理健康教育体系;它还可以满足个体身心发展的需要,进而减少社会心理问题的发生,提高个体心理健康水平。加强心理健康教育是培育和践行中国特色社会主义核心价值观的主要路径之一,同时,心理健康教育应建立在中国特色社会主义核心价值观基础上,充分考虑社会发展背景,及个人社会发展。心理健康教育培育个体良好的心理素质,促进个体身心和谐发展和素质全面提高。

第一节　中国特色社会主义核心价值观

用富强挺起脊梁,用民主护佑福祉,用文明提升境界,用和谐增强活力。以自由助力出彩,以平等标注进步,以公正捍卫权利,以法治明确边界。爱国为基本要求,敬业为立身根本,诚信为处世底线,友善为行事规范,它们是不可分割的有机整体。中国特色社会主义核心价值观更好地弘扬了中国精神和中国力量,为中国特色社会主义事业不断提供精神动力和道德滋养。

在社会信息化的背景下,很容易出现社会大众价值观多元化的现象,这也会导致个体价值观的冲突,进而为社会大众带来不同的心理问题。随着多元化价值观的产生,功利主义、利己主义、享乐主义等错误的价值观逐渐出现。中国特色社会主义核心价值观为社会大众价值取向确立了方向,帮助我们明辨是非,保持心理健康。正确认识并践行正确的中国特色社会主义核心价值观,有利于建设和谐社会。中国特色社会主义核心价值观指引和塑造我们的人生,助力培养健康人格,保证心理健康,促进自身的全面成长。

一、中国特色社会主义核心价值观的内涵

要想使中国特色社会主义核心价值观深入人心,必须深刻揭示社会主义核心价值的根源,把握社会主义核心价值的实质,奠定全国人民团结奋斗的共同思想基础。

(一)价值观

价值由满足人们需要的对象的客观属性产生,通过人的"知情意"对客观事物赋予的意义,以人的存在为根源,以事物为载体呈现出来。价值观是指个体基于自己的认知、理解、判断或抉择来评估和选择自身及社会的意义或重要性的原则、信念与标准。价值观的形成是一个复杂的过程,它受到自身条件(诸如年龄、性格等)、家庭环境、社会地位和社会环境等因素的影响。价值观是个体自我意识和需要的结果,人们的需要得到满足的方式和程度是其价值观形成的前提条件,而个体的自我意识和自我认知程度是价值观形成的主观条件,价值观作为一种意识、看法、信念,可能是外显或不易被人觉察的。价值观是主体在社会实践过程中对自身

起驱动、导向和制约作用的精神因素,直接影响一个人的心理人格健康程度和道德选择。价值观是人们在生活中对事物的重要性做出评判的价值尺度,个体按照设定的目标去行动,在个体的心理机能中起激励、调节、引导、抉择等作用。价值观作为价值的意识与判断,它是决定人的行为的心理基础,是人们行为活动的取舍标准,也是主导和影响人们行为方式的重要参照系,并具体地影响着人们做事的行为方式、手段及其对结果的选择。因此,人们的思想和行为总是不自觉地、或多或少地体现出他们的价值观和价值取向。在某种意义上,一个人是否具有明确且坚定的价值观,是判断其心理是否健康的重要标准。

价值观是一个民族和国家的免疫系统,为人们的社会活动提供了方向,对社会进步和民众发展都有强大的引领作用,需要民众内化于心,外化于行来规范和指导自身的行为方式。如同"世界上没有两片完全相同的树叶",人作为价值观的主体,不同人的价值判断和选择可能会完全不同,但也可能有着相同的价值观。

(二)中国特色社会主义核心价值观

社会主义蕴含着无产阶级和劳动人民的价值诉求,是科学的、美好的。反映和代表广大无产阶级和人民群众的心声和利益,树立起一面鲜明的价值之旗,决定着社会主义的目标任务、发展模式、制度体制和实践进程,指引着广大群众沿着正确方向不断前进,也表达了广大人民的共同意志和前进方向。社会主义建设需要先进的目标、公平的机制、和谐的互动来提升社会素质。

处于社会价值体系核心地位的价值观被称为核心价值观,是唯一的、根本的、被社会绝大多数成员所追求和认同的。中国特色社会主义核心价值观是主体的意识与实践相互碰撞、相互交融的产物。以核心价值观主导的国家和民族具有强大的生命力和凝聚力,当社会大众对中国特色社会主义核心价值观具有普遍共识时,国家主流意识形态与社会成员价值观才能有效结合,形成具有共同价值目标、取向和标准的稳定的社会共同体。中国特色社会主义核心价值观是影响心理人格形成的核心因素。

中国特色社会主义核心价值观追求每个人的全面而自由的发展,使广大民众更加容易理解核心价值观。毫无疑问,中国特色社会主义核心价值观,是以民众的需要和利益为基础,以民众对自己生存和发展的客观条件的需要为表达,将其转化为个人、阶级和社会的利益,从而引导民众的行动,使人们能够进行决策和采取行动。

建设经济富强、政治民主、文明先进、社会和谐的国家,体现着我国的宏伟建设目标,符合中国人民群众的最高利益和根本利益。社会的自由、平等、公正、法治,是我国矢志不渝的核心价值理念,满足大众对理想社会的愿景,也是民众的共同追求和愿景。爱国、敬业、诚信、友善既是民众必须恪守的道德准则,也是民众的基本行为准则,有利于树立集体和角色意识,明确社会责任。中国特色社会主义核心价值观体现着一个社会评判是非曲直的标准。

二、中国特色社会主义核心价值观提出的意义

中国特色社会主义核心价值观是当前中国社会价值观的基础内核,引领社会思潮,主导当前社会主义意识形态,帮助社会大众明辨是非,健全社会大众心理健康,促进整个社会的和谐发展。中国特色社会主义核心价值观是社会主义意识形态的本质内容,社会主义意识形态引领社会大众的思想,引导个人的综合素质水平。理论是实践的先导,学习中国特色社会主义核心价值观,支撑和引领着社会大众解决心理健康问题。

(一)对国家发展的意义

中国特色社会主义核心价值观是我国发展的重要稳定器,关系到国家的长治久安和社会的和谐稳定。核心价值观是国家的精神追求、民族的精神支柱、个人的精神支撑,它是一个民族和国家的价值体系中最根本、最主要的部分,规范人们的日常行为,稳定社会发展秩序,决定着整个国家和民族的价值取向和精神追求。

中国特色社会主义核心价值观是在人类共同价值的基础上发展起来的,是人类共同价值的集中体现。正确认识中国特色社会主义核心价值观,在相互尊重、平等对话的基础上促进人类形成价值共识,不仅有利于增强国家文化软实力,扩大社会主义影响力,而且有利于推动各国合作共建一个和谐繁荣的人类命运共同体。它为建立经济基础和政治上层建筑的巩固和发展提供了必要的思想条件和思想保障(杨春贵 等,2002)。

中国特色社会主义核心价值观基于人类历史发展中形成的价值理念而发展,吸收人类一切有益的价值认识成果。中国特色社会主义核心价值观代表广大人民的根本利益,被社会各阶层广泛认可和接受,是社会成员共同的价值诉求、价值取向、价值目标和价值规范,有助于巩固中国特色社会主义制度。

(二)对文化多元化的社会意义

任何社会的存在和发展都需要某些社会核心价值的有力支持。随着我国与世界上其他国家之间的沟通不断增加,社会和文化环境趋于多样化,人们的价值观、

心理健康程度也悄然受到外界环境的影响和改变。在社会转型时期,多元共存和转型的价值引起人们生活方式、交往方式、情感方式、对错观念和价值追求的深刻变化,甚至引起部分人群的价值观逆转、错位和遗漏(Zhi, 2015)。中国特色社会主义核心价值观凸显了它作为行动指南的作用,对人们的精神世界起着根本性、决定性的作用。中国特色社会主义核心价值观有浓厚的传统文化底蕴又有鲜明的时代主题特征,贴近社会基本民情、顺应广大民众的意志,它对大众具有广泛的感染力、强大的号召力和长远的指导作用。

1. 塑造正向价值

中国特色社会主义核心价值观是社会主义社会的定海神针、中坚力量。因此,要发挥中国特色社会主义核心价值观的正向价值塑造功能,将主流价值理念注入民众的文化生活中,引导他们把中国特色社会主义核心价值观作为自我价值追求与行为准则。

2. 指引文化生活方向

随着西方价值观的入侵与渗透,需要发挥中国特色社会主义核心价值观的主流意识形态功能,抵御文化生活中错误的、消极的、腐朽的价值思想,维护社会形态的统一性和思想文化的统一性,使中国特色社会主义核心价值观成为大众的普遍精神价值遵循。

3. 规范文化生活的传播方式

随着网络新媒体的迅猛发展,部分资源偏离主流道德与价值规范,甚至诱发负面网络舆情,冲击社会主流价值观的同时也使得自我文化生活陷入迷惘与无序。

4. 保证社会和谐

建设有中国特色的社会主义核心价值观是构建和谐文化的基础,构建社会主义和谐社会离不开中国特色社会主义核心价值观的精神支持。和谐社会是现实社会的理想状态,中国特色社会主义核心价值观的建设是和谐社会建设和发展的精神支柱,有利于引导人们多元的思想价值观念,使人们正确地认识并理解社会发展进步中的矛盾,并且有效地解决矛盾。

(三)对个人发展的意义

中国特色社会主义核心价值观的建立,有助于增强人们对中国特色社会主义的信念,为团结本阶级和广大群众提供强大的精神凝聚力。中国特色社会主义核心价值观不仅满足了大众生存和发展的需要,还迎合了大众提升自我和完善自我的需要。它提供了是非与善恶的评价标准,不断提高人们的思想道德素质、科学文化素质和健康素质,促进人的全面发展。不仅有助于培育公众坚定的马克思主义信仰,还能引导树立中国特色社会主义的共同理想,规范人们的日常生活准则,为民众的精神生活提供源源不断的价值支撑,有助于满足并超越自身的精神世界。

中国特色社会主义核心价值观为社会全部成员提供了一个共同价值目标,作为一个有机整体建立在人们基本利益一致的基础上,使社会成员在自己的长远的和根本利益上有了统一的寄托和追求,帮助人们找到前进的方向。中国特色社会主义核心价值观的贯彻,能增强全民族的精神纽带,振奋人们的精气神。

在与社会的互动中,个体认识自己并逐渐形成独特的人格,进而转化为一定的社会文化,参与社会生活,履行角色行为。这是人的社会化过程,它是一个社会价值标准内化、个人身份角色转换、学习生存和发展技能、适应社会生活的过程。人的社会化不断积累并延续一生。

人的力量不仅来自个体,更依赖于人类社会的整体,个人只有在人类组织和社会中,才能够充分发挥自己的力量。优秀的个体能通过协调自身行动、思维和意愿,充分利用组织和社会给予的认同,将个人认同发挥得更好,同时在集体协作中弥补和克服自身的不足。实现个人认同的人通过对自身行动能力、思维能力的评估,可以实现自己意愿和能力的匹配,从组织和社会中找到自己的定位。没有实现个人认同的人,缺乏意愿、思维和行动的协调,顺境时忘乎所以,逆境时怨天尤人,对人对己都有害。

第二节　中国特色社会主义核心价值认同

中国特色社会主义核心价值认同是指人们在长期活动中,经过认知、情感和评价等环节,把中国特色社会主义核心价值观的内容、规范和标准内化为自觉意识的过程。认同的根本是政治、制度和行动的"同",是建立在剥离身份、阶层和组织之上的平等。所有促进人人平等的努力都值得去支持,所有制造人和人不平等的行为都应该被制止,这是社会改革发展的方向。以中国特色社会主义核心价值观为基准,创新心理健康教育的思想、观念、理论和方法,使教育活动更适应当前社会发展的要求。学习并践行中国特色社会主义核心价值观,通过一系列复杂的心理过程,将其转化为个人价值观,再通过一些实践活动外化为个人的日常行为,以实现"人性的自然性与社会性统一、个体取向与社会取向协调一致"的心理成长。

一、当前社会意识形态的研究背景

随着我国改革开放的不断深入和发展,与世界各国的交流愈加密切,在全球化浪潮的冲击下,社会文化环境也呈现出多元化的特点,各种不同的观念正从各种渠道涌进人们的大脑,人们的价值观受到了激烈的碰撞,需要我们强化心理平衡,确保心理健康。在多元文化的交流与传播中,我们面临着信息流变与理性整合的关系碰撞,面临价值取向多样性与价值主导的问题,需要我们明辨是非,正确认识与践行正确的中国特色社会主义核心价值观。

虽然价值观一旦形成,便具有相对的稳定性和持久性。但在一个多变的社会里,价值观因面临着多元化的冲击,会表现出多变性和多样性。各种价值观的碰撞与纠结构成现在社会既复杂多样又混乱冲突的价值观的组合体。在这种背景下,价值观的冲突是每个人都可能遇到的问题,也可能是引发心理问题的重要根源。

中国特色社会主义核心价值认同,既是一种价值认同,也是一种意识形态认同。中国特色社会主义核心价值认同,就是"思想力求成为现实"和"现实力求趋向思想"的过程,其表现在解决好"现有"的价值状态和"应有"的价值目标之间的矛盾。究其本质,中国特色社会主义核心价值观是一种社会主义的意识形态,以人民群众为主体,以实现人的全面发展为核心要义,把实现和维护最广大人民群众的根本利益作为出发点和落脚点。民众只有接受它、认同它,才能融入社会,产生归属感与安全感,将其视为内在需求和追求目标,进而得到其他社会成员的接纳(聂立清,2010)。

二、中国特色社会主义核心价值认同的建立

认同的核心是人,认同不是一步就能实现的,需要自身的修炼和外部的实践,我们才能逐步建立起和他人的认同连接。认同是一个从内到外逐步扩展的过程,自我认同是认同的内核,然后才逐步形成组织认同和社会认同。人类对于真善美的追求,最终目的都是实现自身的幸福,而这种幸福必然是从内到外的协调和完善。只有认同,才能使人们真正实现这样的幸福。当我们在内心开始具有认同思想的指引,我们的意愿和行动就有了思维来主动协调,形成我们内在和外在的认同。自我认同是认同的第一步,以实现自身意愿和行动的真实连接。

认同的根本是政治、制度和行动的"同"。统筹个人、组织和社会,建立由社会政治、组织制度和个人行动相一致的认同基础,用认同的理念将三者统一起

来。允许个人之间自我定位、竞争结果的不同,鼓励人们创新发展,去争取更好的生活。在经济方面,通过科学的组织结构和流程,将不一样的个人认同激发出来,多劳多得。在政治方面,用平等和公正的制度解决公平问题,形成更高层面的社会认同。

政治、制度和行动作为认同基础,需要大家共同遵守、共同监督。一个人选择什么样的人生道路,是个人认同的结果,要协调好身体、大脑和心灵之间的关系;一个组织选择实现什么样的目标,是全体组织成员认同的结果;中国走什么样的道路,是民众认同的结果,是在共同梦想下,个人、组织和社会的统一协调。在社会认同中,我们的行动需求要和中国特色社会主义核心价值观相融合,我们的意愿要和中国当下文化发展相融合,以期达到认同的最高层次,即满足认同对真善美的全部要求。统筹个人、组织和社会,建立社会政治、组织制度和个人行动相一致的认同基础,用认同的理念将三者统一起来。允许个人之间的自我定位不同、竞争结果不同,鼓励人们创新发展,去争取更好的生活。

三、中国社会文化背景下的价值认同的发生发展过程

据价值观辨析学派的观点,中国特色社会主义核心价值观在个体内心的建立大致需要经历以下三个过程:一是个体在对价值观有一定了解后进行选择,二是对选择满意且愿意公开这种选择,三是按此选择进行实践并将其作为一种生活方式(李伯黎 等,2000),也就是知、情、意、行的心理建构过程。认同不仅是一种心理过程,也是一种认知结果,它以事物的意义和价值为对象,以事物对人的意义和价值为内容。

认知、情感、意志、行为等各种心理因素的相互作用和影响,通过探索和构建完整系统的心理认同机制,可以促进人们对中国特色社会主义核心价值观的认同和实践。中国特色社会主义核心价值观是一个内化的过程,它依赖于个体的心理素质去适应和吸收,结合个体的成长经验,促进个体身心平衡。

认同是一个逐渐发展的动态过程,它既是一种对中国特色社会主义核心价值观产生认同、接受和尊崇程度的状态,也是一个需要多要素、多载体与多途径的互动与联动的过程。大众认同的过程就是民众将其内化于心、外化于行的过程,即由较低级的感知觉、注意向较高级的情感、行为的动态转化过程,这就需要中国特色社会主义核心价值观渗透大众心理,导向和规范大众行为。形成认同的过程既是个人能力的提升过程,也是组织力量的凝聚过程,最终是全社会人力资本的提升

过程。

(一)中国特色社会主义核心价值认同的产生过程

研究表明,人类的需要是认同发生的心理原因,是人的心理和行为活动的内在动因(李杰,2015)。马斯洛的需要层次理论将人的需要分为基本需要和精神需要。基本需要主要指维持人类生存的需要,而精神需要体现着人类的文化属性,和谐、公正、诚信、友善等中国特色社会主义核心价值观满足人们的精神需要的诉求,为个人的全面发展提供了动力。

认知作为有机整体的人的心理结构的核心,是个体对主客观事物的知觉和辨别的过程。我们需要认识和理解社会主义核心价值从何而来、它是什么、为什么是、有什么用,从知其然到知其所以然,对社会主义核心价值的感悟,从感性认识上升到理性认识,以形成全面、系统且稳定的社会主义核心价值观认知。正是因为社会大众是一个具有自我意识、感性思维、理性思维的群体,才有了中国特色社会主义核心价值认同。

毫无疑问,社会的核心价值观是社会意识形态的本质,任何社会意识形态的建构都是以核心价值观构建为基础的。任何社会都需要核心价值观来统一思想、团结人民,保证社会正常、有序地运行。从某种意义上讲,人的社会化就是培养符合社会预期的、合格的角色,它受到社会的价值体系尤其是核心价值观的影响与制约。社会化不仅促进了人格的发展,而且内化了社会的价值观。

认同是一个系统工程,个人、组织和社会都要各归其位、各负其责。缺少认同的社会会增加人们的交易成本,增加社会动荡的危险,降低自我协调发展的能力。缺少认同的组织会失去发展的方向,迷失自身的价值,带来结构的混乱、制度的名存实亡。最终社会认同和组织认同的缺失都会由个人承担代价,带来幸福感的丧失,思维的混乱和行动的彷徨。

(二)中国特色社会主义核心价值认同的内化过程

在心理学维度上,认同是指"个人与他人、群体或模仿的人物在情感、心理上融合的过程"(陈国强 等,1990)。而对于中国特色社会主义核心价值认同的内化是指大众依照自己的需要,在认知、体验和评价的基础上,把中国特色社会主义核心价值观融入自己的精神世界的过程。它包括认知活动、情感体验和价值评价等活动,认知是基础,情感是助推,评价是关键,意志是稳固,它们相辅相成,共同促进中国特色社会主义核心价值认同内化的实现。

在认知方面,通过中国特色社会主义核心价值观的传播,形成了民众对其的刺激联结；同时，根据不同的大众群体对中国特色社会主义核心价值观的认识能力，形成了他们对中国特色社会主义核心价值观的认知结构，从而形成有意义学习；还要注重群众的全面发展，培养他们的健全人格，尽可能把中国特色社会主义核心价值观融入和渗透到民众的生活中。

以认知认同为基础，当人们对中国特色社会主义核心价值观有了情感上的认同，就可以将价值观内化为道德意识，并在行动上自觉自愿地遵守与维护。加强情感认同，要与民众保持联系，坚持人民的主体地位，结合民众的心理特点和现实需要，使民众在现实生活中真正感受到中国特色社会主义核心价值观。

中国特色社会主义核心价值观不仅要符合广大民众的内在需要，而且要符合广大民众的需要和利益，以便被民众积极、建设性地接受和认同，自觉维护和捍卫中国特色社会主义核心价值观。评价是人们将中国特色社会主义核心价值内化的关键。社会大众通过自身知识经验和生活实践经验来评价自身需要与社会主义核心价值属性的关系。只有满足公共利益的需要，才能实现社会利益的平衡，促进人们对中国特色社会主义核心价值的内化。

意志在理想信念中起着支撑和稳定的作用，是人们有意识地确定自己的目标，根据自己的目标自我调节和控制自己的行为，克服干扰和障碍，实现预定目标的心理倾向。意志认同是以人的主观能动性为基础，以人的需要为驱动，以认知、情感和评价为心理要素，使中国特色社会主义核心价值认同内化为自己的核心信念。意志认同具有高度的自主性和可持续性，一旦形成，就会深刻而稳定。

（三）中国特色社会主义核心价值认同的外化过程

大体上，社会大众对价值观的认同是一个由外到内，再由内到外的过程。中国特色社会主义核心价值认同的外化比内化更为复杂，外化是一个从知到行的过程，在认知、情感、评价和意志的基础上，其目的在于观念认同向实践行为的转化和社会主义核心价值的实践。外化是将内在的意识转化为行为和习惯的过程，外化认同是由群众的动机引起的。

通过长期的社会实践，社会大众把内化的中国特色社会主义核心价值观转化为外在行为，自觉地满足了中国特色社会主义核心价值观的相关价值要求和价值规范，并将其转化为习惯。在一定的实践中，我们应该不断进行反思、分析、修正，并转变自己的价值观，不断调整和认真思考自己的价值观是否合理可行，逐步形成和巩固中国特色社会主义核心价值认同。

(四)中国特色社会主义核心价值认同的重要性

中国特色社会主义核心价值观体现了中国特色、民族特色和时代特色。培育和实践中国特色社会主义核心价值观,不仅有利于增强人们对中国特色社会主义核心价值观的认同和内化,而且有利于凝聚人们的价值共识,促进共同价值追求的形成。中国特色社会主义核心价值认同状况将直接影响中国走向现代化强国的进程,也折射出我们献身于祖国发展和进步的坚定程度。它指引和塑造我们的人生,助力培养健康人格,保证心理健康,促进自身的全面成长。

(五)中国特色社会主义核心价值认同的机制

1. 内在机制

动机机制。动机是一切事物力量的源泉,是事物变化和发展的推动力量,是激发和推动人们认同价值观的力量源泉。需要是动机产生的关键因素,也是人们采取行动的基础。这种认同机制满足人的自我发展需要,体现绝大多数社会大众的意志与利益,是社会主义价值关系与价值规范的集中体现。

接受机制。人们对社会生活和成长经历的感受和理解反映在一些与需求密切相关的观念和信念中。当人们对中国特色社会主义核心价值观有了一定认识和理解,他们就会以此为基础,有意识、有目的地接收它,并将其转化为自己的智慧。

运行机制。大脑在接收到中国特色社会主义核心价值的信息后,会先进行一系列的心理活动,如感觉、知觉、解释、思考、想象和记忆等。然后,根据自身的需要、追求和利益,从认知上,对其进行判断和选择。最后,建立情感联系,树立意志与信念,从而使中国特色社会主义核心价值观成为自己生活中的思想和精神指引的灯塔。

调节机制。情感、意志等心理因素对价值认同的调节起着重要作用。情绪和情感本质上是一种态度体验,是主体的需要是否从外部事物得到满足的反映,满足人们的需要就会产生积极的心理体验,反之会带来消极与否定的心理体验。意志是指人自觉地确定目标,并根据目标调节自己的行为,克服困难,达到预期目标的心理倾向。意志有助于调控认知的各个方面,促成价值认同实现的各种因素,还可以对情绪和情感进行调节与控制,以保证人们的社会主义核心价值认同的稳定性和连续性。人格、气质等心理特征也有助于价值认同的形成。

反馈机制。任何有目的性、有意识性的行为,都离不开反馈。如果我们认同中国特色社会主义核心价值观,就会按照中国特色社会主义核心价值观的标准行事。一般来说,按照社会主义核心价值观的标准行事大多会得到周围社会其他成员的赞扬,从而形成一种反馈信号,带来自豪感和成就感,并进一步完善人们的价值观。

2. 外在机制

制约机制。国家通过法律或行政方法,采用命令、指示、规章等方式实现中国特色社会主义核心价值观;引导人们明辨是非并自觉抵制错误和不良价值观的侵蚀和影响,促进人们认同中国特色社会主义核心价值观,并依此规范行事。

引导机制。当前我国在经济、政治、文化、社会、生态文明等方面的和谐发展,最大限度地满足和丰富了广大社会成员的物质和精神需要,彰显了中国特色社会主义核心价值观的魅力,从而使人们主动接受并认可中国特色社会主义核心价值观。

奖惩机制。通过奖励来提升社会大众的荣誉感,对落实中国特色社会主义核心价值观的社会成员及时给予精神和道德表扬,大力营造学习先进人物和模范的社会氛围,感染和激励其他社会成员,从而使人们认同中国特色社会主义核心价值观并依此规范行事;或通过惩罚使社会成员转变认知、调整行为,以适应社会要求和规范。

(六)中国特色社会主义核心价值认同的影响因素

中国特色社会主义核心价值认同是一个动态过程,是内在因素和外在因素相互作用、影响的结果。通过社会舆论的要求和楷模人物的影响,人们自觉将自身价值观与中国特色社会主义核心价值观相结合,进而实现中国特色社会主义核心价值认同。要想实现社会主义核心价值认同,需要满足主体、客体和环境三个条件。

1. 个人因素——主体

个人因素起着重要作用,比如生长环境、所处时代条件和背景,这些都与个人思维方式、价值取向、行为习惯、兴趣爱好及个性发展等息息相关。健全的思想、健康的身心是社会主义核心价值认同的物质前提,同时,中国特色社会主义核心价值观要求发挥主观能动性,付出相当的努力。中国特色社会主义核心价值观作为一种系统意识形态,可以有效地帮助人们理性地认识社会,指导人们的实践,为人们提供价值判断依据。

2. 价值观本身——客体

首先,中国特色社会主义核心价值观要满足人们的需要,同时也引导人们成为推动社会发展进步的主人,既接受社会服务也服务社会与他人。其次,中国特色社会主义核心价值观必须具有规范性、可操作性和适应性,在不断丰富和创新其表现形式的前提下,保持相对的稳定性和持续性。最后,宣传弘扬的方式要讲究人性化、人文性和灵活性,以便得到所有的民众的认同。

3. 社会因素——环境

价值认同是一种观念性的意识形态,民众在社会生活中逐步认识、接受和认同中国特色社会主义核心价值观。社会大系统的经济、政治、文化、社会、生态文明方面及日常生活环境,从不同的角度以积极或消极的态度,促进或阻碍人们对中国特色社会主义核心价值观的认同。

较多的社会公众依托互联网,对某焦点问题或公共事物表达情绪、态度、意见和看法。以网络为载体,为大众群体实时高效地宣传正确导向、传播先进概念,坚持不懈地推送中国特色社会主义核心价值观的创新成果,以提升人们对其的认同。

第三节　心理健康与中国特色社会主义核心价值观的相互影响

一直以来,党和国家高度重视心理健康工作,党的十八大报告中强调了心理疏导的重要性,党的十九大报告中再次强调"要加强社会心理服务体系建设,培育自尊、自信、理性平和、积极向上的社会心态"。一个社会的核心价值观在符合本民族的心理与愿望的同时,也要具有世界性的理念,以获得全人类的认同。当代中国文化建设的任务之一,就是通过对中国特色社会主义核心价值观的解读和倡导,使社会大众理解、认同和接受中国特色社会主义核心价值观,并内化为对价值目标和行为准则的共同追求。只有当社会大众对中国特色社会主义核心价值观形成普遍共识时,社会大众才会有一个共同的价值标准,让社会成员践行共同的价值观,调节和规范社会成员之间的交往。

伴随着新冠疫情等公共危机事件,心理健康教育不仅是心理层面的工作,还担负着思想道德建设和意识形态引领的综合任务。心理健康的价值观念从人出发,其根本是关注个体的身心健康。从心理问题产生的原因看,有相当部分是来自思想层面或价值观层面的。从心理学角度来看,部分个体的心理健康问题与其价值观有很大关系(于娟 等,2014)。中国特色社会主义核心价值观的内涵十分丰富,与心理健康之间的有机融合值得进一步探讨。

一、心理健康的概述

目前我国通用的心理健康标准是:智力正常、有安全感、情绪稳定、意志健全、自我概念成熟、适应能力强、适当的现实感、人际关系和谐、行为协调且反应适度、心理行为符合年龄特征（李云驰，2013）。黄希庭指出，心理健康指知、情、意、行、人格的完整和谐，及个体积极适应社会，如良好的生理状态、自我和谐、人际和谐及积极的心理感受（主观幸福感）（黄希庭，2008）。个体价值体现为既对人关心和尊重，又促进人全面发展，是与社会价值相统一的。个体价值与社会价值是辩证统一的，其核心是提高人的综合素质和促进人的全面发展。而心理健康是人的全面发展的重要组成部分和强大动力，具有引导、塑造、控制及和谐的作用。

社会心态是对个体价值观的直接反映，即人们对自己和社会的态度、情感和意向。对一个社会来说，社会心态映射着社会的核心价值观。在当今复杂的社会背景下，人们的个体自主意识不断强化，思想活动的独立性和选择性日益进步。价值观是一个深层次的心理支撑系统，它影响着个体的自我认知和价值思维方式，具有调节、引导社会心理的功能。

人的心理是在社会文化环境的制约和作用下构建起来的。人有怎样的心理世界，在很大程度上取决于人置身于何种社会文化环境中，也就是说，社会文化创造了人和人的心理。人的心理发展具有文化的属性，将文化与心理健康教育相结合十分必要。心理健康的界定不能脱离一定的社会文化，社会文化与心理健康教育之间是相互促进、相互影响、高度相关的关系（何思彤，2018）。坚持个人与社会相统一的共同发展观，个人发展与社会发展互相促进，社会发展是个人发展的前提基础，个人发展是社会发展的归宿（潘柳燕，2012）。价值观是社会发展的产物，社会性是人的本质属性，所以说社会与人的发展密不可分。社会大众的心理健康水平要有正确且鲜明的价值观作为指导。同时，心理健康教育对人的全面发展具有促进作用。

二、心理健康对中国特色社会主义核心价值观的影响

心理健康的个体往往积极乐观，具有良好的情绪调节能力，对各种失败和挫折能采取积极的态度应对，才能更容易适应社会，与社会和谐相处。好的心理健康状态更容易使个体理解、接受和认同中国特色社会主义核心价值观，形成正确且稳定的价值取向。很难想象，一个存在心理问题的人能够继承传统和建设未来，为社会做出贡献。将中国特色社会主义核心价值观融入大众的精神世界，发挥道德实践活动的涵养作用，陶冶情操，丰富业余生活，充实精神世界。心理健康的人在做人做事上乐观向上，具有良好的情绪调节能力，对各种失败和挫折能采取积极的态度

应对,使大众能够更积极地适应社会,与社会同步,有利于对中国特色社会主义核心价值观的理解与接纳,进而形成正确而稳定的价值观。

中华人民共和国教育部确立了"坚持育人向导,突出价值引领"等基本原则,并提出了心理育人的重要目标。也就是说,在心理健康教育中,要结合中国特色社会主义核心价值观的指导,形成与思想政治教育的协同效应,完成心理育人之本分,落实立德树人之重任。只有被社会大众认同的价值观,才能被其有意识地遵守与践行(赵爱玲,2012)。同时,良好的心理健康有助于社会大众树立正确的政治情感、态度和行为倾向,进而有助于实现社会大众对中国特色社会主义核心价值观的认同。

在心理学的角度,中国特色社会主义核心价值观是社会大众心理资本的集中体现。人的潜能是无限的,而其根源在于人的心理资本。心理资本指个体在成长和发展过程中表现出来的一种积极心理状态,是超越人力资本和社会资本的一种核心心理要素,是促进个人成长和绩效提升的心理资源。心理资本包括自我效能感、乐观、坚韧、情绪智力等。无论是国家层面的价值认同,还是社会层面的价值认同,都与个体的心理资本有关。心理资本通过中国特色社会主义核心价值观来衡量和引导。中国特色社会主义核心价值观与社会大众个人成长息息相关。

罗杰斯提出,心理障碍的根本原因,是个体在社会中领悟并内化了外部环境赋予他/她的价值观,并以此判断自己,逐渐放弃自身的评估。合理情绪疗法学派的艾利斯认为,正是个人价值体系中的非理性观念导致了他/她自己的心理困扰。为了解决心理问题,他/她必须纠正其不合理的价值观念。当个体想融入一个群体时,他/她必须接受该群体的价值观和规范。这是因为人的趋同心理或从众心理,即每个人都渴望被社会群体接受和认同。心理认同理论认为,社会规范和组织目标在个体心理成长过程中有重要作用,感觉和知觉的过程会逐渐形成认知和情感、思想和行为、动机和选择的统一和趋同。有效的心理认同可以凸显社会主义核心价值观,这既是一种社会心理现象,也是一种人的复杂的心理状态。它既促使个体对社会价值观和规范产生积极和具有支持性的情感倾向,也促使个体用实际行动来维护社会价值观和规范(Huang,2020)。

三、中国特色社会主义核心价值观对心理健康的影响

科学的价值观对个体塑造健康心理人格起到积极的促进作用,而不科学的价值观则会对其产生消极影响,干扰个体健康心理人格的塑造。心理健康水平的提

高和健全人格的塑造必须要有正确的价值观作引导。在社会环境多元化、网络环境发达的今天,由于人们不同的认知和体验,容易受到不良言论的影响。中国特色社会主义核心价值观有效引导人们的价值取向,规范人们的行为,使人们的思想统一起来,增进个人幸福感,促进个人心理健康。

核心价值观高度统一了国家、集体和个人三个层次的价值认同与精神追求,不仅提供了积极的精神价值指导,而且内化了高尚的精神追求,促进个体主动实现自我价值。心理健康涉及个体与个体、个体与群体、个体与社会及群体与社会之间的相互作用,而价值观对其有引领作用,可以促进心理生活的和谐发展,提升精神价值追求,促进精神生活健康、有序地发展。

据社会心理学的相关观点,人的心理包括对社会现象的认知、自主的社会情感、自身的社会价值和社会行为倾向,其中价值观念直接影响着个体对社会现象的认知,潜移默化地改变其社会情感,最终成为影响心理健康情况及个体社会行为的直接因素。中国特色社会主义核心价值观作为我国价值体系的核心要素,促进着国民心理健康的正向积极发展。奥尔波特说过,能够明确坚定自我价值观将直接决定一个人的心理健康。如果使用正确的价值观去分析理解事物的本质,可以深刻明白其中的道理从而不易被自身的负面情绪影响,保持心理健康状态。个体正确价值观的形成,是与所处社会的主流价值观辩证统一的,其核心是提高人的综合素质和促进人的全面发展。而心理健康是人的全面发展的重要组成部分和强大动力,具有导向、塑造、控制的作用。

中国特色社会主义核心价值观不仅是一个国家和社会生存和发展的精神支柱,而且能够促进社会的稳定和繁荣,能够满足个人生存和发展的需要,也能够满足广大民众的思想和价值指导的需要,能够指导民众的现实生活,给民众提供一个健康的心理环境。个体的价值观会影响他/她的认知和行为,也会影响他/她的心理健康。它调节个体认知能力、调控负性情绪和规范自我行为,对培养健全的人格、和谐的人际沟通、正确的审美情感、坚定的意志品质和自我发展具有重要价值。

理性情绪心理学认为,个体的价值观中非理性信念与个体的心理健康密切相关。彭晓玲(2005)发现,学生的价值观和他们的心理健康之间存在着正相关关系。一旦形成了正确的价值观,必然会对心理健康的发展起到积极作用,而如果价值观的形成出现偏差,将对他们的心理健康产生负面影响,甚至造成心理问题或产生心理障碍。所以正确的社会价值观培养有利于促进人的心理健康和人格的完善。

四、中国特色社会主义核心价值观与心理健康的相互作用

奥尔波特曾说:"明确而坚定的价值观是区分一个人是否心理健康的标志。"价值观是一种认知,当个体具有正确的价值观,他/她更容易情绪稳定,具有良好的心理健康。心理健康与价值观紧密相联,相互影响,相互作用,甚至是相互转化。从宏观上看,心理健康是心理层面的,价值观是思想层面的,而心理与思想有密切关系,都是人脑机能活动的产物。首先,本质是一样的,它们都是个体精神活动。其次,它们相互影响和相互作用,心理健康是价值观形成的基础,人们只有在心理健康的情况下才能形成正常的价值观;价值观是心理活动的外在表现,价值观是在个体知情意的协同作用中产生的,一旦形成,就会调节和控制心理活动,制约心理活动的走向。最后,虽然两者的机制和表现不同,其联通性使得两者相互影响。价值观的积极因素与心理健康呈正相关,价值观会影响人们的认知、行为方式,而价值观的错误会加重心理的不健康,心理不健康会产生错误的价值观。

人的归属感、尊严感和荣誉感的统一对于人与人之间及不同思想观念之间的沟通与交流至关重要。这种相互的心理交流,甚至分享和认同将成为一种现实的需要。对于正常的心理状态和心理需要,人们一定会接受、赞同和肯定某种价值观念。因此,不可否认,精神健康和中国特色社会主义核心价值观之间存在联系。

一个社会的价值观一旦形成,往往以社会中人们所持的立场、观点和态度的具体实践外在地表现出来,同时又往往内化为一种精神力量,如人们的信仰和理想,成为判断是非和做出决策的标准,从而确定自己的行为方式和态度。在日常生活中,人们不自觉地按照自己的价值观进行行动,表现出自己内在价值观的精神面貌和行为取向。

第四节 加强和维护心理健康和中国特色社会主义核心价值观认同

实现中华民族伟大复兴的中国梦,要在全民族广泛的价值认同和共同追求的前提下,不断加强中国特色社会主义核心价值观建设,团结一切力量,巩固和完善党和全国各族人民团结一致的共同思想。围绕人的全面发展,重视社会大众对中国特色社会主义核心价值观的心理认知、情感体验和实践行为,教育和服务民众,

使群众更好地认知、认同中国特色社会主义核心价值观,更积极地践行中国特色社会主义核心价值观。

在当前价值多元化的社会中,社会大众或多或少地受到各种价值观的影响,进而导致价值观混乱、矛盾和冲突等问题,甚至产生心理问题、精神障碍等。由于人们缺乏知识和经验,难以形成系统的、科学的价值观。此时他/她的价值观往往是相互混淆、矛盾,甚至是冲突的,因为很难与现实生活中的行为相协调,进而产生心理问题。因此,要注重开展科学验证,明确中国特色社会主义核心价值观对社会大众心理特征、思维、行为的影响和归因。通过各种社会组织,不断传播中国特色社会主义核心价值观,以适应公共社会化的需要,同时使公众自觉认同中国特色社会主义核心价值观。

一、心理健康教育

当今时代,思潮的多元化对大众的价值取向、心理特点和行为习惯等产生强烈冲击,对中国特色社会主义核心价值观的宣传和践行效果会产生影响。心理健康是个体认知与行为、个体与群体、自我与社会之间的和谐状态。心理健康教育应以培养心理和谐为价值取向。对于任何一个社会,社会大众如何看待当前核心价值观,直接决定着核心价值观建设的成败。要促进社会大众的心理和谐,必须加强心理健康教育,引导人们善待自己、善待他人、善待社会,正确对待困难、挫折和荣誉。中国特色社会主义核心价值观和心理健康教育是建立在理想、新观念、行动原则、政治道德和意志品质基础之上的(冀录 等,2020)。在全社会深入开展中国特色社会主义核心价值观的教育活动,能培养社会大众尊重和崇尚正确的价值观,促进全社会核心价值体系的建设和完善。在说服和教育人们树立共同理想的同时,不能忽视培养人们对社会主义核心价值观的情感认同。如果一个人对中国特色社会主义价值观念没有情感认同,就不能真正遵守价值标准,中国特色社会主义核心价值观就不能走进人们的内心世界,就难以进行实践。

中国特色社会主义核心价值观群体认同的形成,需要不断地传播和教育,需要将中国特色社会主义核心价值观融入国民教育的全过程,开展各种教育活动,以提高认同教育的有效性,而大众主体的性格、兴趣、情绪、情感等心理品质对传播效果影响重大,因此我们在传播核心价值观时也要注重对心理健康的塑造与培养。心理健康教育作为一种高度形式化和组织化的教育方式,对认同感的实现起着关键作用。要着眼于人们对中国特色社会主义核心价值观的心理认知、情感认同和实践践行,紧紧围绕人的全面发展,努力教育和服务民众,使人们更好地认同和更积极地践行中国特色社会主义核心价值观。加强和改进心理健康教育,潜移默化地将其内涵呈现在心理健康教育过程中,对培养实现中华民族伟大复兴中国梦的新时代建设者和接班人是十分重要的。

二、培养价值意识

中国特色社会主义核心价值观的建设离不开共同价值观的培育。价值意识主要分为三个层次:情感层次、理性层次和价值观层次。情感层次主要表现为人的情绪、欲望和喜恶,存在于人的内心世界,影响着个体的价值认知;理性层次是价值意识在情感层次上的进一步抽象和升华,又称为价值观或价值思想,价值观一旦形成,将更持续、稳定地控制和影响人们的价值认知和选择;而价值观层次是价值意识在理性层次上的进一步凝练,表现在人们在长期的社会实践中,不断辨析、比较和总结所形成的价值问题。在价值认同的过程中,价值主体往往根据自己的内在价值图式来决定是否同化、顺应或拒斥社会价值观的引导。要积极培养人民的爱国主义情感和坚定信念,为实现中国特色社会主义现代化而奋斗。

三、精神文明活动

任何价值观的培育都需要一个广阔的社会基础和一系列的社会活动,使社会大众自觉地参与、接受和认同。中国特色社会主义核心价值观不仅应当内化为社会大众的价值追求,而且也应当外化为社会大众的社会实践,而开展群众性精神文明建设活动就是这样一种有效载体。通过广泛深入的精神文明建设活动,组织和倡导尽可能多的社会成员积极实践中国特色社会主义核心价值观,在全社会弘扬中国特色社会主义核心价值观。把中国特色社会主义核心价值观的深刻内涵和精神实质渗透到丰富的文化活动和健康优秀的文化产品中,能使人们在轻松愉快的氛围中感受和体验到中国特色社会主义核心价值观。

四、媒体宣传教育

互联网最大的特征就是开放性,网络可以充分展示和交流各种文化。在当前网络信息时代,运用各种宣传方法和手段向广大群体阐释理论、解读观点、讲解道理,有很强的吸引性和鼓动性,能够使人们认识、理解和认同中国特色社会主义核心价值。移动网络的便利有助于人们随时随地获得新鲜的文化信息,也为价值观的宣传和传播提供了更多的开放空间(Máximo et al. , 2020)。

　　建立媒体公众平台,首先应加强管理水平,消除不良、错误信息对人们的误导,其次应扩大新媒体资源的引用范围,发挥互联网平台的培育优势,最后还要注重理论结合实际,增加评价的角度,使更多的人群从不同的角度感受中国特色社会主义核心价值观。正确运用公共媒体的"双刃剑",牢牢掌握舆论主动权,正确引导各种社会思潮,倡导健康、积极、勤奋、节俭的生活方式,努力营造清晰的舆论环境,实现以科学理论武装人民、正确的舆论指导人民、塑造高尚的人的局面。

第八章　心理健康与中国特色社会主义"四个自信"

从个体心理发展的阶段性来看,个体心理健康是一个以认同为核心的自然人到社会人再到信仰人的发展过程。自我认同是自然人心理健康发展的核心,他人和社会认同是社会人心理健康发展的核心,而对于信仰人来讲,其心理健康主要体现在从他律到自律,即将个体所处的外在社会环境中的规章制度、风俗理念内化到自己的人生观、价值观和世界观中,用来指导个体的行为活动。对于处于某一国家或民族的个体来说,信仰人的心理健康体现也是对国家精神的认同,这是人类心理发展的高峰体验。

中国改革开放以来的成功实践,使我们党、国家和中华民族具有了当今的自信。根据以往的历史,任何一个想要完成向现代化强国转型的发展中国家,不仅需要正确道路的选择和雄厚经济实力的支撑,还需要有发达的文化软实力。在文化软实力中,最基本的要素就是民族文化自信。"四个自信"的前提是民众对中国特色社会主义道路、理论、制度、文化心存自豪。然而,目前经济全球化正在世界范围内快速发展,西方国家的意识形态通过媒体、网络等渗透,冲击着当代中国人的政治信仰、道德标准和价值观念选择等各个方面,对国人的政治认同产生了巨大的冲击。中国共产党指出,中国有坚定的道路自信、理论自信、制度自信,其本质是建立在5000多年文明传承基础上的文化自信。因此"四个自信"的提出对于稳定人心、凝聚力量、加强统一、维护党中央的权威及全面建成社会主义现代化强国发挥着极其重要的作用(张莉,2017)。

因此,中国特色社会主义"四个自信"是国家精神的集中体现,通过心理学的研究来促进对国家精神的推广及实现,应是心理学工作的一个重要部分。本章首先论述心理健康和中国特色社会主义"四个自信"的相互促进和共同发展的关系，其次论述中国特色社会主义"四个自信"形成的心理基础，最后探究在心理健康的不同水平上如何影响中国特色社会主义"四个自信"，以及"四个自信"如何促进信仰人的心理发展。

第一节 心理健康与中国特色社会主义"四个自信"

一、自信

何为自信？从字面意义上来看"自"即"自己"，"信"即"相信，信任"，"自信"即"自己相信自己"。孔子曰："吾心信其成，则无坚不摧；吾心信其不成，则反掌折枝之易亦不能"，这表明自信对事情的成功与失败起着关键性作用。英语中的单词"confidence"起源于拉丁文"confidential"，其意思是"信赖，相信"或"感到有把握的状态"，"self-confidence"则是指"个体相信自己或自己处境的一种情绪或自我觉知"（车丽萍，2002）。

自信的定义有很多不同的版本，研究者对其理解不同，对自信的理解也就不同。学者大都根据自己的研究需求，从不同的方位和取向认识和研究自信。对自信进行较早的理论解释的是人本主义心理学家。人本主义心理学家认为自信是尊重需要获得满足时产生的一种情感体验，尊重需要缺乏满足时会产生沮丧和自卑感。Coopersmith（1967）在其研究中指出自信是个体长期保持的对自己的看法。这种看法既表明了个体在何种程度上认为自己是有价值的，又表达了一种对自己是否认可的态度，显示了一种对自己的能力、成就及社会地位的信心。Dickstein（1977）指出自信是指个体胜任某种角色后的自我效能感。Rosenberg（1965）从态度的角度对自信进行说明，指出自信是一种对自己的肯定态度，后来他又认为自信是指个体确信自己可以根据内心需要而取得成功，是对自己实践能力的确信。班杜拉认为自信是指个体拥有较强的自我效能感，自我效能感是个体对自己能力的一种主观判断或信念，自我效能感越高的个体，其自信程度越高。

国内学者对自信的定义也很多，比如车文博（1985）认为，自信是指个体相信自己的能力和精力的一种自我取向。黄希庭（1991）认为自信是指个体对过往成功经验的结晶。林崇德（1995）认为："自信是个体对自己能力、品格和力量等的肯定评价而产生的信任自己的感情。"车丽萍（2004）指出："自信是个体对自己的积极肯定和确认程度,是对自身能力、价值等做出客观、正向的认知与评价的一种相对稳定性人格特征。"从个体的自我认识而言,自信不仅指个体对自己的积极肯定和确认程度,还是对自己能力、价值等做出正面评价的一种稳定的人格特征(岳奎,2019)。

由此可见,在自信的研究领域内,国内和国外的学者到目前为止还没有一个公认的定义。自信的定义不同,表明研究者对自信的研究取向及研究方法也不尽相同。自信定义的多样性也反映了自信内涵的丰富性。因此,车丽萍(2002)认为自信是一个多维整合的复杂的心理系统,包括自我认知与评价、情感体验等成分,属于性格特征中个体对自己的态度的范畴,与自我效能感、自尊等密切相关,并和自我概念中的能力、价值判断等相关。

二、中国特色社会主义"四个自信"

中国特色社会主义"四个自信"是个体或群体经过认知、认同、内化、外化中国特色社会主义表现出的一种由内至外的胸有成竹的、积极肯定的、自然而然的积极心理状态,是"全党全国人民深刻总结我国发展历程而自觉树立起来的精神标杆,是由内而外生发出来的自我肯定和自豪的气质,对于推动民众携手打造理想社会、创造美好生活起到内在激励作用,成为全社会前进的强大动力"(暴文婷 等,2017)。

这种自信并不是与生俱来的,而是社会成员在经过不断的深层认知、积极评价和精神认同的基础上并在一定的社会实践中逐步积累形成的。个体的自我认知与评价源于主体我和客体我的分离,即将自己的过往经验看作自我存在的一个方面,把自我与他人(对象世界)的存在加以分化的认知。中国特色社会主义"四个自信"是一种主观意识,是社会成员对过往的成功经验(如中华人民共和国成立以来翻天覆地的变化)的知觉状态(黄希庭,1991),也是一种拥有较高自我效能感之后的社会成员对未来中国社会进步和发展的理性思考;同时也展现了个体或群体对中国特色社会主义的肯定性认同、积极性评价和坚定性信念,并将中国特色社会主义道路、理论、制度、文化的基本内容和价值意蕴内化于心、外化于行,从而从自信跃升为自觉。另外,这种自信形成之后也不是一成不变的,从个体层面上来看,社会成员的自信水平会随着其对我国道路、理论、制度和文化的深入了解而提高;从国家层面来看,随着社会的进步和国家的发展,社会成员对国家和民族的自豪感也会提升,进而又推动了其自信水平。中国特色社会主义"四个自信"充分体现了党中央不忘初心、继续前进,把中国特色社会主义事业推向更高层次的信心与勇气。

三、心理健康与中国特色社会主义"四个自信"的关系

Deb(1985)的研究表明自信与心理适应之间存在的正相关程度较高,Bryant 和 Veroff(1984)在其研究中指出个体自信的增加与自身心理健康的较高等级评定有显著相关。毕重增和黄希庭(2008)发现自信与健康之间存在密切的负相关关系,自信程度较低的个体通常伴随较高的焦虑和抑郁。车丽萍(2002)在其研究中表明自信可以促进个体的心理健康水平。基本的自我认识能力是心理健康的标准之一,同时也是自信的核心。个体对自己缺乏客观评价的主要原因是缺乏正确的自我认识能力,而自信则是具备客观自我认识的表现。车丽萍认为自信是个体对自我的正面肯定程度,包含较高的自我接纳和积极向上的心理倾向。这种肯定自我的态度不但提升了心理健康水平,也是心理健康发展的重要标志。王敬群和熊红星(2003)的研究也表明个体心理健康和自信水平呈正相关。目前,心理健康与自信水平的研究大都是相关研究,而心理健康和自信水平之间的因果关系却比较复杂。在前人研究的基础之上,本书可以得出心理健康与自信水平之间存在紧密联系,心理健康水平越高的个体,其自信水平也越高,自信水平越高的个体,其心理健康水平也越高。

中国特色社会主义"四个自信"是社会成员对我国发展道路、制度、理论和文化的信赖、依赖和认同的心理表现,其本质上是对国家精神的一种主观认同感,也是个体或群体由中国特色社会主义的快速发展而产生的一种积极心理状态。从个体心理健康层面上来讲,中国特色社会主义"四个自信"的提出促进了个体心理从他人及社会认同向国家精神认同的发展,从而增加了社会成员心理健康的完整性。从国家层面上来讲,心理健康水平较高的个体由于其开放的态度和对自身及社会发展的准确认知和客观评价,因此更加认同国家理念,进而更容易认同和形成中国特色社会主义"四个自信",促进国家的健康发展。综上,心理健康与中国特色社会主义"四个自信"之间是相辅相成、共同促进的关系。

第二节 中国特色社会主义"四个自信"形成的心理基础

一、道路自信形成的心理基础

中国特色社会主义道路是指在中国共产党领导下,立足基本国情,以经济建设

为中心,坚持四项基本原则,坚持改革开放,解放和发展社会生产力,建设社会主义市场经济、社会主义民主政治、社会主义先进文化、社会主义和谐社会、社会主义生态文明,促进人的全面发展,逐步实现全体人民共同富裕,建设富强、民主、文明、和谐、美丽的社会主义现代化强国,实现中华民族的伟大复兴。

从社会心理学的观点来看,道路自信在其本质上是社会成员信赖、相信、信任社会发展道路后产生的一种积极心理状态。岳奎(2019)在其研究中指出道路自信反映了中国民众的社会心理,这不仅是民众对选择中国发展道路的认可与肯定,也是对中国特色社会主义伟大建设成就的心理认同与情感确认,更是对实现中华民族伟大复兴中国梦的心理期待与情感要求。洪跃雄(2014)指出道路自信是中国人民对中国特色社会主义发展道路的积极肯定,是社会成员对中国特色社会主义道路产生正面认知和积极评价后才形成的良好精神状态。在其研究中指出,形成道路自信的前提是个体拥有清晰的道路认知、道路效能、道路独特感及道路接纳程度(洪跃雄,2014)。

(一)道路认知

与形成清晰的自我概念一样,道路自信的形成需要个体具备较高的道路认知。道路认知清晰度是指对社会发展道路基本内容认知的清晰、确信和稳定的程度,而道路认知是指社会成员对道路认知清晰度的感知程度。一条社会发展道路能否被社会成员所信任、依赖,要保证处在该社会背景下的成员具备较高的道路认知水平。反之,如果对社会发展的道路认知程度不高,说明人们对道路仍存在不清楚和不一致的认知。这就容易使人们产生疑虑,结果往往会导致不自信。

(二)道路效能

道路自信的形成关键在于社会成员能否具备较高的道路效能。道路效能与自我效能一致,是社会成员对于社会发展道路实现其目标而配备的各项机制所蕴含综合能力的一种主观判断。中国特色社会主义道路发展时间相对较短,外国可以借鉴的发展经验不多。道路效能高的个体,如高自我效能一样,在面对社会发展道路前进中所出现的困难和挑战时,能表现出乐观和积极的心态。相信在道路的正确指引下,能够克服困难并战胜挑战,对实现道路目标始终充满信心。然而,道路效能低的人会经常表现出消极、悲观的心态,并不自觉地放大中国特色社会主义道路前进中所出现的困难和挑战,以至于很难相信道路目标能够顺利实现。

对于如何形成较高的道路效能,社会成员需要对该道路指引下的社会发展进行总结。在此基础上,社会成员才会对该道路是否是正确的和值得坚持的做出主观判断。这种判断的结果就是道路效能。由此可知,从纵向来看,道路效能的产生来自当前社会发展水平与历史发展水平的对比,从横向来看,道路效能的产生来自与其他社会发展道路的比较。一般而言,当目前的社会发展水平显著高于历史水平,或个体所处社会发展水平高于其他社会发展道路下社会发展水平时,社会成员会产生较高的道路效能。

(三)道路独特感

道路独特感是社会成员对道路独特性的一种主观感知。道路独特性是指社会发展道路所具备的独一无二的特色。道路独特感对道路自信的形成具有支持作用。假如中国的发展完全借鉴别的国家的发展道路,那么即便国家得到了发展,民众依然不能形成由内而外的道路自信。反之,如中国在吸收和借鉴外国成功发展经验的基础上,根据本国的国情和民族文化,开创了一条适合本国发展的道路,民众则会对自己国家的发展道路感到自豪,并自然而然地形成对发展道路的自信感。

(四)道路接纳程度

道路接纳程度是指对社会发展道路中存在的缺陷和不足之处的接纳程度。从哲学角度来看,事物的发展总是呈波浪式向前推进,社会发展也是如此。社会发展的总体趋势是前进的,但方式是曲折迂回的。不管社会发展道路多优越,都不能保证其在发展过程中不出现困难和问题,相对优越的制度只能减少问题出现的概率或加快问题解决的速度。在中国特色社会主义道路前行过程中也出现过不同程度的问题和不足,且这些问题可能会长期存在。社会发展中的问题和不足会影响道路自信的形成过程,但不是说存在问题就不能形成道路自信。道路自信的形成需要社会成员对它有客观、全面的评价,对该道路全面肯定或全面否定都不能形成道路自信。因此,对这些缺陷和不足的主动接纳是形成道路自信的关键。

中国特色社会主义道路自信是社会成员对中国特色社会主义道路及在其指引下的中国社会发展产生正面的认知和积极评价之后形成的良好心理状态。这些认知与评价主要体现为我国社会成员对中国特色社会主义道路所具有的较高的认知清晰感、独特感、效能感及接纳度。

二、理论自信形成的心理基础

中国特色社会主义理论体系,主要包括邓小平理论、"三个代表"重要思想及科学发展观在内的科学理论体系,是对马克思列宁主义、毛泽东思想的坚持和发展。

理论自信就是社会成员对中国特色社会主义理论的自信。汤志华(2013)认为理论自信是指中国共产党对其指导理论体系的坚定信念,张国启(2015)认为理论自信是指个体或者组织对理论的发展充满信心与信仰,李国泉(2016)认为理论自信是国家、政党、民族对理论自身的价值的肯定和对其生命力的肯定。佘双好和冯茜(2013)认为理论自信是指社会成员对自己提出的理论观点和理论体系所持的坚定不移的态度及对理论发展充满信心的积极体验,是对理论的信任和认可。在上述文献研究的基础上,本书从心理学的角度来看,认为理论自信是指社会成员因对某一社会发展的理论进行深刻认知并实践后,对该理论产生的一种积极的心理认同感。理论是对社会发展过程的高度概括性总结,社会成员对本社会发展的指导理论形成自信需要个体认知、认可,并且认同该理论。

(一)理论认知

理论认知是指社会成员对于社会发展的指导理论的基本内容、发展阶段和主导思想的理解与把握。这一过程包括社会成员对理论的感知、思考与总结。对理论的认知程度大致分为三个水平:一是社会成员对指导理论认识极少或基本没有,这种认识极少的个体由于其认识水平的局限性导致其对指导理论没有什么理解,因此在理论评价方面会表现出从众而不能形成自信。二是对指导理论有一定的认识水平,但理解不全面。因为这种认识水平存在偏见的个体在对指导理论进行评价时往往会出现偏见,所以他们也难以形成理论自信。三是社会成员准确、深入地认识到该理论的丰富内涵,并见证了在该理论的指导下社会的发展。这种个体由于深刻认识到理论的内容,将会对理论产生客观公正的评价,从而比较容易形成理论自信。

(二)理论认可

理论认可是指社会成员在形成理论认知的基础上,而产生的参与理论实践的心理倾向和态度。社会成员能否形成稳定的理论自信,其核心点在于社会成员是否认可社会发展的指导理论。对理论的认可也分为两个水平:一种是表层认可,社会成员对社会发展指导理论的低水平认可是对理论文本形式及内容的认可。这种形式的认可在社会成员中很容易看到,例如有些社会成员能够熟练背诵中国特色社会主义理论,但这种认可只浮于表面,并没有内化到个体的态度和行为倾向的层面。另一种是实质性认可,社会成员对理论形成全面且深入的认可,这种认可也被称为对理论的精神认可。与表层认可不同,精神层面上的认可是社会成员深刻地认识理论内容之后产生的心理上的折服感,对理论的精神认可才能产生理论认同。

（三）理论认同

理论认同是指个体对指导其所处社会发展的理论的规范性、有效性及科学性的认同。从类型上看，理论认同可以分为表层认同和深层认同两个层面。表层认同是社会成员对理论文本字面意义上的认同，这是对理论表层的了解与把握，只是知道理论的来源与发展并在内容上认同其正确性，并没有意识到理论指导实践产生的强大推动力。而深层认同是社会成员对理论所要表达的精神实质的高度认同，这是一种对理论内在性的更深层的把握，并且正是由于这种把握而促使社会成员积极主动地学习理论内容，并通过习得的理论来指导自己的生活和工作，愿意积极推动理论发展。社会成员将这种深层的认同内化后形成自己的价值取向，其外化的表现形式即为对指导社会发展的理论自信。

中国特色社会主义理论自信是以理论认知为基础。民众深刻地认识到中国特色社会主义理论的科学性和先进性是形成理论自信的前提条件，只有对该理论产生全面且深刻的认知，才有可能形成坚定的理论自信。当全体社会成员深入认识到中国特色社会主义理论的科学性以后，要对其产生深层次的心理认可，这种认可表现为社会成员在对理论内容进行认知后的折服感，这是形成理论自信的心理准备条件。最后，产生理论自信的关键步骤是社会成员对理论的认同。只有对理论具备深层次的认同，社会成员才会主动学习理论来指导自己的学习生活，并最终内化为自己的价值观，表现出理论自信。

三、制度自信形成的心理基础

中国的制度设计包括人民代表大会这一根本政治制度，中国共产党领导的多党合作和政治协商制度、民族区域自治制度及基层群众自治制度等基本政治制度，中国特色社会主义法律体系，公有制为主体、多种所有制经济共同发展的基本经济制度，以及建立在这些制度基础上的经济体制、政治体制、文化体制、社会体制等各项具体制度。制度自信是指中国共产党对中国制度设计优越性的充分肯定，并表现出对这一优越性得以继续发挥的坚定信念（林尚立，2016）。

在制度自信的研究中，屠静芬和岳奎（2014）认为，制度自信是制度绩效在社会心理层次上的积极反映。戚晓东（2017）认为，从制度制定者的角度而言，制度自信是指制度制定者对其制定的规范体系和运行机制的一种积极情感，这种情感来自制定者对该制度的价值认同，以及对制度效能的正向评价。杨学龙（2016）在其研究中指出制度自信首先要求社会成员对该制度属性有高度认同，其次体现在社会成员对制度体系的自觉遵守,最后制度自信的形成需要社会成员对该制度进行积极正面的评价。从社会心理机制的形成来看,制度自信并非社会成员与生俱来的心理状态,而是在社会实践中逐步形成的。从社会心理学的角度来说,制度自信的形成过程包括制度概念认知、制度意识建立、制度精神认同这三个不断深入的过程(杨竞业,2015)。

(一)制度概念认知

制度概念认知是指社会成员对关于该制度的一般性知识和原则性规范的认知。制度内容主要有政治、经济、法律及文化等部分,社会成员首先通过不同形式的宣传来对这些制度内容进行感知觉加工,获得对它的感性认知。当社会成员将这些感性材料进行综合加工并进行抽象思考总结之后,会形成对制度的深层次认知。社会成员对制度的文本内容的认知加工虽然属于制度自信的低级层次,但却是社会成员在建立制度自信的过程中不可或缺的基础部分。社会成员对其认知程度越深,就越容易建立制度自信。

(二)制度意识建立

制度意识建立是指社会成员对规范社会发展的制度在心理上形成顺应,并对具体的制度表示支持。社会成员意识到遵守社会制度可以有利于自身发展,提高社会发展速度,因此愿意遵守并拥护相应的制度,制度意识也就在社会成员的心里建立起来了。这种制度意识的建立分为两种情况:一种是社会成员不经过思考和总结,受到社会环境潜移默化的影响而建立,这种制度意识的建立没有以社会成员的深层次认知为基础,因此不能形成真正意义上的制度自信,即便形成了他(她)自认为的制度自信,也是不理智、不科学的,并且可能发展出有关制度的自负心理。另一种是社会成员经过深思熟虑、细致考察,并在实践活动中获得的对制度的积极评价,这种制度意识的建立是社会成员经过以认知努力为基础的必要过程,对制度内涵有了清晰的认识,所以这种制度意识的建立较易形成制度自信。

(三)制度精神认同

制度精神认同是指社会成员高度信任社会发展制度,将其内化于自身价值观并付诸行动。当对社会制度进行深层次的认知加工,并在他(她)建立了制度意识之后,社会成员便在内心认同了制度精神。制度精神认同表明社会成员认为该制度是可信的,并产生依赖情感。制度精神认同的具体表现是民众信奉并遵守制度精神,从现实行动上遵守制度规范,按照制度精神推动社会发展。社会成员的制度精神认同是制度自信的核心内容,这种精神上的认同是社会成员对制度的理论接受和实践认可的统一,制度在理论上的优越性和实践上的适用性为社会成员奠定了自信的基础。

四、文化自信形成的心理基础

文化自信,就其本质来说是一种坚定的信念、自觉的心理认同与正确的文化心态。具体表现为在文化的发展和比较中,一个国家和民族能正确看待本民族的文化,理解并认同本民族文化的意义与价值,并对该文化的发展前途和生命力充满信心,当面对不同的民族文化时具有兼容并蓄的包容态度(廖小琴,2012)。

李嘉雨和王冬冬(2018)认为文化自信是指社会成员对自身文化价值的充分肯定。周婷和毕重增(2019)认为文化自信是社会成员对自身文化价值的充分肯定和积极践行,包括文化自信情感和文化自信认知两个维度。文化自信是一种形式上更为特殊的"自信",但其本质是社会成员对待本民族文化的一种心理表现。这种心理表现体现了社会成员对信仰的一种积极心态,其形成过程包括文化认知、文化情感、文化认同三个阶段(王桂林 等,2018)。

(一)文化认知

文化自信的前提是社会成员对文化的自我认知,认知的内容包括中华优秀传统文化、革命文化和社会主义先进文化,这三个层面构成了文化认知的基本对象。对文化的认知包括低水平和高水平的认知阶段:低水平的文化认知是指对文化外在形式的感觉和知觉,也就是指社会成员的感觉器官所接收到的信息,社会成员经过感知觉接收到外界传递的文化信息,经过认知加工,形成对某种文化内容的整体知觉。高水平的文化认知是指个体的大脑对知觉信息的总结与整合后转入大脑的高级认知阶段中。文化认知的高级形式包含一系列的内容,例如对文化的学习、对文化的态度及对文化的记忆。在此过程中,最重要的是经上述程序后形成的文化认同。

(二)文化情感

文化情感在广义上指社会成员在文化认知的基础上形成的文化观,以及对这种文化观的主观感受和情感体验。就其情感产生的对象来看,文化情感是指社会成员对某一类文化内容的体验和感受:若社会成员体验到积极情感,就会对该文化产生高兴、愉悦的主观体验;若体验到消极情感,则产生消极、悲观的主观体验。从文化自信的形成过程来看,正面的情感体验会对社会成员的文化态度产生积极影响;负面的情感体验则会对文化态度产生消极影响,不利于文化自信的形成。

（三）文化认同

文化认同是指社会成员在认知和情感体验后，对所处文化的一种发自内心的接受态度。文化认同可以被认为是社会成员对所处文化的一种积极态度。态度是指个体对某一具体对象的较为持久而一致的心理和行为倾向。而社会成员对文化的认同需要面向的具体对象是中华民族的优秀传统文化和现代文化。同时，产生这种文化认同的前提是社会成员已经有了对文化的认知基础，并对某些文化观念产生了文化情感。因此，可以认为，文化认同是文化认知的高级形式，而文化情感是文化认同的"发酵过程"。文化认同最终将存在于集体的无意识中，并由此构成了社会共同的文化自信的基础。

根据文化自信形成的心理基础来培育文化自信，需要立足中国文化的根基，并推动传统文化的创新性发展。中华民族的文化复兴需要以高度的文化自信作为心理基础，根据中华民族的文化基础，创造性地推动传统文化的转型，才能解决民众构筑新知识及价值体系的现代精神追求，重构现代中华民族的文化世界，并在世界多样化的文化体系中保持中国文化的自主性与先进性。另外，文化自信的形成也需要坚持批判理性的方法和精神，在文化批判中发展文化自信。对文化的理性批判主要是指对传统文化和对西方文化的理性批判。抱有传统文化"能够拯救世界"和中国文化将被西方文化同化这两种取向都是不可取的。文化自信并不是对自己文化的盲从或对其他文化的盲目排斥，而是需要用大海般的胸怀包容一切。因此，仅把文化自信理解成"复古主义"或"排外主义"都是不可取的，也是不自信的表现。

第三节　心理健康与中国特色社会主义"四个自信"相互影响的过程

一、自我认同与中国特色社会主义"四个自信"的形成

中国特色社会主义"四个自信"的形成离不开社会成员对"四个自信"拥有较高的效能感，而这种效能感的心理基础是社会成员具备一定的自我效能感。心理学研究表明，个体形成自我效能感主要有四种不同的途径：第一，成败经验，即社会成员对自己在实际生活中自我成就水平的主观感知，这是个体获得自我效能感最

主要也是最基本的途径。第二,替代经验,这是指社会成员对能力水平与自己相似的他人的成败经验的观察,这种经验能够使社会成员相信当自己处于类似的社会活动情景时也能达到相同的成就水平。第三,言语劝说,即社会成员相信周围人们认为自己有能力完成某一任务的言语鼓励而相信自己的效能,客观的言语劝说因能够激发社会成员的动机水平而使任务易于成功,从而使社会成员形成效能感;然而不符合实际的言语劝说会使社会成员在任务失败时感到沮丧,不利于社会成员的效能感的产生。第四,情绪反应,即社会成员在面对某一任务时产生的心身反应,研究表明平静的情绪反应会使个体保持镇静和自信,而焦虑烦躁的情绪反应会使人对自己的能力产生怀疑,不利于形成自我效能(高申春,2000;周文霞 等,2006)。

形成道路自信的关键之处在于社会成员要具备较高的道路效能。要想形成道路效能感,社会成员需要对该道路指引下的社会发展进程进行总结和分析,基于此才会对该道路是否是正确的和值得坚持的做出主观判断,这种判断的结果就是道路效能感。理论自信最主要的来源是理论在指导实践中展现出有效性。因此形成理论自信最有效的方法,是在理论指导下的实际工作中取得成就,也就是获得成功经验。制度自信首先要求社会成员对社会制度有基本的认知,当社会成员意识到遵守社会制度可以有利于自身发展,提高社会发展速度,因此愿意并拥护相应的制度时,便形成了制度效能感,促进了制度自信的形成。中华民族的文化自信有着深厚的历史沉淀。中华文明是世界上唯一延续至今的古代文明,因此在文化自信的建设过程中,要唤醒社会成员的文化自豪感,这种积极的社会情绪会促使民族自信的确立。

自我认同又称自我同一性,是指个体对自我的确信和对有关自我发展的一些重大问题的思考和选择(郭金山 等,2004)。以自我认同为核心的生物性自然人的发展,是一种指向个体内部的发展过程,也是最基本的心理健康水平。其发展过程与社会成员的认知水平紧密相关,社会成员的认知水平越高,则自我认同的程度也越高。自我认同作为一种内在的心理体验过程,它要求个体对自己具有较为客观的认知与评价。研究表明,认知水平越高的个体,其在自尊、自信、情绪、情感及意志力等方面都显著地高于认知水平较低的个体,因此,认知水平较高的个体的心理健康程度也显著高于认知水平较低的个体(陈建民 等,2008)。自我认知水平高的个体在日常生活中会积累更多的成功经验,并对自己的评价更积极,因此其自我效能感更高。社会成员的自我效能感越高在一定程度上越能促进社会成员形成积极的道路、理论、制度和文化效能,从而形成中国特色社会主义"四个自信"。

二、他人及社会认同与中国特色社会主义"四个自信"的形成

人类是群居动物,群体性是人的本能之一。生活在群体中的个体不可避免地会受到来自他人和社会主体对自己的评价。个体的实践活动必然会对他人和社会造成直接或间接的影响,在这一过程中,他人或社会能够出于自身利益,对个体的实践活动过程进行评价。他人的积极评价将会使个体受到鼓励,形成自信,而消极评价则对自信的形成产生负面的影响(吴玉军,2005)。

社会发展道路的独特性是中国特色社会主义"四个自信"形成的支撑条件,认同中国的发展道路、理论、制度和文化所蕴含的中国特色是形成"四个自信"独特感的关键问题。他人及社会的认同对于社会成员的社会性发展起着至关重要的作用,社会成员始终处于与他人和社会的互动过程中,并在这一过程中积极努力地适应他人和社会对于个体的期望。个体需要通过参与社会劳动,获得生存的能力,满足发展需要,承担社会义务,享受民众权力和劳动成果,获得独立生活的意义和自我价值,社会成员因此获得自我的主体身份,并得到他人和社会的反馈性评价。当个体的实践过程符合社会预期时,便会得到周围群体和社会成员的积极评价,从而获得他人及社会的认同。社会认同理论指出社会成员意识到自己属于特定的社会群体,既是对其自我身份的认同,同时也认识到其他社会成员为自己带来的情感和价值意义。社会成员通过将自己所处的群体和别的群体进行对比来获得社会认同。如果个体没有获得满意的社会认同,他们就会离开自己的群体或想办法实现积极区分(张莹瑞 等,2006)。

对于道路自信来说,如果中国的发展道路完完全全照搬别的国家的发展理念和发展模式,即使国家获得了实实在在的发展,民众也不能获得道路自信。然而如果中国的发展道路是在本国独立自主的基础之上,参照或借鉴了别的国家的发展理念和发展模式,然后再根据本国的基本国情,创造性地发展出一条具有中国特色的道路,世界上各个国家肯定对中国的发展刮目相看。因此,别的国家在寻找符合自己国家发展的道路时,也会把中国的发展道路作为一个积极的榜样,在这一过程中,民众这一社会群体将获得广义上的社会认同。所以,从这个角度来说,道路独特性可以促进社会成员形成他人认同及社会认同,进而有利于全体社会成员的心理健康发展。对于理论自信和制度自信来说,由于世界上各个国家发展阶段的不

同,各个国家所坚持的理论体系和制度呈现出多样性,这种多样性提供了各种理论体系间对比的可能性。中国特色社会主义理论体系和制度在与其他国家发展的对比过程中,凸显出其发展理论体系的先进性和制度的优势性,进一步促进我国民众的积极心态的形成。

在文化自信的形成过程中,首先要求社会成员客观审视自身的民族文化,对本民族文化形成理性的认知;其次还需要社会成员在与世界其他民族文化的交流中,以学习的精神,客观地借鉴世界各国的优秀文化成果(刘林涛,2016)。世界上任何一种文化要获得自身更大的发展与进步,都离不开对世界其他国家和民族精神文化成果的对比、学习和借鉴,只有在这种与不同文化的交往和碰撞中,我们的文化自信才能走向更高水平(邹广文 等,2017)。例如中国的孔子学院在海外的开设,有利于世界其他民族对中华文明和中国文化的了解与学习,并促进世界上其他国家对我国的认同。

三、国家精神认同与中国特色社会主义"四个自信"的形成

国家精神是指认同以爱国主义为核心的民族精神及以改革创新为核心的时代精神。没有爱国主义情怀的个体很难达到高水平的心理健康状态,而拥有爱国主义情怀的社会成员是积极且自信的。改革创新精神则是个体心理弹性的表现。心理弹性是指个体灵活地适应外界多变环境的能力,也可以理解为在遭受重大挫折和失败后能迅速恢复或成功应对的能力。心理弹性能够预测个体的心理健康水平。研究表明,当个体拥有较高的心理弹性时,其心理健康水平也越高。因此,从这一角度来看,以改革创新为核心的时代精神正对应着个体的心理弹性,对这一时代精神的认同则是达到心理健康最高水平的关键条件。国家精神认同是个体精神层面的信仰追求,这种信仰追求通常是自由的、主动的,所以在这个层面上我们可以称国家精神认同为"自律性"的认同。

中国特色社会主义道路自信是民众对中国特色社会主义道路及其指引下的中国社会产生正面认知与评价后形成的积极向上的心理状态,这体现在社会成员对中国特色社会主义道路具有清晰的认知与较高的接纳度,并由此产生关于它的独特感、效能感和接纳度;而理论自信、制度自信和文化自信的基础心理过程基本上都是从认知到认同的层级,逐级递进的过程。例如,理论自信是社会成员对社会发展所遵循的理论体系从理论认知到理论认可再到理论认同的发展过程,这一过程

是一个将外在的理论规则内化成社会成员的态度或行为倾向的过程。制度自信是制度绩效在民众的心理上的积极体现,其形成过程包括制度概念认知、制度意识建立、制度精神认同这三个不断深入的过程。文化自信作为更基本、更深沉、更持久的力量,是通过客体性的文化认知、比较及认同等一系列的加工过程而形成的,其形成过程包括文化认知、文化情感、文化认同三个阶段。由上述可知,道路自信、理论自信、制度自信和文化自信的形成需要经历一个由外在客体向社会成员内心的内化过程。在这一过程中,我们已经取得或未来必将取得的社会发展成就,以及逐步减少的社会发展中所存在的问题与不足,是其良好与必备的客观基础,但这并非充分要件。人们对于中国社会发展与中国特色社会主义道路、理论、制度和文化及这些概念之间内在关系的认知和情感态度也对中国特色社会主义"四个自信"的形成起到了关键作用(洪跃雄,2014)。同时,社会成员的这种情感和态度对国家精神的认同也起着很重要的作用。

因此,当民众对中国特色社会主义道路和中国社会发展及两者之间的内在关系抱有积极的情感和乐观的态度时,社会成员将会很容易形成对祖国发展道路的自信,并且在这一过程中也形成了对国家精神的认同;如果社会成员对其怀有消极情感,将不利于形成道路自信,同时也不利于社会成员的国家精神认同的形成。因此,可以说在这一过程中,道路自信帮助社会成员形成对国家精神的认同,促进了社会成员的心理健康水平的发展。对于中国特色社会主义理论自信和制度自信而言,其形成的基本心理过程是一个将外在的理论规则内化成社会成员的态度或行为倾向的过程。将理论规则内化成社会成员的态度或行为倾向离不开实践的作用,理论和制度的自信来自理论和制度在实践中的正性反馈,提升理论和制度自信最直接的方法就是在其指导下的工作中取得显著成就。另外,理论和制度自信也来自与其他国家的对比。马克思指出全人类社会的最终形式必然是走向共产主义,尽管每个国家实现共产主义道路的历程并不完全相同。从目前的发展来看,我国不论与资本主义国家相比还是和社会主义国家相比,都取得了举世瞩目的成就。所以,在这种实践和对比中,我国民众会慢慢取得理论和制度的自信,同时也会更加认同自己国家的精神。马克思主义认为文化是人处理与世界关系的基本方式,当个体发自内心地接纳所处文化提供的知识和价值观念,并自觉地按照该文化所倡导的规范生活时,便形成了对个体所处文化的认同及热爱,这样就能够形成文化自信。社会成员根据所处文化倡导的价值规范生活时,便在潜意识层面受到国家理想、国家信仰、国家精神及国家道德标准的影响,所以对国家精神的认同有利于个体文化自信的形成。

　　从心理学的角度来看,中国特色社会主义"四个自信"的培育属于社会心态建设的一个主要内容。培养社会成员的自信品格是构建积极向上的社会心态的重要组成部分,也是社会成员心理健康发展的重要维度。新时代背景下,社会成员对社会发展充满信心,表现出越来越理性和包容的社会心态,社会心态总体呈现出积极向上的态势,这不但是社会成员心理健康的表现,同时也代表着社会成员的心理健康向更高的水平发展。

第九章　心理健康与国家社会治理和思想政治工作

　　"坚持和完善中国特色社会主义制度,推进国家治理体系和治理能力现代化"作为全面深化改革的总目标,不仅体现了我国对社会发展规律的深入把握,同时丰富了国家现代化的内涵,是对改革目标的拓展和延伸。在国家与社会治理建设中,"人"的问题是治理工作的核心问题,而治理工作也具有三个特点:其一是治理工作依赖于"人",由政府机构、企事业单位、人民群众等组成了多元化的治理主体;其二是治理内容服务于"人",其具体表现为社会成员的现实需求与切身利益等以人为中心的公共事务是国家社会治理的对象;其三是治理过程围绕于"人",经由民主协商与沟通交流而形成的群体决策是公共事务治理的典型过程。与此同时,我国立足于"提高保障和改善民生水平,加强和创新社会治理"的战略高度,提出"加强社会心理服务体系建设,培育自尊自信、理性平和、积极向上的社会心态"的议题(吕小康 等,2018);《中华人民共和国国民经济和社会发展第十三个五年规划纲要》亦在"完善社会治理体系"部分,提出要"健全社会心理服务体系,加强对特殊人群的心理疏导和矫治"(王俊秀,2020)。心理问题体现在国家社会治理的主体(例如管理人员的治理能力)、客体(例如积极社会心态的培植)与过程(例如群体决策过程的优化)等治理工作的不同层面。为此,完善社会心理服务体系,运用心理科学的理论与方法预测、分析与处置在国家社会治理的各个层面中客观存在与亟待解决的现实心理问题是心理学工作者责无旁贷的任务与光荣的使命。

　　思想政治工作具有社会动员、社会控制、社会协调等治理属性,是国家社会治理的独特工具和重要手段(汪玲 等,2014)。推动思想政治工作的基本功能向社会实践领域延伸,促进思想政治工作与治理工作的相互渗透与共同发展,是现代社会赋予思想政治工作的新定位与新要求,有助于提升思想政治工作社会化和治理工作人性化(杜旭宇 等,2015)。同时,"心理育人"是当前思政工作的新内涵。依照由教育部印发的《高校思想政治工作质量提升工程实施纲要》,"心理育人"被列入十大育人体系,成为新时期加强高校思想政治工作体系建设的重要内容。基于此,《高等学校学生心理健康教育指导纲要》中把立德树人的成效作为检验学校一切工作的根本标准,并指明"坚持育心与育德相统一,加强人文关怀和心理疏导,规范发展心理健康教育与咨询服务,更好地适应和满足学生心理健康教育服务需求"在培养德智体美全面发展的社会主义建设者和接班人的过程中所发挥的优势作用(马建青 等,2018)。

公众的心理健康离不开国家社会治理与思想政治工作,畅通有效的诉求表达、心理调适、矛盾协调、权益维护等平台机制为广大群众正向心态与行为的萌生和催化提供了良好的社会环境与制度保障。同样,国家社会治理与思想政治工作的有序开展离不开民众的心理健康,民众积极健康的社会认知、理性平和的公众情绪、美好向上的价值追求使得新时代治国理政的重大思想观点和战略布局内化到社会成员的心理层面,进而促进个体对于与治国理政相关的观念文化与制度措施的认同与拥护,推动国家社会治理与思想政治工作在全社会范围内的有序开展。在国家社会治理与思想政治的工作语境下,公众的心理健康是大众面对有关政策方针、实施举措等体系内容的认知评价、情绪体验与信念建立结果的集中呈现与整体反映。因此,在论述公众的心理现象与国家社会工作联系的基础上开展宏观社会问题研究时,我们不仅需要从横向角度关注不同社会群体的社会心理特征,还需要基于纵向层面,探析社会大众的心理变迁规律,从而在对现实的社会心理问题进行精准界定的同时,指明心理科学服务于国家与社会工作开展现实关切的可持续路径(辛自强,2018)。

由于社会生活本身具有的复杂性,当今社会个体往往担任多重社会角色,不同社会角色可能会不断发生变化。面对这一现状,人们需要对不同角色所涵盖的价值观念、行为准则、情绪表达、沟通方式等加以整合,从而保证自我身份的连续性与同一性,这对应的是自我认同范畴。同时,在社会变迁与社会治理的双向运动背景下,社会的现代化进程提出了新的社会需求,为了回应新需求对于既有社会秩序提出的挑战,国家的社会制度化水平随之提升,这将带来国家在社会事务管理模式、工作方法上的革新(燕继荣,2017)。相应地,公众在感知到社会制度方案的新变化之后,需要将新的内容与既有的社会群体理念、行为规范等经验内容体系进行融合,即完成社会认同过程。面对自我身份的多重性及社会变迁带来的新异变化,个体需要完成认同整合(identity integration)的过程,也就是将相互矛盾、彼此冲突的认同内容加以统合,形成和谐统一的自我概念体系(Caddell et al.,2010),这不仅有助于避免认知冲突对于个体心理健康、生活满意度、自尊等发展方面构成的威胁,同时能够促进个人对国家事务与社会管理新政策、新方针与新路线的认可与接纳程度,帮助个体自觉将制度内容转化为自觉的行动指南,最终为个体发展与社会发展的双重提升创造有利的心理环境。基于此,结合国家的社会事务管理对于社会多元化主体参与的呼吁,笔者提出"以认同为核心的心理健康"这一议题。它是指个体在完成自我认同与社会认同过程的前提下,形成内在统一的自我身份的同时,对国家社会事务报以积极乐观的心态,以健康和谐的认知、情绪、动机、行为来应对国家社会治理与思想政治工作的开展。

本章节首先准确把握与辨识国家社会治理和思想政治工作的心理内涵,从工作主体、对象、过程三个层面阐释心理健康在国家社会治理和思想政治工作体系中的表现形式与重要性,厘清国家社会治理与思想政治工作与心理学概念、学理的对应关系,从而更好地理解国家社会治理与思想政治工作的心理本质,提炼其中涉及的心理学问题。其次,试图揭示以认同为内核的心理健康推动国家社会治理和思想政治工作开展的心理机制,换言之,结合心理学理论框架与实证依据回答以认同为内核的心理健康如何作用于公众的认知、情绪及动机过程,从而间接影响人们面对上述工作的行动反应。最后,根据有关工作治理的主体、客体,以及治理过程中各种心理方面的问题解决需求,围绕"促进以认同为核心的心理健康战略"的中心议题,对心理学学科建设及社会心理服务体系的完善提出工作展望与实践建议。

第一节　国家社会治理工作与思想政治工作的心理内涵

一、国家社会治理主体的心理内涵

(一)主体层面

党的十九届四中全会提出:"必须加强和创新社会治理,完善党委领导、政府负责、民主协商、社会协同、公众参与、法治保障、科技支撑的社会治理体系,建设人人有责、人人尽责、人人享有的社会治理共同体。"党的十九届六中全会通过的《中共中央关于党的百年奋斗重大成就和历史经验的决议》提到:"健全党组织领导的自治、法治、德治相结合的城乡基层治理体系,推动社会治理重心向基层下移,建设共建共治共享的社会治理制度,建设人人有责、人人尽责、人人享有的社会治理共同体。"国家从打造共建共治共享的社会治理格局,到建设人人有责、人人尽责、人人享有的社会治理共同体的认识深化不仅回应了新时代社会治理实践的深刻变革与人民对美好生活的向往,同时能够在健全有效参与的多元主体格局、达成集体认同的社会善治共识、完善运转有序的协同治理机制、构建法治保障的有机团结社会等方面不断提升民众的获得感、幸福感、安全感(陈斌 等,2022)。在治理主体层面,对应的心理内涵包括各类治理主体所具备的治理能力与非治理能力。其中,治理能力是指与特定治理工作相关的专业知识技能与一般意义上的工作能力(如,团队合作能力、学习能力、人际沟通能力),非治理能力一般涉及治理主体的工作态度、价值追求、工作动机等涉及心理品质与个性特征的内容。

(二)目标层面

社会变迁为国家的社会公共管理事务注入了时代内涵与革新成分,国家社会治理的目标也将围绕社会变迁背景下国家社会公共管理事务的新的时代特征,解决国家与社会当前面临的发展阻碍与现实问题。同时,在以人为本的理念影响下,国家社会事务通常根据公众社会心态及社会成员在物质生活、精神生活、社会生活等领域的需要与诉求进行设定与划分。因此,国家社会公共事务管理主体需要精准把握与洞悉时代议题背景下的公众社会心态的特征、规律及社会成员的公共利益与现实需要,由此制定国家社会治理的目标与任务,从而在最大程度地满足广大民众的根本利益的同时,防止危害公共利益的事件发生。

(三)过程层面

出于应对"单一市场主导失灵"与"单一政府主导失灵"的现象对国家社会事务治理的妨碍,同时基于国家社会治理主体多元协同参与的现状,来自市场、政府、民众等多种渠道的信息都会成为国家社会治理决策的依据与参照。换言之,国家与社会治理工作的过程的首要特征是建立在多元治理主体之间沟通与博弈基础上的群体决策过程。所以,国家与社会事务的管理视域下影响群体决策的心理因素及其机制是国家与社会治理工作的过程层面在心理内涵上体现的主要内容。

二、思想政治工作主体的心理内涵

(一)主体层面

作为教育人才队伍的重要组成部分,思想政治工作的人才肩负着造就合格的社会成员和可靠的接班人、促进个体全面发展的光荣使命与神圣职责。作为思想政治工作的主体,结合思想政治的工作队伍在实践活动领域内的新时期特征,思想政治工作主体的工作能力可以分为横向与纵向两个范畴。其中,横向范畴包括思想政治教育能力、班级管理能力、党团建设能力、学业与就业指导能力、危机干预能力、心理健康教育能力等;而纵向范畴包括领导能力、管理能力和执行能力(李永山,2020)。

(二)目标层面

在思想政治工作体系中,思想政治工作的对象除了在校学生这一主要群体之外,理应拓展至教师、学生家长及其他社会群体。思想政治工作旨在有目的、有计划地向社会成员进行积极信念引领、缓解内心困惑、开发自身潜能、提升心理品质,促进人格与社会功能的健全发展。然而,工作内容、方法与形式的选取应当重视不同个体或群体之间的差异性,换言之,思想政治工作的实施需要着重关注社会公众的身心发展的实际与发展规律,将其作为有关政策及方案拟定的参考信息。

(三)过程层面

谈到思想政治工作的过程,需要首先回答关于思想政治工作的本质。对此,学界一度众说纷纭,难成定论。不同学术流派基于不同的功能视角相继提出思想政治工作本质的阶级属性说、政治属性说、人性说、教育说、社会活动说、精神生产论、灌输论、互动说等,另有部分学者提出思想政治工作属于上述多种功能维度的集合(张苗苗,2014)。通过对不同观点之间的联系与共性加以整合,将思想政治工作的过程层面的心理内涵概括为推动个人思想品德与社会化水平的共同发展,实现个体良好的社会适应与社会互动。

第二节 心理健康影响国家社会治理和思想政治工作的机制

一、认知机制

(一)认知卷入

认知卷入最初是指人们在面对特定对象或任务时投入的注意力水平,根据投入程度由低到高,认知卷入进一步分为前注意、集中注意、理解、精细加工,反映了当前客体对于主体认知资源与情绪体验的唤醒与激活水平(Fransen et al., 2015)。

换言之,认知卷入程度反映了人们对某一事物或现象的兴趣水平及深入了解的可能性。在不同文化情境认同整合的实验情境中,相比于在不同文化情境中适应不良的个体,能够自如整合文化冲突(多元文化认同水平高)的个体在面对不同的文化符号与文化情境时具有更高的认知卷入水平,即他们愿意投入更多的时间与精力去了解不同文化的含义与背景,从而在理解新异文化的基础上将其整合到自己熟悉的文化框架中,产生更高的社会适应程度和更低的适应压力(Benet – Martínez et al. , 2002)。另有研究发现,在启动特定的文化情境(如呈现龙、旗袍、五星红旗等具有较强的中国文化标志的图片)下,低文化认同整合的个体会更多地表现出与文化情境不相适应的心理与行为现象(出现外归因现象,外归因是西方文化情境下常见的心理过程)(Hong et al. , 2000)。基于以上实验结果可以推断,认知卷入度的提高是认同整合水平与个体面对特定国家社会工作内容的行动反应的认知机制之一,其具体表现为,认同整合水平较高的个体更有可能在一开始对于政务管理或思想政治内容投入足够的关注,及时调用与新环境相适应的经验储备,并进一步了解、学习具体细则,将新内容与既有的知识体系加以整合,从而更好地顺应国家社会治理和思想政治工作的政策号召,为积极响应行为提供认知前提。

(二)责任感

责任感能够体现出社会个体积极承担社会责任的程度,是一种积极稳定的心理品质,无论对个人还是国家社会的良好发展都具有深远意义。《国家中长期教育改革和发展规划纲要(2010—2020 年)》将"着力提高学生服务国家服务人民的社会责任感"作为未来教育的战略之一(黄四林 等,2016)。个人责任感越高越倾向于表现出更多的助人行为与积极的社会心态,这为国家社会治理和思想政治工作提供了宝贵的心理资本。根据社会认同理论,当个体对于特定社会群体产生认同体验之后,社会群体能够赋予个体特定的情感与意义,在此基础上,个体不仅自觉遵守群体规范与纪律,同时在群体利益受损时也能够自愿承担责任,捍卫群体利益(殷融 等,2015;赵志裕 等,2005;Roth et al. , 2014;Tajfel, 1982)。在国家声誉面临威胁的情境下,国家认同感水平能够有效预测公众集体行动的意愿(薛婷 等,2013)。基于此,建立在认同基础上的责任感有助于唤起个体在公共事业管理与思想政治工作开展中的使命与担当,为多元化治理共同体的建设贡献自己的智慧和力量。

(三)多元文化意识

如前所述,无论是国家社会公共治理还是思想政治工作,从事有关工作的主体可能来自不同的文化、社会群体,而不同群体之间的友好协商与积极沟通是有关工作顺利开展的关键之一。对此,多元文化意识在其中扮演着重要角色,它强调不同的群体都应受到尊重和平等对待,主张不同文化的共同发展与和谐共生(Benet-Martínez et al., 2006)。有研究证实,个体对于本民族的认同水平与多元文化意识存在正相关,对自身所在群体的认同感能够促进多元文化意识的发展,并进一步推动一系列积极效应的产生:在提高对本民族的归属感的同时,能够以更加积极的态度认识与评价外群体及其文化特征(Neblett et al., 2013)。因此,多元文化意识同样为国家社会治理与思想政治工作提供了积极有益的认知条件,个体借助多元文化意识,能够在"多元一体"的格局下,深入了解不同的文化群体,懂得在欣赏的基础上,积极比较"他者"文化与自身文化的异同,将新异文化符号整合到自我认知系统中,从而能够在不同的文化渠道进行灵活的切换,以包容的姿态面对工作情境中的多元文化特征,在促进人际适应性与沟通协调性的同时,也为基于多样化观点与知识的创造力生成创造有利条件(Cheng et al., 2008)。

(四)群体效能

著名的教育心理学家班杜拉于1986年提出自我效能感的概念,它是指个体对于通过自身努力达到特定目标的信念。随后,效能感的内涵由个体层面拓展至群体层面,由此产生群体效能感的概念,它反映了群体成员对于自己所在群体通过共同努力、合作等方式实现预期目标的信念(Bandura, 1995)。群体效能感的形成主要受群体认同水平、内群体目标一致性、个体对于群体效能的感知等主客观因素的影响(殷融 等,2017)。群体效能感的提出为集体行动发生的理性心理机制提供了理论基础,Klandermans(1984)将期望价值理论(expected value theory)引入集体行动研究中,指出民众参与集体行动的意愿与决策不仅受到非理性因素及可支配的实体资源的影响,还会受民众对集体目标实现的主观期望的作用,而群体效能本身包含主观期望的成分,从而被纳入集体行动的研究领域。随后,对于集体行动发生机制影响较大的双路径模型提出,群体效能作为聚焦于问题本身的理性分析路径,对于集体行动的参与动机与参与行为具有较高的预测水平,即当群体内个体认为自己所在的群体有能力、有实力通过集体运动改变群体不利现状或挽回受损利益时,个体会更愿意加入集体行动的行列(van Zomeren et al., 2012)。这种预测作用能够体现在多种集体行动的情境中(Thomas et al., 2016)。随着进一步的探讨,研究人员发现,群体认同水平能够通过影响群体效能间接影响集体行动的参与(Koudenburg et al., 2015)。这一影响机制能够以社会认同理论的观点进行解读,在社会群体认同的作用下,个体一方面更容易感受到所在群体的影响力与感召力,从而产生更多关于群体的积极评定与印象。另一方面,个体认为内群体中其他成员在价值、信仰、目标等方面与自身存在较高的一致性,使其感受到强烈的群体凝聚力,进而对群体效能产生较高程度的评估(Tajfel,1982)。集体行动一度成为社会学科领域的热点议题,同时也是社会治理工作的应对问题,面对群体效能在集体行动中的动员效应,作为管理者既要重视这一效应在具有建设性的合法集体行动(Normative Collective Action)中具有的促进推动作用,同时也要防范该效应在违规集体行动(Non‐normative Collective Action)中的推波助澜效应。

二、情绪机制

(一)群体共享情绪及其放大效应

根据群际情绪—刻板印象—行为趋向系统模型(Behaviors from Intergroup Affect and Stereotypes Map,BIAS Map)和群体共享情绪(group-shared emotion)理论,在群体情境中,涉及群际互动的认知、情感和行为是一种连续性的反应,三者之间相互交织、彼此影响,其中群体共享情绪可能是影响群际互动行为的重要因素。群体共享情绪产生于群体的共同经历(如一起看电影、一同参加游行活动等),它不仅能够促使个体之间的情绪体验趋于一致,还能进一步增强个体的情绪唤醒程度(发生群体情绪的放大效应),在这种放大效应下,个体对特定对象的态度、信念以及行为倾向也会随之受到影响(Cuddy et al.,2007;汪祚军 等,2017)。依照情绪的社会评估(social appraisal)理论与共享现实(shared reality)理论,人们在适应、调整自身的情绪体验及情绪表达时,不仅会考虑情绪事件,还会评估情绪所处的社会情境(例如是否有他人在场,他人对当前事件的情绪体验与我是否一样等问题);同时,只有当个体与他人的情绪指向同一目标时,社会情境才能为个体情绪的评估提供参照(Fischer et al.,2003;Manstead et al.,2001;Echterhoff et al.,2009;Hardin et al.,1996)。结合社会认同理论和群际情绪理论,可以推断,群际情绪体验取决于群体认同水平。群体认同水平较高的个体更容易觉知和理解群体内部的共享情绪体验,同时在进行情绪表露时更倾向于参考群体内其他社会成员对同一客体的情绪反应,以此来调整自己当前的情绪体验水平及其相伴随的态度形成与行动倾向。对此,我们可以进一步分为积极、消极两类情绪事件论述认同水平对个体情绪体验与行为的影响。在积极情绪共享体验情境中(例如观看抗疫英雄事迹的教育片),群体认同水平较高的个体在自身受到激励的同时,也会留意其他观众的情绪状态,当他们确认其他观众同样对抗疫英雄报以关注并感到自豪时,个体的自豪体验会因此加强,同时增进对影视人物的积极评价(情绪层面),并表示愿意在今后的学习与生活中贯彻抗疫英雄"敢为人先,无私奉献"的宝贵精神(行为倾向层面)。相反,在消极情境下,以群体性事件为例,在较高认同水平的驱动下,个体更容易受到意见领袖的情绪渲染与煽动的影响,进而提升加入群体极化事件的倾向性。所以,"认同—群体共享情绪—行为倾向"这一路径或许存在双刃剑效应,对此,作为管理主体应当准确分析并把握群体共享事件及情境的性质与特征,从而适当运用群体共享情绪及其放大效应。为了更加细致地介绍群体共享情绪对个体社会事务参与态度及行为的影响过程,下面结合"自豪""愤怒与恐惧"两类常见的群体共享情绪进行进一步的论证。

(二)自豪

自豪是个体在面对成功经历或积极事件时进行内部归因(将成功归结为自身的能力或努力)后产生的一种积极情绪体验,对于自尊水平、亲社会行为等具有促进作用(杜建政 等,2009)。群际情绪理论(Intergroup Emotions Theory, IET)认为,当个体对某一社会群体产生认同之后,便会逐渐从群体的视角开展认知评价、情绪体验等心理活动,群体层面的社会和情绪意义能够影响并带动个体,使得个体产生认知与情感上的共鸣(Mackie et al. , 2000;Smith, 1993)。当个体所在的群体取得荣誉和成功时,认同水平高的个体会以身为集体中的一员为荣,从而在群际情绪的作用下产生自豪体验。以思想政治工作中的爱国主义教育内容为例,在目睹祖国建设事业取得伟大成就之后,具有深厚国家认同的个体会基于"祖国能够通过自身的努力取得成功,而我与祖国共命运同呼吸,我也一样能够做得很好"等积极信念,产生自豪体验。在群际互动的作用下,这种自豪感得以迅速在群体中蔓延,从而形成群际层面的自豪情绪,在此影响下,自我效能感与群体效能感得以同步提升,人们能够深刻领会个人命运与国家前途的紧密联结,进而产生"我与祖国共发展"的坚定信念及"致力于为国家发展事业添砖增瓦"的责任意识。

(三)愤怒与恐惧

积极的群际情绪对个体及其所在社会群体的建设性特征诚然重要,消极的群际情绪对于社会不稳定因素的加剧效应同样不容小觑。根据整合威胁理论(Integrated Threat Theory, ITT)及群际情绪理论的主要观点(Stephan et al. , 2002;Stephan et al. , 2000;Mackie et al. , 2000;Smith, 1993),当群体面对任何危及内群体成员福利的政治、经济、文化层面的群际威胁时,群体成员通常会感受到外部导向的愤怒（敌意）情绪或者恐惧情绪，具体来说，当面对群际威胁带来的挑战时，如果个体认为自己所在的群体有足够的实力化解，则倾向于产生愤怒情绪进而转化为针对威胁来源的攻击行为或应对行为；相反，在群体效能感较低的情况下，个体将会出于对群体应对不力的失望或前途命运的茫然而产生恐惧或悲伤的情绪体验，从而在行为层面上出现对威胁的惧怕、退缩与回避。由愤怒情绪导致的集群行为较为典型的实例之一就是群体性事件。来自心理学领域的专业人士着重探讨群体性事件的参与动机，并由此提出解释以群体性事件为代表的集群行为的参与动机的双路径模型（Dual-pathway Model），该模型认为，致力于集群行为的两条路径分别是群体愤怒（Group-based Anger）与群体效能（Group Efficacy）。群体愤怒体现了愤怒情绪对于群体应对行为的影响，具体表现为愤怒情绪具有社会动员的潜在作用，个体参与群体性事件的动机之一是发泄内心愤怒的情绪，而这种愤怒或许与特定的诉求和目标并无关联。群体效能则从理性分析的视角分析集群行为的成因，即群体成员相信自己所在的群体具备应对危机的实力，群体效能的影响路径更多用于解释弱势群体成员参与群体性事件的动机（van Zomeren et al. ，2004）。

三、动机机制

（一）自尊

自尊作为人类固有的、急切的、重要的心理需要层次，持续受到学界与实务界的热切关注。自尊是一个人对自我概念、自我意象、社会概念等一系列关于自我特征及价值的觉知与评判，反映了个体对于自身能力、特质、目标的认识与体验，影响着个体自我接受与自我尊重的程度。研究表明，自尊与众多心理、行为的结果变量有关，例如，自尊水平与幸福感呈显著正相关，并与沮丧、绝望感呈显著负相关，相比于高自尊个体，低自尊个体的自我概念缺少稳定性与清晰感，同时倾向于将失败的结果归咎于自身的原因（如能力不足），另外，存在自杀倾向的个体会有相当长的一段时间处于低自尊体验中，据此，自尊水平同样是反映个体心理健康的重要指标（Vignoles，2017）。依据社会认同理论，来自社会群体内部对于自身的评价是个体对于自我认识与界定的重要信息来源，同时，个体会通过维护内群体名誉、积极评价自己所在群体等方式提升自我概念（Tajfel，1982）。而这些作用机制都与个体对内群体的认同水平有关，已有研究发现，民族认同和国家认同水平能够显著地正向预测个体的自尊水平，即高认同水平的个体能够更加主动地参照群体内对于自己的评价反馈巩固自我概念的体系，重点关注来自群体内部关于自己的积极态度,为自尊水平的提升提供了可能;相反地,低认同水平个体往往缺少来自自我概念信息的群体参照途径(安晓镜 等,2018)。在自尊需求的促进作用下,高自尊个体更倾向于积极维护所在群体的形象与利益,在此过程中加固了个体与群体的情感联结,有助于内群体认同的进一步促进。

(二)归属

与自尊需求一样,归属是心理需求层次中的重要一环,它是指个体与他人保持密切、稳定、积极的人际关系的内在驱动力,反映了个体被群体接纳、认可、需要的动机,在归属需求的驱动作用下,个体会积极融入某一特定社会群体并希望在该群体中获得积极关注或亲密关系(Vignoles,2011)。国外研究者在探讨外群体歧视知觉与个体幸福感的关系时曾经提出了拒绝认同模型,该模型的主要观点认为,歧视知觉作为一种群际威胁,对个体幸福感存在直接的负面作用。与此同时,歧视知觉还会通过"提升内群体认同"与"降低群体地位感"两条路径间接对个体幸福感与心理健康分别产生积极与消极的影响(Branscombe et al.,1999)。后来,为了进一步研究上述中介路径的边界条件(即研究可能存在某种变量促进或削弱中介作用),研究者在对既有理论模型加以修正时,引入"归属需要"这一调节变量。随后经过实证研究发现,归属需要在个体对于歧视知觉的认识及歧视知觉对自身意义的评价方面发挥重要作用。其具体表现在,归属需求的水平体现了个体人际关系的敏感程度不同,因此具有较高归属需要的个体的歧视易感性更强,更容易受到歧视知觉等群际威胁的负面影响;同时,较低的归属水平伴随较低的内群体认同与群体地位感知水平(Leonardelli et al.,2003)。换言之,对于归属需求较低的个体而言,歧视知觉通过内群体认同与群体地位感知间接影响幸福感水平的效应会被减弱,存在"失效"的可能,由此可以推断,归属需求与群体认同之间可能存在相互促进的作用。社区归属感的提升体现了基于认同的归属需求对于公共事务管理的积极意义。城市社区是社会治理的基本单元,关注影响城市社区居民的适应性与建设性行为的心理因素有助于揭示居民对社区治理工作的态度及参与行为的内部心理过程,为社区管理工作的开展提供一定的实践启示。前人研究发现,居住时长、社会经济地位、人际关系等居民的个体因素及社区住房的类型等社区因素会对社区归属感存在影响(辛自强,2018)。围绕社区归属感的积极效应,社区归属感是群体共有价值体系重建再造的关键因素,在社区归属感的作用下,居民能够修复因个人主义文化盛行带来的群体社会联系淡薄、情感纽带松弛等现象,重构社会秩序体系并延续传统的共同体精神,从而推动社区治理的自组织化水平,在激发居民社治理参与度的同时,传递社会志愿精神、民众责任意识等积极价值观念(方舒,2014)。

(三)整合

有机整合理论(Organismic Integration Theory, OIT)是自我决定理论(Self - Determination Theory, SDT)的重要分支,该理论是目前唯一一个将外部动机按照内化程度加以区分的理论(Cerasoli et al., 2014)。有机整合理论认为动机的形成并非一成不变,作为来自外部情境的外部动机在时间的推移下有望内化为激励效果更加持续稳定的内在动机,根据内化程度由低到高,外部动机可以分为外在动机、内在动机、认同动机与整合动机。作为内化程度最高的整合动机,它指的是个体期望将外部行动目标(如为集体争得荣誉)与自身的价值目标体系(如促进个人学业成绩)相吻合的心理需要。在组织情境研究中,在较低内化水平的外部动机的作用下,员工更容易将来自组织的激励与评估视为负累与控制,进而难以觉察与感受到工作本身带来的成就感与获得感。而当个体对于其所在的组织群体形成一定的认同水平后,个体便逐步想要主动将组织目标与个人目标整合为连续系统的价值体系,在整合动机的作用下,员工在工作过程中能够逐渐培植自主性,增强对工作本身价值与意义的觉察与解读,感受到来自工作的乐趣与赋能,实现个体与集体的共同发展(张剑 等,2016)。换言之,整合动机虽然起初是一种外部动机,但是鉴于其内化程度较高,从而可以帮助个体实现个人目标与集体目标的和谐统一,起到保护内部动机的作用,最终助力于个体的工作绩效水平与职业心理健康。

第三节　心理健康视域下国家社会治理工作与思想政治工作展望

一、基于学科发展的视角,开拓本土化心理学研究设计与学科建设的新领域

近年来,我国心理健康和社会心理的研究者和实践者已经在人才队伍、工作机制、体系建设等方面进行了积极尝试与有益探索。在心理学科研究与心理健康服务的现有基础上进一步围绕国家社会治理和思想政治工作的时代呼声与现实需求,构建自尊自信的社会心态、引导理性平和的社会情绪、引领积极向上的社会价值,需要来自心理工作者的智力支持与人文关怀。上述问题的有效回应对于新时

代推进我国国家治理体系和治理能力现代化、健康中国战略及讲好中国故事具有重要的现实意义,同时对于心理学学科的研究取向与学科体系来说也是一次响应时代感召的突破与超越。

心理学作为对哲学社会科学具有支撑作用的学科,一方面针对社会治理主体及客体的心理与行为特征进行了概述与界定,另一方面为公共事务管理的问题及过程提供了影响效应及其心理机制的阐释,其研究内容与成果在社会治理的理论上、实践上体现出重要的参考价值(杨玉芳 等,2017)。然而对照现实社会情境的特征、层次及结构,心理学科在社会问题讨论的整体性、研究结果的系统性、研究视角的层次性等方面存在一定的不足与缺陷,从而难以真正站在社会治理的内在需求角度去识别其中的心理学问题并加以研究。

围绕上述问题,在研究领域,首先,在面对国家社会治理及思想政治工作所处的社会情境具有宏观性和系统性特征时,心理学研究应当相应地将研究视野拓展到更加广阔的社会现实中,将研究层次提升至相应的宏观水平,在深入洞悉从微观到宏观层面的社会现象及其对应理论的基础上,在研究选题、研究设计及研究结论与讨论上同样体现出从个人、群体、群际及整个人类社会的层次差异。其次,深入调查与理解当下国家社会治理与思想政治工作的主体、客体及过程的特征,在此基础上,凝练研究问题,为后续研究设计提供问题情境与现实依据。再次,结合国家社会治理及思想政治工作的实践特征与问题背景,基于传统的经典理论模型、研究范式、研究工具进行再创新、再开发,从而提升研究结论的可信性与可推广程度,让研究结论更好地服务于现实问题对策的制定,积极促进研究结论的普适性和应用价值。

在学科建设上,持续关注国家社会治理及思想政治工作的内生心理学问题,特别是特殊人群的心理特征与社会需求(例如抗疫第一线医护人员等特殊职业群体的应急管理的心理影响因素)及党和国家政策方针的心理学学理内涵(例如人类命运共同体在社会文化层面潜藏的心理机制),在此基础上不断整合基础学科与应用学科的培养路径与教学成果,逐渐满足国家社会治理与思想政治工作的需要。

二、基于社会工作的视角,开启具有现实问题解决导向的心理健康服务新局面

2018 年 11 月 19 日,《全国社会心理服务体系建设试点工作方案》出台,这一文件在总结我国各试点地区探索和经验的基础上,从推进国家治理体系和治理能

力现代化的高度认识社会心理服务体系建设,并制订了更有操作性的具体措施(霍团英,2015)。站在心理学的角度,通过对于现实问题与需求的关注与识别,我们力求从国家社会治理和思想政治工作的心理内涵着手,提炼其中的心理学问题,结合研究设计与学理分析从工作主体、客体、过程等多个维度形成有效的战略路径与应对方案,实现心理学研究体系与国家社会工作体系的双向契合。

(一)工作主体

工作主体的能力是国家社会治理与思想政治工作体系建设的重要层面,是充分发挥工作体系整体效能的关键所在。对于工作能力的划分,首先,从主体层面可以分为政府职能部门工作人员、非政府组织工作人员、企业工作人员、民众等,不同的主体类型在国家社会治理与思想政治工作的职能角色与影响力范围上有所不同,为此需要结合不同的工作主体的特征,对不同群体的国家社会治理与思想政治工作的内涵进行更为清晰的界定。其次,从能力层面可进一步分为"一般能力"与"特殊能力",其中,一般能力是指领导能力、管理能力、行政能力等偏向宏观方向的能力,而特殊能力专指工作主体在国家社会治理与思想政治工作的特定情境下所需的能力。目前来看,尚未有研究就国家社会治理与思想政治工作的特定能力、公众个体参与意识及工作人员与社会公众对于公共事务管理的工作认同进行准确的定义,为此,可以进一步借鉴胜任力模型及其构建的思路,进一步明确国家社会治理与思想政治工作的从业人士的胜任特征与关键行为,在此基础上形成严谨的理论构想与测量工具,从而更全面地理解国家社会治理与思想政治工作的本质,为工作绩效的评估、积极效应机制的探讨提供理念与工具的支撑。在对能力与参与意识的精准测评的基础上,形成相应指标的现状评估,根据现状开展针对性的培训项目或社会动员策略。

(二)工作对象

基于横向视角清晰描绘在微观与宏观下不同的社会群体的社会心理现状,以及基于纵向视角精准把握社会心态的变迁规律,是心理科学融入国家社会问题研究的前提条件与主要任务。一方面,在个体的社会心理层面,关注"个体社会认知—社会认同—个体社会行为(亲社会行为或反社会行为)"的影响机制;另一方面,借助网络舆情监测、社交文本分析等技术手段,在更为宏观的层面关注不同人口统计特征的群体在社会认知、社会情绪、社会价值理念、社会行为意向等方面的影响因素及其变化趋势,并进一步探讨上述社会心态的组成部分如何通过促进社会认同进而对特定的集群行为(如群体性事件等)产生影响的过程,从而为社情民意的监测、预警及干预工作提供决策的辅助信息。

（三）工作过程

概括地讲，国家社会治理与思想政治工作是围绕特定公共事务或社会问题，基于共同参与，围绕共同目标，遵循共同规则，制定决策方案及贯彻落实决策的过程。参与主体的多元性、涉及对象的复杂性、决策过程的协调性等群体性特征是在国家社会治理与思想政治工作的开展过程中的本质属性，因此，建立在群体认同基础上的群体思维、情绪与意志都会对决策过程及其质量产生影响。群体决策过程能够最大程度地汇聚来自不同个体的知识、经验与智慧，从而提升决策结果的科学性与可靠性，对此，应用数学与经济学领域的研究者围绕决策绩效的提高开展决策优化模型等主题研究，然而这些研究未能充分考虑社会互动过程、组织情境等因素对于群体决策的影响。同时，有研究者指出群体情境特征（如高度凝聚力）有可能导致个体抑制内在想法与观点表达，进而导致决策错误。因此，基于国家社会治理与思想政治工作背后的心理现象与心理过程的错综复杂性，管理人士需要在充分结合具体工作情境下的群体心理活动特征的前提下，关注国家社会治理与思想政治工作的群体决策过程中潜在的收益与风险因素及风险与收益发生的机制，并进一步探究优化决策质量、削弱决策风险的解决途径。

三、基于认同建设的视角，开创共建共治共享的社区治理新体系

"加强社区治理体系建设，推动社会治理重心向基层下移，发挥社会组织作用，实现政府治理和社会调节"是党的十九大报告对于理解和把握好"推动社会治理重心向基层下移"提出的具体要求，对于不断提升社区服务和管理能力，夯实社会治理基础，进一步提升民众的获得感、幸福感、安全感，具有十分重要的意义。社区是社会治理的基本单元，社区基层治理为涉及城乡社区居民利益的公共服务和公益服务提供了制度保障与组织平台。社区治理体系建设是城乡社区工作的重点，而对于"如何充分调动社区居民自我教育、自我管理、自我服务的积极性""如何促进社区居民自觉投入社区治理体系"此类问题的回答不仅关系到社区治理，同时也是衡量基层治理水平、治理能力和治理成效的关键。结合基层社区治理的实践经验，培育居民的社区认同意识在社区治理体系建设中有着举足轻重的地位，是社区治理的动力来源。作为社会认同在社区治理领域的拓展与应用，社区认同是居民对自己所属社区在感情和心理上的依赖，是居民进行社区建设、推动社区发展、实

现社区治理的内在动力。在社区认同的基础上,居民才能自觉参与基层服务项目、承担社区责任、为社区发展奉献自身的智慧与力量,真正以主人翁的积极性与主动性行使当家作主的权利,承担社区居民的应尽义务。鉴于社区认同在激发居民的责任意识与行动参与方面的积极效应,结合新时代国家社会治理与思想政治工作的发展方向,应当在抓住人民群众最关心、最直接、最现实的利益问题的基础上,通过社区价值体系、组织运行、服务系统等多个渠道,满足居民在生理、心理和自我发展等多个层面的心理需要,巩固社区意识,加强居民与社区的情感联结,让社区文化、社区制度与社区规范内化为社区成员对本社区的认同感、归属感、责任感;外化为具有一定文化传统和人文背景的生活方式、行为方式和文化心理取向,上升为社区居民的共同意识和精神,最终实现社区认同。

首先,积极向上的社区价值体系是社区认同的构筑之本。不同居民在价值观念层面的认知共识与情感共鸣是社区认同的重要条件,为促进社区人际沟通与群体和谐气氛的构建提供了积极有利的社会环境。社区治理共同体的形成不仅基于地缘条件与共同利益,更是基于社区居民共同的价值追求。由于社区治理共同体具有主体多元化、客体需求多样化的特点,因此为了凝聚社区共识,就必须增强"平等参与治理,共建和谐社区,共享治理成果"的价值认同,克服长期存在的"自扫门前雪""事不关己,高高挂起"等消极思想,树立"群众的问题由群众协商""人人共同参与社区治理"的意识。社区居民能够在形成对于特定价值理念的共享感知的基础上,缩短居住生活的人际距离,强化社区治理共同体与共建共治共享的格局意识,提升社区认同。为此,社区需要在中国特色社会主义核心价值观的引领下,进行共同价值的培育和塑造,才能形成健康的、与时俱进的、社区居民认同的价值观、文化传统和生活习俗,实现社区价值认同。只有树立共同的理想信念与共同体的意识,居民与社区的工作人员在基于人际沟通、信任和情感的基础上,形成对于社区规范的共同拥护,尽职尽责地履行每个人在社区治理中的义务,才能由传统的政府一元治理转变为社区的多元协同治理,提高治理效能。

其次,便捷利民的社区福利体系是社区认同的塑造之基。从本质上讲,社区福利体系体现了社会资源在社区内部的再分配过程,直接关系到社区居民公共资源获取渠道的畅通与否、日常生活改善情况、人际交往和风险应对能力促进等重要内容,为居民的社区认同提供了坚实的物质保障。坚持以实现公共利益为目标,明确了社会治理共同体的价值导向。"公共性"着眼于实现社区治理的长远目标和解决民众最关心、最迫切、最担忧的问题。因此,形成超越不同社群的公共利益,是实现社区治理多元主体间合作和融合的前提。同时,寻求利益的最大化是构建社会治理共同体的基本遵循和整体目标之一。随着经济社会的发展、社会分工的细化和民众诉求的复杂化,难免会出现社会利益分配的差异和分化,如居民基本的公共服务需求与高品质的生活追求之间的矛盾,异国群体与流动性人口对原有社区治理生态带来的变革与挑战等。围绕这些现实问题,社区治理主体应当切实增进共同体利益的最大化,探求社区认同的最大公约数,夯实治理之基。

再次,清晰有序的社区组织系统是社区认同的促进之源。职责清晰、分工明确、编排有序的社区组织体系不仅能够在社区内部厘清政府、市场与社会的关系,同时能够解决社区居民在日常生活中遇见的各种问题,满足社区居民对政府公共服务、社会公益服务和市场多样化服务的需求,增进居民对社区事务管理工作内容与组织架构的认识。基于对各类社区组织及制度安排的深入理解与持续关注,继而萌发出群际依恋与社区归属感,为积极配合与参加社区事务管理工作的行动转化提供认知与情感前提。促进社会公平正义是构建社会治理共同体的基本价值准则。为此,要把公平正义的价值理念深入到社区组织系统的各个维度,落实到治理机制、治理行动中,一方面要保障每一个社区成员享有公平的参与机会,打通社情民意诉求反映的渠道,提升居民的治理意愿;另一方面,积极营造公平正义的社会氛围,实现社区治理成果的人人共享。同时,紧紧围绕民众的安全感、幸福感和获得感的提升,将一切增进民众福祉的有力举措融入社区组织工作的各个领域,回应居民的诉求,激发人民群众的主体性,将人民群众创造出的社区治理经验上升为更具推广力和普适性的理论和政策。

第十章　心理健康提升的政府管理工作

第一节　深入弘扬中华优秀传统文化，加强精神观念重塑

一、弘扬传统文化的必要性

当代中国人的心理健康问题一定程度源于现代化进程中，传统与现代的冲突、集体主义与个人主义的冲突，造成的私利与公善的心理冲突，以及脱离了集体后的原子化个人无所依靠导致的意义危机。换言之，如心理学家施瓦茨所指出的，人类具有三种普遍动机，一是满足个体生物需要的动机，二是协调社会互动的动机，三是使群体得以生存并维护群体利益的动机（李玲 等，2016；Schwartz et al.，1990）；而面对现代化，个体在成为原子化的无所依靠的个人后，其包括生物与社会层面的心理需求无法被满足或失衡，从而导致了现代人的心理危机。

面对现代化所带来的心理危机，弘扬传统文化对于帮助当代中国人回归心理和谐十分重要。中华优秀传统文化中蕴含着丰富的关于自我与外部和谐一体的精神观念，诸多学者对其都有所总结。比如，张岱年先生（1996）指出，中华文化的优秀传统有丰富的内容，其中最主要的是两个基本思想观点，一是人际和谐，二是天人协调。钱逊先生（2016）认为，中华文化的核心价值是"和"，即宇宙万物都是不同成分和因素和谐共存的统一体，从自然到人类社会，从家庭、单位、社区、社会、国家、国际乃至生态，都是如此。李宗桂（2013）指出，优秀文化传统及其在当代的主要表现是自强不息的奋斗精神，和谐统一的博大胸襟，崇德重义的高尚情怀，整体为上的价值取向。无论是何种，中华优秀传统文化中的核心思想都强调了对于自我以外的他人和家国的重视，这对于培育私利与公善和谐一体、生物与社会两层面需求平衡的个体具有重要启发价值。正如清华国学院院长陈来（2018）所指出的，

"社会转型需要一种与之前时代不同的意识形态,而传统文化在当今的意义是,除了确立民族文化根源和发展文化传承以外,在社会层面上,满足社会秩序、伦理、文化、心灵的需要,建设社会的精神文明"。

二、弘扬哪些传统文化

在诸多中华优秀传统文化当中,儒家尤其推崇自我与社会的和谐统一,这对于现代中国人的心理健康促进尤具有启发意义。余英时(1998)在《现代儒学论》中就指出:"今天西方不少思想家忧虑极端个人主义(特别是像美国所代表的)对于整体社会的损害,因而提出了所谓社群论(communitarian)的个人权利说。这当然是针对着西方个人主义的传统而发的。中国传统既非极端的个人主义型,也非极端的集体主义型,而毋宁近于社群式的。但这不过是说形态相近而已,绝不表示中国传统不存在非常严重的缺陷。怎样去发现传统的缺陷而予以现代性的调整,这是一个最重要的课题。无论如何,中国传统在理论方向上不趋极端,兼顾群体与个体,以获致一种平衡,则是甚为可取的。"因此,优秀儒家文化在"心灵的滋养、情感的慰藉、精神的提升、道德的指引"方面,为当代市场经济社会中的中国人提供了主要的精神资源,在引导心灵稳定、精神向上、行为向善、社会和谐等方面发挥了重要的积极作用(陈来,2018)。对之进行挖掘创新、大力弘扬,能够潜移默化地影响人们的观念,形成内外和谐的心理健康观。

可以说,儒家思想为当代中国人如何协调处理生物人、心理人及信仰人的关系提供了重要典范:在涉及自我与群体的关系上,儒家提倡两者是休戚与共的,"成人"即是"成己","成己"需纳入"成人",故而强调"修身、齐家、治国、平天下"的逐步外推。在涉及生物人与心理人之间所导致的私善与公善的冲突上,儒家有著名的义利之辨——"君子喻于义,小人喻于利"。但同时,"尧舜不能去民之欲利",即便是尧舜也不能让百姓没有欲望。在涉及信仰人的问题上,儒家十分强调个体特别是士大夫阶层对于国家的责任和使命。总而言之,作为中国传统社会的核心价值观的儒家思想在历经千年的发展中,将个人的心灵延伸至整个宇宙,通过强调个人与自身、与家庭、与社群、与国家,乃至与整个自然界的秩序与和谐,以此实现自我修养的价值取向、实现人与自然和谐共处的价值主张。在这些观念的指导下,人们能够协调处理生物人、心理人及信仰人之间的关系,使三者和谐完善,这对于解决当代人的心理健康问题具有重要意义。因此,政府应继续大力弘扬优秀传统文化,并结合时代特点加以创新,使之成为人们日用而不觉的精神观念,从而起到全民价值观重塑和心理健康促进的作用。

三、如何进行弘扬

(一)新世纪国学热的发展状况

党的十六大报告指出,我们要不断增强中华民族的生命力、创造力、凝聚力,并提出必须把弘扬和培育民族精神作为文化建设极为重要的任务。因此,21世纪初,在我国兴起了一股建构和研习传统文化的热潮。清华国学院院长陈来(2014)对进入新世纪后传统文化学习热潮的发展阶段进行了梳理,他认为,这一发展历程可分为以下四个阶段:

一是"儒藏编纂"。2002年开始,北京大学、人民大学、四川大学都提出了儒藏工程的计划,2003年教育部正式发布儒藏重大课题攻关项目,由北大牵头,儒藏项目后来在国家社科基金也得到重大项目立项支持。这一"经典汇编"现象可以作为我们判定近十年来国学热的第一个起点。

二是"甲申宣言"。2004年9月的"甲申文化宣言",是由许嘉璐、季羡林、任继愈、杨振宁、王蒙等倡导并发起。这个宣言反映了政府、专业学者,学术界、知识界、文化界面对全球化挑战的对于中国文化的一种"共识"。

三是"国学普及"。在2006年以前,在社会层面,国学的教育和普及有很大的发展。如北京大学哲学系、历史系等很多的院系,与外单位合作开办了一些国学讲习班,学生响应热烈,且来自各行各业,反映了整个社会对于民族文化补课、学习的强烈需求。在国学普及上,刚开始是各种各样文化需求由社会各个部门参与推动,后来,一些政府部门也参与其中。从2006年开始,主流媒体也参与进行推动,比如,2006年1月,《光明日报》建立了国学版,到了2006年10月,中央电视台创设了《百家讲坛》。

四是国学机构的发展。2000年北京大学中国传统文化中心率先转型为国学研究院,此后国学机构渐渐增多,包括2005年中国人民大学设立国学院,运用国学学科的方式进行国学教育和推动国学研究,其次是2009年清华大学重建国学研究院。除了体制内的国学机构外,体制外的民间的国学教育机构也建立了很多,体现了民间对国学教育的热衷发展。目前,在国家政策引导下,弘扬传统文化愈发受到重视。山东大学于2012年设立了"山东大学古典学术人才培养实验班",该实验班在大一第二学期面向学校所有本科生进行选拔,主要是对中国古典文献进行学习,在毕业时,可在哲学、历史、汉语言文学中选择一个专业获取学位。学校对于国学教育的重视,对于培育心理和谐、具有家国情怀的青年具有重要推动作用,也是帮助中国人了解自身优秀文化、建立文化自信的过程。

(二)中华优秀传统文化的进一步普及

新世纪的国学热的兴起和普及为中华优秀传统文化的进一步弘扬提供了基础,它通过继续加强中华优秀传统文化的研究、创新转化、将优秀传统文化融入国民教育等方式,基于深度和广度两方面,更为专业、系统地弘扬传统文化,使之成为潜移默化影响个体认知、情感及行为的文化价值观。

1. 加强传统文化的研究及创新转化

首先,需加强对传统文化的学科建设及研究阐释工作。由国家层面设立"国学"学科门类是刻不容缓之务。作为此方面的专业人士,武汉大学国学院院长郭齐勇(2017)指出:"创立'国学'学科门类,重新恢复中国古典学术的合理地位,方能培养出能融通、深刻和准确理解经典的人才;培养出人才,才能完成'讲清楚中华优秀传统文化'这一任务。"他指出,儒家五经,是中华文化传统的源头经典,但是数十年来日渐沦落成为文史哲专业研究的语料和史料而被肢解,中国古代围绕着经典所展开的内容丰富庞大的小学、经学学术,其考据方法和义理展开,普通文史哲相关专业的学生更是毫无了解和涉猎。因此,国学学科门类下应包含五大一级学科:经、史、子、集和中国的宗教,同时,如果经学作为一个一级学科,那么经学下面可有单经研究、群经研究、经学史研究、今古文经学研究等二级学科的设置,其他学科(史、子、集和中国的宗教)可依此类推。当然,所设置国学门类并非对当下按照西学格局而设的文、史、哲、艺等学科的替代,而是进行有益补充。他还认为,中小学教育中也亟需开设中华优秀传统文化课程。另外,从专业人才的角度,也亟需大量具有专业资质的师资,我国浩如烟海的典籍文献与历史档案也亟需整理与研究的人才。

其次,对优秀传统文化的阐释应结合时代需求,考虑人性现实需求,形成"生物人—心理人—信仰人"三者协调的要旨。对传统文化的深入阐述并结合时代进行研究创新是使传统文化在当代中国产生积极意义的关键。然而,传统文化中既具有精华,又具有糟粕,前者是尊重作为现实的人、与人性一致的,后者是压抑人性、罔顾了作为人的基本需要的。早期儒家对人的发展定位是兼顾个人之私利与公善的平衡发展的人,即生物人、社会人及信仰人的协调统一。具体而言,在早期儒家看来,个人与社会并非相互抵抗,而是不断力求统一。尽管儒家传统是以社群道德为基础,但儒家思想中并不否认个人欲望和诉求,提倡"养欲"和"导欲",诸如孔子所说的"尧舜不能去民之欲利"（陈来，2014）。在承认个人利益合理性的前提之上，儒家强调"群"与"己"的价值统一，《大学》所描绘的君子人格以"修身、齐家、治国、平天下"为发展轨迹，一个人的人生自我实现过程与自身对家、国、天下等社群的价值密切联系，个人在实现自身对社群的价值过程中才能实现真正意义上的自身完满，由此，实现了人在不同层面发展上的统一。然而，到封建社会中后期，儒家文化中诸多对于人性现实需求的考量减少，人的真实需求被封建伦理道德所遮掩和压抑。因此，对传统文化的弘扬应去伪存真，对其中真善美同时又能兼顾到作为现实的人的需求的部分加以弘扬，只有如此，才能基于真实人性促进生物人、心理人和信仰人的和谐一体的积极发展。

2. 优秀传统文化融入国民教育

把优秀传统文化内化为人的文化素养的途径有很多，但最基础的无疑是通过国民教育。国民教育一般是指政府所办的小学和中学教育，也可包括幼儿教育、成人教育、职业教育等，主要是指基础教育。从中国古代的实践来看，以仁义礼智顺善之心为核心的儒家观念之所以获得当时民众的广泛认同，国家确立的国民教育体系发挥了至关重要的基础性作用。从汉朝开始，历代封建王朝通过相应的教育体系，结合不同层次、行业民众的认知实际，有意识、有目的、有重点地持续输入社会主导价值观，在潜移默化中逐步建构民众对其的广泛认同。如学校教育，无论是官学还是私学，都制定统一的儒学内容，要求受教者诵读儒家经典，接受和认同儒家核心价值观；家庭教育，无论是普通百姓立的家规，还是名门望族的家训，都无一例外地将儒家核心价值观具体化。社会教育则主要有文以载道的形式，通过小说戏曲等文艺作品和民间艺术，广泛传播儒家核心价值观，促进民众认同接受（孟轲，2018）。因此，新的时代，政府应在对中华优秀传统文化进行创新的基础之上，推进中华优秀传统文化的国民教育，使以上内外和谐的心理观念深入国民的观念中，才能起到最基础的预防促进作用。如今，国民教育在传承中华优秀传统文化方面的作用还很有限，主要表现为学校教育中有关中华优秀传统文化的内容较少，中华优秀传统文化教材不受重视，各类博物馆、纪念馆、文化馆的中华优秀传统文化教育功能未能得到充分发挥等（李先明 等，2016）。

近些年，我国对传统文化的传承极为重视。在 2014 年，《完善中华优秀传统文化教育指导纲要》中就提出把中华优秀传统文化教育系统融入课程和教材体系，包括在课程建设和课程标准修订中强化中华优秀传统文化内容，修订相关教材和组织编写中华优秀传统文化普及读物，以及充分发挥中小学德育课和高校思想政治

理论课的重要作用。因此,结合文件精神及国外经验相关启示,可从以下几个方面入手完善传统文化的教育:

一是建立适用于不同发展阶段的传统文化的课程体系和教育体系。将传统文化教育融入初等、中等、高等教育,在每个阶段,针对学生的发展水平及心理需求设置相关内容。山东大学儒学高等研究院副院长颜炳罡教授在其《传统文化进入国民教育的几点思考》中提出了关于不同阶段课程设置的设想。他认为小学生阶段应以"修身"为重点,低年级主要是行为习惯、礼仪礼节、生活规范教育和爱心教育,让孩子养成良好的行为习惯,在幼小的心灵里播下爱的种子,高年级可以引入经典名句、有道德意涵的诗文篇章,培养孩子形成积极向上的品质,学做少年君子;初中应以"明伦"为重点,总体目标与逻辑思路是"立志做圣贤",通过了解传统文化中人之所以为人之道,明了人在家庭、在学校、在社会的"五伦"大道,在明伦中培养圣贤人格。高中以"明德弘道"为重点,此阶段的总体目标与逻辑思路是"德与天地并",明修、齐、治、平之大道,孔子"十有五而志于学",志于学即志于道,志于修、齐、治、平的大道之学。此外,颜炳罡教授还倡导在各级各类考试中,特别是在中考和高考中,加大优秀传统文化所占比重,以发挥考试对于传统文化传承的引导和桥梁作用。如此,完成《关于实施中华优秀传统文化传承发展工程的意见》中中华优秀传统文化传承"要贯穿国民教育始终""以幼儿、小学、中学教材为重点,构建中华文化课程和教材体系"的任务。

二是充分发挥传统文化载体的宣传引导作用。传统文化的表现形式和载体非常丰富,除了浩如烟海的文化典籍,还有文化遗存、非物质文化遗产等。因此,可充分发挥博物馆、图书馆、纪念馆、文化馆等在国民教育中的积极作用,将所收藏的文物古籍资源免费开放,并在每个馆配备专门的解说,让广大民众能够更好接触、了解中华优秀传统文化(李先明 等,2016)。同时,还可通过传统文化走进社区的方式,通过演出、展览等方式,使社区居民能够更为方便地接触和了解到传统优秀文化。另外,还可充分发挥现代技术的宣传作用。诸如通过制作动画、漫画等,以喜闻乐见的方式激发民众兴趣,并潜移默化地促进其认同。总而言之,优秀传统文化中蕴含着丰富的关于如何通达"生物—心理—信仰"三层面身心和谐的精神价值,但唯有通过普及,认识先行,才能使吸收和弘扬成为可能。

第二节 加强社区文化建设

一、社区文化建设的必要性

美国心理学家布朗芬布伦纳的生态系统理论(Ecological System Theory)指出,个体的发展是在家庭、社区和国家构成的多元背景中进行的,并受到不同层次系统的影响,据此,他将影响个体发展的外部环境从微观到宏观依次分为微观系统、中间系统、外层系统、宏观系统四个相互嵌套的层次,四者又都处于历时系统这一时间维度上。以上对传统文化的弘扬及加强相关法律建设都是从国家层面影响人们的深层价值观、心理健康观,是在宏观系统上通过对意识形态和主流价值观的塑造进而对个体价值观产生潜移默化的影响。但宏观系统的影响需要经过外层系统得以传递,而外层系统包括社区服务、大众传媒等。可以说,通过社区文化的建设及大众传媒的引导以促进人们的心理健康观念,是从更贴近个体实际生活的层面入手,对个体施加更直接的影响,其效果也更为直接。

"社区"作为一个社会学基本概念,由德国社会学家滕尼斯提出,并由社会学家费孝通引入中国。滕尼斯在《社区与社会》一书中认为,"社区"主要存在于传统的乡村社会,它是人与人之间关系密切、守望相助、富有人情味的社会共同体,"社会"则是工业化时代出现的以个人意志、理性契约和法律条文为基础形成的缺乏感情交流和关怀照顾的社会共同体。因此,社区一般可以看作聚集在一定地域范围内的社会群体和组织,根据一套规范和制度结合而成的地域社会生活共同体。具体而言,伴随着计划经济向市场经济的转变,传统社会关系和秩序遭到瓦解,以往封闭的熟人社会也转向了日益开放的陌生人社会。于是,如何增进社会成员的认同感和归属感,并形成共享价值观,共同体意志、思想和信念,从而为社会规范、制度和秩序奠定坚实的观念基础,是基层社区要面对的重大挑战(杨敏 等,2019)。良性互动、组织化的和谐社区是构建社会主义和谐社会的基本前提,而社区文化建设又是社区建设中的重中之重。所以,可基于社区文化建设,促进人们的共同体意识,进而构建和谐友善的生活环境,促进人们的心理健康。

已有大量研究显示,基层社区环境对于个体超越自我狭隘利益、兼顾个人利益与公善的和谐统一具有重要作用。比如,有研究发现,学校整体环境氛围(包括教师帮助、课外活动、角色榜样等)可显著预测中学生希望能对社会有所贡献的程度(Malin et al., 2019)。同学校一样,其他组织机构如社区、宗教团体等亦能通过提供支持及实践机会等引导个体协调发展。比如,在这些社区组织机构的带领下,青少年参与符合自身兴趣的活动将有助于其积极发展(Liang et al., 2016;Malin et al., 2015)。另外,这些社会机构可通过其相对成熟的网络给予个体社会支持从而协助个体保持积极向上的健康心理。基于以上发现,可开发出针对性的干预措施,促进居民心理和谐与健康,诸如,政府可通过创建积极的基层社区文化,培养个体对他人、社会和国家认同,以形成自我作为生物人、心理人及信仰人的和谐发展。

二、如何进行社区文化建设以促进中国人心理健康

(一)由政府主导引导确立社区共同体观念

没有共同理想与价值的民族和国家,如同一座其他各方面都装饰得富丽堂皇但却没有至圣的神身处其中的庙宇(黑格尔,1965)。也正因此,"命运共同体"概念的提出具有纲领性指导意义。宏观至人类层面为"人类命运共同体",到基层社区层面也可构成"社区共同体"。社区共同体通过确立一种人人彼此密切联结的价值观,潜移默化地激发个体作为社区一员的认同感,大家彼此满足相互的需求,并且建立一种共享的情感联结,从而达成塑造他人和社会认同的目的。

为此,应由政府为主导,运用相关资源和规划,主导形成共享社区观。国内荣获首届"中国人居环境范例奖"的唯一社区——百步亭社区为之提供了范本(张淼,2018)。百步亭社区位于湖北武汉,面积是3平方千米,有12万的社区居民入住其中。百步亭社区的管理者通过加强基础辐射设施,诸如建设可供居民共同活动的公共环境,并开展多样文化活动,以加强社区居民之间的理解和交流,同时,社区广场上融会贯通了各种公益文化资源,并把这些资源向社区成员免费开放,形成百步亭独有的公益文化特色。此外,百步亭社区发起了几十个诸如扶困助弱、维护治安等公益项目,通过社区志愿活动带动居民的主人翁意识及与社区的联结感。由此,百步亭社区内形成了互助与奉献的社区文化氛围,潜移默化地塑造着社区居民的心理认同。

政府参与创立社区共享价值观在国外也有积极范例。加拿大安大略省约克当局曾开展了一项活动用来创造"社区性格"。具体而言,由社区居民参与一起来鉴别十种存在于个人、家庭、工作场所、教育和公共场所的人格特质,这些特质关乎积极的道德品质:尊重、责任感、诚实、同情心、公平、主动性、勇气、正直、坚持不懈和

乐观。不同社区组织强调不同的社区特质并构建相应的实践方式。这一活动通过创建更为具体的社区共享价值观来塑造社区居民的认知和行为,并取得了积极的成效(道尔顿 等,2010)。

值得注意的是,在共同体观念建立过程中要做到以人为本。首先,应满足社区居民作为人的基本需要。共同体的本质在于利益共享、风险共担,只有满足群众的需求并使他们受益,才可能使群众认同并积极参与。百步亭社区的成功案例也正是由于满足了社区居民的利益需求才能使之愿意分享从而形成良性循环。从心理学的视角,和谐互动的社区氛围通过满足人的基本心理需要之一——归属需要——从而促进人的幸福体验并激发积极行为。以人为本还意味着对个体积极潜能的引导。较之于把人看作"需要规避的风险",相信人人具有向善的积极潜能更有助于将个体导向"善":一方面,将人看作需要解决的问题或风险制造了对立,不利于和谐氛围的构建;另一方面,这一观点可能会导致心理暗示,出现"皮格马利翁"效应,即消极的预期促使负性结果的产生。美国搜寻研究院在发展积极社区中的做法对此具有积极借鉴意义。美国搜寻研究院工作的主旨是和世界各地的社区一起工作,帮助他们识别出促进年轻人健康发展的一些"宝藏",这些"宝藏"既包括关于孩子的内在个性品质和能力,也包括社区所能提供的外在资源(戴蒙,2015)。搜寻研究院避免将年轻人看作一串"需要规避的风险"或者是"需要解决的问题",他们认为这种失败主义的观点永远不会有帮助,而事实上,科学研究也的确发现关注于潜能远比关注于问题更具引导作用。因此,社区建设中,应注重引导人的积极潜能,从而调动居民参与的积极性并促进其自身积极发展。

(二)构建有层次的社区治理体系并培养相关人才

如果说社区文化是软实力,那么完善的社区治理体系及相关人才储备则是进行社区文化建设的硬件所在。因此,应在政府负责、社会协同、社区居民自愿参与的共同努力下,构建有层次的社区治理参与体系,促进多元协同治理机制的形成。具体地,政府可发挥自身在顶层设计、制度安排上的主导作用,并动员其他社会组织参与其中,在为社区居民提供便利之时实现双赢。还应发挥基层组织的主体作用,提升社区治理水平。另外,还需充分发挥居民参与性,提高居民的社区认同感。以此,建立人人有责、人人尽责、人人享有的社会治理共同体。

另外,还需重视对专业人才的培养工作。随着社区事务复杂化,居民需求多样化,社区对工作者的数量需求增大,对工作者能力和素质的要求提升。一方面,社区工作者需具备专业的工作技能,因此,应完善和扩大相关专业人才的相关培养。

另一方面,社区工作者还需具备高度的责任感和利他精神,这是顺利完成工作的重要保障,也对社区居民具有榜样示范作用。因此,可建立对相关工作者的筛选制度。此外,社区工作不仅需要专业人员参与,还需要更多的民间组织参与进来,发挥上传下达的作用服务于基层民众,特别是面临重大危机事件时,诸如在新冠疫情中社区志愿者发挥了中坚作用。因此,在专业工作者之外,还需培养社区志愿者队伍储备,可通过对社区民众进行相关培训和普及教育增加社区志愿者的储备。

第三节　以法治建设促进道德完善

一、以道德完善促进心理健康

随着我国经济社会发展进入社会转型期,道德失范的行为屡有发生。一方面,道德失范行为可影响心理健康,比如,因遭受网络暴力、校园霸凌等失范行为而产生严重心理困扰或创伤。另一方面,道德失范的产生本身可能已是个体心理和谐失衡的结果,诸如因人生虚无而采用伤害他人的方式获取快感或存在感,或为个人利益走向极端个人主义,只看重个人权利而放弃应承担的相应义务。因此,可以说道德失范是心理危机本身的重要表征或是心理危机产生的重要原因。而道德的失范并不是只靠传统文化、传统道德弘扬就能纠正的,且关于传统道德观念的教育和养成如何通过现有教育体制灌输给青少年,目前尚未得到很好解决(陈来,2014)。另外,不仅是在个人层面,在群体或人类层面,也同样面临着因道德失范造成的心理危机。比如,一些自然灾害、公共安全危机等的产生与人类为了满足自身欲望而不遵从自然的道德要求密切相关。当然,除了生态安全,其他领域诸如经济、文化、生物等也可能因一方为获取自身利益而产生失范行为,最终陷整个群体于心理危机乃至生存危机之中。因此,面对群体层面的道德失范,为保存和完善群体乃至人类的共同利益,也应通过制度建设予以保障。

二、促进道德完善的法治建设及其路径

在现代社会中,如果长期以来司法法律界把法律和道德割裂开来,法律判决不体现对道德的维护,可能导致道德意识的严重丧失。法律必须维护道德行为,只有这样,局面才会有所改变,才能更好促进道德重建及心理和谐。

加强法治建设可以以法律为抓手,严格约束人们利益获取手段的合法性,进而

促进道德建设,引导构建社会和谐及人的身心和谐。人类的天性决定了人尽管具有为群体考量的动机,但仍会以自身利益为优先考量。因此,有必要以共同体利益为导向,并通过法律及制度保障规范人获取利益手段的合法性。边沁的功利学说及其立法原理可为此提供重要启示。在边沁看来,个体尤其是立法者在做道德决定时,应该以功利最大化为标准。功利即是给利益有关者带来的快乐或痛苦之和:如果利益有关者是一个具体的个人,那就是这个人的幸福;如果利益有关者是一个共同体,那就是共同体的幸福。功利原则的目标是用理性和法律之手建立幸福的基本结构。"组成共同体的个人的幸福,或曰其快乐和安全,是立法者应当记住的目的,而且是唯一目的。它是唯一的标准,依此应当在立法者确定的程度上,使得每个人都将自己的行为规范得符合该标准(边沁,2017)。"边沁认为,对于使共同体利益受损的行为,即个人为获取个人幸福最大化而损害他人和共同体利益的行为,需要受到惩罚。"罪过是那些必定损害某些人的某些快乐,或者产生某些痛苦的倾向,它构成其恶,亦构成惩罚依据。享受此等快乐或规避此等痛苦的前景,构成动机或诱因,而其获取则构成罪过的收益。有罪过者是否将受到惩罚?只有靠产生同等的或更大的痛苦,才能施予惩罚(边沁,2017)。"因此,首先要加强法治建设,强化法律的约束力,只有以法制承载道德理念,道德才有可靠的制度支撑。

实践也表明,在意识形态领域,需要运用法律方法,来实施对意识形态领域的管理,维护意识形态领域的秩序规范(孟轲,2018)。通过约束道德行为,塑造人们形成"自我与他人和社会是一体"的认知观念,进而促进个体形成健全的人格及和谐健康的心理,体现了以行为改变促进认知改变的心理学原理,在操作上具有其合理性。另外,党的十九届四中全会公报中也明确提出以中国特色社会主义核心价值观引领文化建设制度,把中国特色社会主义核心价值观要求融入法治建设和社会治理,显示出国家以司法方式加强中国特色社会主义核心价值观建设的决心;而以立法的方式约束公众道德行为,创造和谐健康的社会环境,以此促进全民心理健康,也是对国家这一政策导向的积极响应。

如何通过法的建设约束道德行为,促进形成和谐健康的大环境,进而促进人们的心理健康?

一是要加强道德立法。美国统一法学的代表人物之一博登海默(1987)曾指出:"那些被视为是社会交往的基本而必要的道德正义原则,在一切社会中都被赋予了具有强大力量的强制性质。这些道德原则的约束力的增强,是通过将它转化为法律规则来实现的。"因此,面对现下一些道德失范问题及有损于和谐共同体建设的行为,可尝试依据道德立法的方式予以解决。比如,原本扶危济困乃是中华民族传统美德,如今却由于一些人的道德失范而引发民众对于助人及救人行为的不安,这与和谐共同体的建设背道而驰。从法律的角度,这些社会现象背后的重要原因之一可能是,当时法律中缺乏相关规定,诸如对于助人行为未产生预期后果的规定和对于见死不救行为的规定等。因此,对于一些严重违背社会道德的行为,有时则无"法"可施,因而,与之对应进行一定的道德立法十分必要。比如,深圳曾发布过一个关于救助行为保护条例的征求意见稿,其中对被救助者的讹人行为进行了法律规定:被救助人主张救助人在实施救助过程中存在重大过失,造成救助不成功后果,或者认为被救助人遭遇的人身伤害是救助人造成的,要求救助人承担赔偿责任的,被救助人应当提供证据证明;被救助人明知其提出的主张没有事实依据或者隐瞒歪曲事实真相,要求救助人承担责任,向有关机关投诉的,有关机关可以予以训诫或者责令具结悔过、公开赔礼道歉;涉嫌诈骗的,由公安机关予以罚款或行政拘留;涉嫌犯罪的,移送司法机关依法处理。另外,2017年3月审议通过的民法总则草案对于助人行为未产生预期后果也进行了立法,其中第一百八十四条规定,因自愿实施紧急救助行为造成受助人损害的,救助人不承担民事责任。可以说,以上立法工作很大程度上减少了救助者救人的后顾之忧。

二是要加强法律科普与宣传。在对道德已有立法的情况下,应进一步加强法律科普宣传,帮助人们标注心目中的"红线",防患于未然。在新冠疫情暴发之际,千姿百态的众生相被放大并凸显出来。当然,其中不乏鼓舞人心的道义行为,但不道德及违法事件却也频频出现。比如,疫情防控期间,有一些人利用网络制造和散布谣言制造恐慌等。如此损人伤己之事多源于对法律的无知及蔑视,因此,在疫情防控期间不仅要注重抗疫知识的科普,还应兼顾相关法律知识的宣传。通过一些预防性工作,帮助民众"高亮"心中不可逾越的"红线",将能很好协同道德共同监管和规范民众行为,形成理性平和的社会心态。

总而言之,法律的首要目的不在于制裁违法行为,而在于引导人们产生正确的行为,合法地参与社会生活。在当下转型时期,面对道德失范,构建与中国特色社会主义核心价值观相契合的道德体系及强化社会共同体意识需要法律的协助参与。使法律同道德一道发挥监管作用,将更好减少社会失范行为,促进社会和谐,同时,以法律规范民众,也将有助于其社会责任感的确立,进而规范其身心发展,这可能正如边沁所言:"立法科学的宗旨在于使人能够依靠理性和法律之手建造福乐大厦。"

第四节　增加对相关心理学本土化研究的扶持和引导

一、加强扶持和引导的必要性

国民心理健康的促进及社会治理都需要心理学的参与。首先,社会治理政策的制定需要心理学特别是基于中国现实需求的本土化心理学研究的参与。公共政策的心理学研究是近年西方应用心理学的一个重要发展方向,美国心理学协会 1988 年首次颁发每年一度的公共政策研究杰出贡献奖,标志着政策研究成为应用心理学的一个重要发展领域,并且,美国心理学家已在心理学与公共健康政策、心理学与司法政策、心理学与环境保护政策、心理学与社会保障政策等都展开了大量工作(罗清旭 等,2001)。近年来,我国心理学的研究也开始逐步参与到公共政策的研究与社会治理中,心理学兼具自然科学与社会科学的属性使得客观了解民众心态、诉求及社会行为成为可能,这对于社会治理具有重要借鉴意义。然而,目前国内学者在研究相关社会心理问题时,在主题和理论上更多还是追随西方学者,失去了与中国社会现实的关联性,这妨碍了相关研究成果的运用。因此,有必要基于我国现实需求,开展本土化的心理学研究工作,服务于中国现实需求。

其次,社会转型期下群体性的心理问题的应对,更需要本土心理学基础和应用研究的参与解决。面对社会的转型,当代中国人产生诸多心理问题:一方面,由于个人逐渐从家庭和集体中脱离出来,失去了依附,从而成为了"原子化"的个人。作为原子化的个人,一方面似乎自由增加了,但另一方面,却由于归属需要未能得到满足而产生孤独感与不安全感,这进一步导致诸多心理问题,诸如空虚、迷茫、抑郁,甚至自杀等。弗洛姆的《逃避自由》就对此有具体论述,他认为如果人的基本需要在现实世界中得不到健康的满足,就会寻求不健康的满足方式。人在逃避孤独或不安全感的过程中,形成了四种典型的不健康的性格倾向,即施虐倾向、受虐倾向、破坏倾向和迎合倾向。另一方面,现代化导致传统道德瓦解,人们更少受到传统道德的规范,因而容易产生道德失范问题,而道德失范又会助长社会问题,诸如由于道德失范导致的校园霸凌事件可能对双方心理都会造成心理创伤。心理学研究最重要的目的便是促进人的心理健康及积极发展,然而,目前国内学界对这一领域的重视还不够充分,研究所关注的具体问题的覆盖面还相对狭窄,不能有效服务于社会现实问题的解决。因此,面对以上大时代背景下产生的心理问题,有必要基于社会现实开展自己的心理学研究,建构理论并探讨其应用,使之服务于中国人的心理健康促进。

二、加强扶持和引导的主要途径

一是引导学科建设与研究。由于心理学延续已久的强调自身自然科学属性的特点,加之科研经费在基础心理学研究方面的投入倾斜,目前,国内对心理学问题的研究多停留于基础、微观模式的探讨,导致对社会现实问题的关注及应用不足。目前中国社会心理学的研究是以精细的方法获取微观领域的小效应,当这种"小社会心理学"遇到转型期的"大中国社会"时,其理论解释力不足,现实贡献也极小,使得其在与其他学科的竞争中日渐处于边缘化的地位(姜鹤,2020)。目前,尽管在国家相关政策指引下,心理学科已有一定突破,开始从各方面对社会治理的需求进行积极的回应,然而,仍存在对社会重大现实问题关注不足的情况,这需要从政府宏观调控上加以引导。比如,在科研资助上,目前多数经费投入基础心理学研究,针对社会现实问题研究的资助严重不足;在研究成果上,偏向自然科学类的研究及采用高精尖仪器的研究更容易得到认可,诸如近些年关于认知神经机制的研究尤为受到欢迎,而关注于社会问题的研究论文和项目则发表困难或申请困难,特别是在以影响因子作为成果评价标准时,由于自然科学类期刊影响因子远高于社会科学类期刊,研究者在评价体制引导下,更容易选择产出更高影响因子论文成果的自然科学类研究课题。因此,对经费导向和成果评价标准进行一定调整是必要的。规划和部署国家重大科学研究计划时,应更加保护和鼓励立足中国社会文化现象、致力于解决社会现实问题、采用多元方法进行研究的学科领域(王芳 等,2012)。只有立足于中国文化与现实,才能了解在大时代背景下中国人的心理并探讨其应对方法,促进中国人的心理健康。

二是推动人才培养。如前所述,尽管目前国内有诸多心理学工作者,但由于社会导向问题,研究社会现实问题的人才和团队建设不足。未来应进一步加大相关人才队伍建设的力度,更多地培养和引进高端研究人才,创建和扶持国家级创新研究团队,使我国心理学的研究队伍及力量与当前中国面临和亟待解决的重大社会现实问题相匹配(王芳 等,2012)。另外,从人才培养的角度,社会现实问题的研究需要一定的人文社会科学背景,目前诸多心理学研究者难以从"精小慎微"的研究模式转向社会现实问题研究,多受制于缺乏宏观社会科学理论思维。因此,有必要在有条件的高校中增设社会科学相关课程或实施交叉学科培养模式,以促进相关人才的培育。

第十一章 心理健康提升的认同教育工作

第一节 课程育人

一、课程育人的内涵及其必要性

课程育人即理论育人，指借助于课堂、课程、课本等理论方式进行教育活动。课程育人是育人的根本途径。从既有的课程教育来看，在科学主义观念支配下，教育愈来愈工具化，注重传递性、接受性等，这在一定程度上推动了科学技术的发展，然而，教育需要培养身心和谐发展的"完整人"，而一个完整的、真正意义上的人，不仅要满足自身生存需要，还要满足自身精神需要并承担相应社会责任。因此，在课程育人的过程中，对以上理念进行落实十分必要。

"课程思政"即是借助于课程立德树人的范例展示。"课程思政"指发挥课堂育人的主渠道作用，充分挖掘各类课程的思想政治资源，发挥好每门课程的育人作用，把培育和践行中国特色社会主义核心价值观融入教书育人的全过程。课程思政对于培养德才兼备的人才具有重要实践意义。目前，教育部已印发《高等学校课程思政建设指导纲要》全面推进高校课程思政建设，因此，借助于课程育人必要且迫切。

二、基于分级教育进一步实施课程育人

可遵循认知规律和教育教学规律，建立课程教育的分级体系。韩国关于德育的发展经验可为我们提供重要启示。韩国教育部颁布的《道德学科教育课程》，将学校道德教育分为初等、中等和高等三个阶段，将文化和教育融为一体，初等阶段

注重习惯培养,培养诚实、关怀、正义和责任感;中等阶段注重规范化培养,培养关心与自己的关系、与他人的关系、与社会的关系和与自然的关系,其在核心价值方面虽然与初级阶段保持一致,但在具体内容上更倾向于更高层次的要求,体现内化要求;高等阶段注重判断能力的培养,强调道德判断力和伦理,将伦理细化为生活、生命、社会、科学、文化与和平六部分(周晓航,2020)。

　　我国的课程教育中也可结合人不同阶段的发展规律,建立适应性的课程体系,以增强人的共同体意识,帮助完成原子化个人的"再嵌化",提升心理健康水平。启蒙教育中,所面对的对象是学前儿童,那么,对于学前儿童,如何通过课程教育引导启蒙其与共同体有关的意识与行为?由于幼儿的认知特点具有自我中心性,且无逻辑思考能力,因此,对幼儿的培养很难通过理论价值引导来实现。然而,幼儿阶段的一个重要特点即擅长观察模仿,对此,班杜拉曾通过一个著名实验进行论证。具体地,班杜拉及其助手将数十名3~6岁的儿童分为三组,一组为控制组,不接触任何榜样,一组接触攻击性榜样,一组接触非攻击性榜样。攻击情境中,榜样玩拼图游戏约一分钟后,使用暴力击打波比娃娃,整个过程约持续十分钟;之后,将儿童带到另一个情境中,并试图激怒儿童(即通过先让被试玩有吸引力的玩具,之后告诉他这些玩具是为其他儿童准备的)以更好观测其攻击行为。非攻击情境中榜样只是认真玩拼图游戏,完全不理波比娃娃。结果显示,儿童行为受榜样的影响极大,攻击组可快速习得攻击性行为。以上结果显示了学前儿童模仿行为的发生十分迅速,因此,在此阶段,对儿童的教育应充分发挥榜样的引导示范作用。体现在课程教育中,可通过在故事和游戏的设置中加入与利他性及合作分享等和他人及社会相联结的榜样故事。另外,教师的行为本身具有榜样示范作用,因此,教育过程中,教师的行为需要传递出与分享、利他等品质相关的积极观念。另外,由于幼儿尚无明确道德意识,道德判断只听信于权威或以自身是否获益为标准,因此,可借助于行为强化的方式诸如言语鼓励等对幼儿的利他性及合作行为进行培养。此外,可对幼儿开展一定的移情或共情能力训练,使学前儿童能更好理解别人的感受,增进其与他人的联结,诸如通过使用一些循序渐进的教育策略,引导儿童回忆自身相似经历理解他人感受等。由此,培养幼儿的合作分享意识及共情能力。

　　小学儿童的认知较之于幼儿期有所发展,但仍不成熟,可进行一定简单推理但又十分受限。基于这一认知特点,小学儿童的道德判断完全遵照规则,即严格按照既有规则来评价好坏及可取与否。基于以上心理特点,1992年颁布的《九年义务教育全日制小学、初级中学课程计划(试行)》中明确规定了小学德育培养目标,即

"初步具有爱祖国、爱人民、爱劳动、爱科学、爱社会主义的思想感情,初步养成关心他人、关心集体、认真负责、诚实、勤俭、勇敢、正直、合群、活泼向上等良好品德和个性品质,养成讲文明、讲礼貌、守纪律的行为习惯,初步具有自我管理及分辨是非的能力"。其中,所涉及的关心他人与集体即仁爱之心。仁爱之心是与他人和社会联结形成共同体的关键心理因素之一。朱熹也认为,小学阶段需培养儿童的仁爱之心,最初表现为爱亲之心,即最先将仁爱之心施于亲人,这也是儒家所说的"亲亲而仁民,仁民而爱物"的第一个层次,也是仁爱生发的源头。由"亲亲"逐步外推便可构成更为广博的仁爱。那么,在小学阶段如何通过课程教育培养仁爱之心? 首先可通过一定的理论引导,诸如背诵启蒙经典如《三字经》《论语》等,以具有仁义礼智顺善之心的君子品格潜移默化塑造儿童的价值观。其次要继续发挥榜样引导作用,在知识传授过程中通过英雄人物故事的深入挖掘帮助儿童认识和确立具有仁爱之心与家国情怀的榜样。再次,培养儿童的感恩之心与亲社会行为,通过感恩练习激发儿童的利他性,从小事做起,在做的过程中引导儿童体验帮助他人带给自身的正性体验,从而形成亲社会的良性循环。最后,对于儿童的不良认识与行为要及时发现和纠正,基于小学生对规则的尊崇,在课程教育的过程中可为其确立明确规则及善恶观。

处于中等教育阶段的青少年,其逻辑思维发展已基本完善,同时在道德发展上,不再只遵从于教条,能认识到规则是社会协商一致的结果,因而更乐于尊崇个人良心做出道德判断。也正因此,中学是个体价值观和人生观形成的关键阶段。如果说初等教育关注于对儿童认知和行为的塑造使之成为习惯,中等教育中则需要更好回应"为何这么做"的问题,以帮助学生形成自身价值判断,并基于此形成自身清晰的人生观,从而使其认知和行为具有系统性和自发性。因此,中学阶段可对人与人的关系、人与社会的关系及人与自然的关系进行系统讲述,使个体明确自身定位、确定自我与外部世界的紧密联结。事实上,无论是优秀传统文化中还是当代现实中,无不体现着这种共同体的紧密联结。比如,儒家典籍中包含着丰富的关于群己关系的论述,十分强调"群"与"己"的价值统一:首先,儒家并不否认个人利益与欲望,认为"尧舜不能去民之欲利",民众有对利益的要求,要根据这种利益要求让他得利;在承认个人利益正当性的基础之上,强调个人自我实现与家、国、天下等社群密切相关,唯有处理好自身与社群之间的关系并创造积极价值,才有助于实现真正意义上的个体道德的完满。在当下现实问题中,小至个人与世隔绝、孤立无援造成的个人意义危机,大到人类共同合作应对生物、生态、经济安全危机,无不体现着自我与外部联结对于人之存在的重要性。因此,中学阶段的教育可以通过融入儒家经典的学习及对现实问题的阐述,帮助学生理解为何需和他人及外部世界有所联结及如何联结的问题,这也将促进其人生目标的确立,对于其后续积极发展具有十分重要的意义。

大学阶段的个体处于成年初期,处于这一阶段的个体基本形成了自身的价值判断标准,但仍然是不稳定的,需要进一步引导和塑造。这一阶段,个体一方面延缓着作为成年人的承诺和担当,另一方面延续着自青少年期开始的角色探索,因此,这一阶段的教育应继续帮助个体完成未完成的探索。大学教育中课程多样化,可在各课程的教学中融入相关知识阐述个体和他人及外界的关系,以帮助其确定自身目标追求、影响其日常认知和行为,"课程思政"的寓意正是如此。需要鼓励大学生作为有知识、有文化的青年,主动与他人及社会联结,承担社会责任,但这一过程中,兼顾理论思考和事实依据会更具说服力。诸如,无数先哲从理论角度探讨过关于人生追求的问题,大部分认为追求"公共之善"高于仅仅关注于"私善",比如,培根就认为专注于全体福利的"公善"要优越于专注于私人生活品质的"私善";而在私善中,作为"消极的私善"的自我保全要低于"积极的私善"的个人立功立言,而在消极的私善中,完善自己又高于寻求享乐(Bacon et al. , 1985)。同时,大量的科学研究证据表明较之于关注一己私利,对他人及外部世界有积极贡献更有助于自身身心健康与幸福。因此,大学阶段的相关教育在延续中学相关教育策略之上,需要以更多的理论思考和事实依据启发学生思考并对其进行引导。

第二节　实践育人

一、实践育人的内涵及其必要性

实践育人是指以学生在课堂上获得的理论知识和间接经验为基础,通过激发学生课外自我教育和相互教育的热情和兴趣,开展与学生的健康成长和成才密切相关的各种应用性、综合性、导向性的实践活动(张文显,2005)。申纪云(2012)对此曾有系统总结,认为可从三个层面把握:一是实践育人是遵循马克思主义教育原理的基本要求,马克思指出"全部社会生活在本质上是实践的",实践是认识的基础,在认识论上处于优先地位;二是实践育人是学生成长、成才和发展的内在需要,学生要成长为全面的、完整的人,仅仅依靠于理论知识是不够的,需要借助于实践将知识转化为能力、品格等;三是实践育人是现代教育理念、教育模式、教育实践的统一,实践育人作为一个统一的教育体系结构,是现代教育理念、教育方法及教育活动形式的总和。

那么,实践育人何以必要? 教育家苏霍姆林斯基(2009)指出:"无论课堂上所学的教材具有多么充实的政治思想和道德思想,但学生在掌握知识的过程中总是把认识的目的放在第一位:知道它、学会它、记熟它。而且教师也是全力以赴地追求这一点。这个目的越是被置于首先地位,它就越是有力地占据了学生的内在力量,而思想感情就越远地退居次要地位。"因此,重视理论知识而未充分重视实践可能造成行为、情感与认知的脱节。然而,"真正的德性在于以一种适当的方式行事,能够将自己身上某种内在的方面加以外化,而根本上不在于对高尚的图景和动人的品格闷头进行精神构建和个人沉思(涂尔干,2003)"。因此,课程育人固然重要,但实践育人起着将理论知识情感化与行为化的作用。正是基于此,我国新时代教育培养目标明确把努力培养担当民族复兴大任的时代新人,培养德智体美劳全面发展的社会主义建设者和接班人作为根本目标。

二、通过实践育人促进认同的可能途径

(一)不同发展阶段实践育人中可落实的理念及其形式

在共同体意识及家国情怀的培育中,应如何通过实践达到育人的目的? 可通过两种不同的方向:一是从自我实现的角度确立自我需依赖于他人和社会的意识和情感体验,即体验到自我的完成离不开他人,二是自己作为社会一员能对他人有所帮助和贡献,即肯定自我的存在对于他人和社会的积极价值。通过以上两种相关体验的激发,将有助于促进自我与他人和社会的联结感,从而增进个体作为共同体一员的归属感。

第一类实践活动需激发自我完成需依赖于他人和社会的体验,即"成己"需依赖于"成人"。这一类的活动设计可围绕合作意识的培养展开。诸多以小组为单位的实践活动具有此种功能,如课外调研、科技发明、公益活动等。活动的展开需要根据不同年龄阶段特点进行设计。对幼儿的实践活动设计应以合作性游戏为主。对幼儿来说,直观的道德教育或显性的规则规范无法被理解和接受,而游戏是幼儿阶段的主要活动形式,如果能够充分利用合作游戏这一媒介,可启蒙幼儿对自身权利、义务和行为规范的意识,促进其对自身社会角色的认知。另外,关于移情

训练的研究显示此类训练实践有助于培育幼儿分享、合作等行为,因此,也可开展一定的移情训练。小学儿童的教学实践中,同样应十分注重体验,课堂的教学应与实践体验相联系,在日常教学任务的完成中,应以小组为单位,纳入一定比例的相关实践活动,由于组织成员具有同一目标,彼此紧密联结,这一过程将促进小学生强化获得通过合作而成为更好的自己的体验。课堂之外的课外活动中,可通过组织学生参与其他社会实践活动及家庭实践活动,以增强其对于自我社会角色的感知,同时,可进行感恩练习,教导儿童明确自己在成长过程中所获得的帮助与支持,理解自我对外界的依赖。青少年相关意识的激发一方面可沿用合作式学习及其他社会实践小组形式,还可基于青少年期精力旺盛、较多从事体育活动的事实,通过开展合作型体育活动培养其合作意识。需要注意的是,在实践过程中,应避免使用高压手段,因为高压手段下出现的合作是为逃避惩罚,而并非真正意义上体会到合作带给自身的好处,因此,惩罚一旦消失时,合作行为可能会消失。

另一类实践活动可通过帮助个体获得作为群体一员的价值体验而获得存在意义,这是人类的基本动机之一,也是共同体意识与家国情怀的培养中最为重要的。由于不同发展阶段的身心特点具有差异,对不同年龄阶段可采取不同的实践教育活动。一般认为,幼儿因为缺乏帮助别人、与人分享或相互谦让的经验,以致在与人分享、帮助、谦让方面存在障碍,因此,对幼儿的实践教育关键在于创造情境增进与其合作与分享行为相伴随而来正性体验。美国心理学家斯陶布关于儿童亲社会的培养曾进行了一项实验研究(边玉芳,2012)。他针对儿童设置了五种需要帮助的实验训练情境,全部被试分为三组:角色扮演组,对儿童一一配对,一个扮演需要帮助者,另一个扮演帮助者;诱导组,仅要求儿童口头上讲出如何给予帮助,而不用付诸行动,同时研究者会给儿童指出其他合适的帮助方法;控制组,做各种和助人行为无关的游戏和活动。之后的测试任务中,创设出他人需要帮助的情境,并观测三组儿童的反应。结果显示,角色扮演组表现出最大程度的助人行为,诱导组次之,控制组最差。这一结果表明,家长和学校教育中必须引导儿童加强亲历性和实践性,以更好培养助人意识与亲社会行为。具体可采用鼓励、分享、安慰与助人等有关的行为,即鼓励幼儿与他人分享玩具与食物、鼓励主动安慰受到伤害的他人、鼓励主动帮助需要帮助的人及教导其量力做出对集体有益的行为。以上引导可以从日常游戏及日常现实生活两方面加以实施,通过从微小处进行引导,使幼儿体验到自身对于他人的积极影响,从早期教育入手塑造其亲社会行为及人格。小学儿童的自主思考能力尚不足,但已有能力参加一些社会公益活动,因此,可采用强化的方法对其亲社会行为加以塑造。诸如,通过指向人的公益如为贫困儿童捐款、关爱孤寡老人,指向动物的公益诸如关爱动物,以及指向生态环境的公益如减少污染、节约资源等,肯定儿童行为的积极价值,为他们确立"他人、社会及环境与自身存在息息相关,自身能产生积极影响"的意识。通过以上社会强化,儿童亲社会行为将得以巩固。青少年阶段及成年初期阶段,学生能更多地进行自主思考,因此,如何促进其亲社会行为的自发性,使之确信自身之存在对外界有积极价值最为关键。美国发展心理学家 Moran(2009)的一项研究显示,同时具备长远亲社会性目标并具备行为投入的个体在六年级中的比例为 16%,九年级为 17%,十二年级为 23%;然而,在青少年早期阶段完全无目标者占 63%。这一结果显示出大部分青少年未能对自己的人生价值进行明确定位。从青少年早期、中期到末期,个体对自身定位的发展依次经历三个侧重点:发展共情、考量自己能在社会中发挥的作用、重新评估价值观和优先事项(Malin et al. , 2013)。这一过程中,即便青少年在早期有亲社会目标,但随着生活阅历的增加及认知的成熟,他们会怀疑自己是否具备达成相应目标的能力。因此,这一阶段中实践教育的核心在于澄清其目标并帮助他们发挥优势,确信自己的确能对他人产生积极影响。这一目标的达成主要依赖于在实践中获得正性反馈实现,诸如获得来自被帮助者的感谢、他人及社会的肯定。大学阶段,即成年初期,可能源于对自身能力的怀疑或者生存压力,个体可能更多关注于自我利益,因此,这一阶段的实践教育核心除了延续对其存在的积极价值进行强化肯定之外,还需进行人生目标及家国情怀教育。大学生作为新时代的知识分子,可以传统知识分子所应具备的家国情怀涵养之,诸如组织大学生参与更多社会实践活动,在实践中了解社会需求,培育社会责任感,并通过开展志愿服务等更为直接的亲社会行为,全面认识自身价值,培养对社会责任的承担,在身体力行中感知国家对自己的需求及自己存在的社会价值。

(二)实践平台的构筑及其运行保障

实践平台的搭建需从系统层面做好顶层设计。实践平台的搭建需系统考虑不同年龄阶段学生身心发展特点、主要培养目标及核心诉求,做好前期调研与决策,使实践活动符合"最近发展区"理念,既是学生能力范围内可够到的并能引导学生的正性成长,且能够引起学生兴趣,以使平台真正发挥作用,避免沦为形式。另外,平台的搭建可充分联合政府、企业、社区等,整合更多资源,扩大平台的形式和范围。特别是对于中小学生,应充分利用社区教育,发挥共同体氛围的影响作用。2015年《海南省青少年社区教育现状及社会工作介入的可行性调研报告》显示,城市青少年参加过社区教育的仅占39.2%,60.8%的青少年从未参加过任何社区教育活动。这可能主要是经费投入制约及重视不足等原因造成的,因此,实践平台的运行需要给予适当的经费支持。同时,在实践过程中,需对活动进行全程管理,确保其规范化实施,另外,过程中需充分发挥学生的主体性,尽力确保其在实践过程中有较高的参与度,并能获得较积极反馈,以进行行为巩固及强化。实践活动后可通过经验分享及交流,借助于观察学习的心理学原理,进一步对学生的积极实践行为进行强化。

第三节　以文化人

一、以文化人的含义及其必要性

"以文化人"是新的历史时期培育和践行中国特色社会主义核心价值观的新策略,也是促进共同体意识及家国情怀的重要理念。以文化人具有两层含义:一是通过文化来化人和育人,即运用中华民族创造的丰富的文化知识和思想资源完成对人的培养;二是通过文化的方式化人和育人,即运用中国文化中丰富的育人智慧和教化方法培养人(佘双好,2015)。可以说,"以文化人"从内容和方法上一定程度上回答了"如何培养人"这一教育根本问题。

许纪霖从历史宏观角度一针见血地指出了当代中国人存在危机的根源。他认为,现代中国人是脱离了家国共同体的个人,既没有社群,也没有历史,孤独地面对整个世界,而这个外部世界,是一个以利益为轴心的市场世界,缺乏温情,也没有意义。而对于当代中国人来说,要想走出原子化个人的迷失,只能通过"再嵌化",在重建的家国天下新秩序之中获得自我的认同。这种"再嵌化"的完成便需要文化及价值观的引导。

二、如何以文化人

(一)何种文化——"文"的内容

要通过"以文化人"完成对中国人心理健康的潜移默化的熏陶及提升,需在文化内容上以重构个人与家国的联结为核心促进共同体意识。陈来(2015)对中西核心价值进行了比较,他认为,与西方近代以来的机械论的宇宙观相比,古典中华文明的哲学宇宙观是强调连续、动态、关联、关系和整体的观点,而不是静止、孤立、实体、主客二分的自我中心的哲学,从这种有机整体主义出发,宇宙的一切都是相互依存、相互联系的,每一事物都是在与他者的关系中,显现自己的存在和价值,故人与自然、人与人应当建立共生和谐的关系。这一普遍和谐的观念在中国传统文化中体现得淋漓尽致,对其加以弘扬有助于原子化个人的"再嵌化"及共同体的形成,对于中国人的心理健康促进具有重要价值。

1. 天人合一

《周易》中"保合太和"的和合思想,即保持住全宇宙间万事万物阴阳和谐的最高状态,影响着中国的哲学观。"天人合一"便是这种观念的体现。汤一介先生(2005)指出,"天"的含义至少有三种:主宰之天(有人格神义)、自然之天(有自然界义)、义理之天(有超越性、道德性)。张岱年先生(1985)曾对中国天人合一的思想及其发展进行过梳理,认为其中包含着以下几个命题:一是人是自然界的一部分。张载《西铭》说"乾称父,坤称母,予兹藐焉,乃混然中处",肯定人类是自然的产物。董仲舒的天人感应说也认为,人无论在肉体还是精神方面,都是天的副本,"天亦有喜怒之气,哀乐之心,与人相副。以类合之,天人一也"(《阴阳义》),即天也有喜怒哀乐的情感,与人性相同,同类相配,所以天人合一。二是自然界有普遍规律,人也服从这个规律。天本身是和谐的,按照其本身的固有规律运行。天地万物处于和谐的共同体中,人类与万物有共通的本质、共通的法则,每个人都应该把自己看成和万物是一体的。阴阳相互作用相互推移的规律就是性命之理,人类与自然界遵循同一规律。三是人性即是天道,道德原则和自然规律是一致的。程颐认为天道、人性、人道是同一的,其内容即是仁义礼智等道德原则。"天地不仁,以万物为刍狗",天有生长养育万物的功能,且对万物一视同仁,这是天的"仁"。人既为天所生,就不能不仁。四是人生的理想是天人和谐,天人合一应是人所追求的一种人生境界。当然,目前第三个命题已遭到学界否定,但其他命题中仍蕴含着重要价值。可以说,天人合一的观点从宇宙运行的角度阐述了人应与外物和谐相处,也是寻求人与更广阔的存在——宇宙——形成共同体联结,由此,人的存在意义上有所寄托,在心理上也有所依靠。这也启示我们在遭遇人生意义危机及存在的挫折时,不妨从更为广阔的视角的出发,通过与天和外物相联结来获取存在感。

2. 人际和谐

在普遍和谐的观点中,另一个十分重要的便是人际和谐,涉及人的社会性生存问题。人际和谐主要为儒家所倡导。在儒家看来,有限的个体生命只有与社群相交融,才能超越个体自身生命有限性,获得个人道德圆满。因此,儒家追求具有"仁义礼智顺善之心"的君子人格,既是对自我的完善,也是对社会责任的担当。"君子坦荡荡,小人长戚戚"(《论语·述而》),"君子不忧不惧"(《论语·颜渊》)。无疑,"君子"人格是一种健全人格,其兼具内外担当,是心理和谐发展的表现。然而,从人的本性来看,尽管人具有使群体得以生存并维护群体利益的动机,但一般而言,人都是以己为优先考量,历史及日常经验都已经告诉了我们这一点,来自现代科学的实验证据也表明了人经常会为了满足一己私利而置他人及群体于不顾。儒家并没有否定人的欲望的合理性,相反,它承认人的欲望的正当性,提出"尧舜不能去民之欲利",应该"因民之所利而利之"。在此基础之上,儒家提出"成己"和"成人"的过程并不冲突,反而是相互促进的,因为人的自我修养的完成需要他人的参与,人的自我实现也离不开他人与社会。个人唯有处理好自身与社群之间的关系才能实现真正意义上的个体道德的完满。对此,《大学》中指出:"古之欲明明德于天下者,先治其国;欲治其国者,先齐其家;欲齐其家者,先修其身;欲修其身者,先正其心;欲正其心者,先诚其意;欲诚其意者,先致其知,致知在格物。物格而后知至,知至而后意诚,意诚而后心正,心正而后身修,身修而后家齐,家齐而后国治,国治而后天下平。"由此,提出了"八条目"以及"内圣外王"的人格结构,指出了如何通达至善。从格物到平天下的内圣外王之道,是一个由内在的工夫逐渐外推的过程,即把道德的心和道德的行为推广到身边人、自己国家以至全天下的人(王正,2015)。由此,通过个人道德修养实现社群和谐,也借由社群和谐实现个人道德完满,同时实现"成人"和"成己"。

"成人"和"成己"的和谐统一从原理上解释了共同体何以能成,为说服人们放下仅聚焦于一己私利提供了理论支撑。那么,从实践上,人应该如何做才能形成和谐的共同体?儒家认为,需要通过行"仁"。仁者爱人,仁是个体通向共同体的交往方式和规范。"仁"具有层次性。"弟子,入则孝,出则悌,谨而信,泛爱众,而亲仁。行有余力,则以学文",显示出"仁"具有"亲亲"与"爱众"两个层次,即先对亲人有所仁爱,再将这一仁爱之心推广至其他人身上。"仁"的第三个层次为"爱物",将万物都视作人的朋友而加以保护和亲近,仁的内涵进一步扩大,这与"天人合一"的理念有所契合。那么,如何培养和践行"仁"?行忠恕就是行仁。"己欲立而立人,己欲达而达人。"换言之,己之所欲,亦施于人,这是推己及人的肯定方面,孔子称之为"忠","己所不欲,勿施于人",孔子称之为恕,忠恕之道合在一起,便是行仁(冯友兰,2013)。关键在于能否将对自身、对亲人的共情体验推广到更远的成员,即,是否"善推"决定了自我能否与他人及外界形成紧密联结的共同体。

(二)如何育人——"化人"的方式

就文化的层次来看,个体的发展会受到家庭、社区和社会等不同层次系统的影响塑造,微观系统对于个体的影响十分直接有力,宏观系统的文化影响虽不是直接发生的,但对于微观系统文化具有导引作用。因此,以文化人的完成需要发挥不同层次文化的协同影响。

1. 社会主流价值观引导

个体的发展在很大程度上受社会主流价值观的引导和塑造,这是源于,与社会主流价值观方向相一致的发展目标因受到文化赞许的缘故较少有阻碍、更容易达成,而与主流价值观相反的发展目标因为受到文化制裁而达成难度加大。另外,作为宏观价值观,社会观念极大塑造着教育者的价值观,因此也会对个体的价值观念产生引导作用。

由于目前我国处于社会转型期,传统的家国共同体遭到瓦解,人成为了游离于共同体之外的原子化个人。原子化的个人,既没有社群也没有历史,只是一个充满物欲追求的经济理性人,缺乏责任感与义务感,也失去了对群体的依靠。因此,在当下中国社会中,物质主义价值观渐显,集体主义价值观不断弱化,人们更多选择追求自我利益的满足,小我之上没有了大我。因此,社会主流价值观的引导,需要提倡成为小我与大我、物欲与精神平衡的个人,提倡个人的意义最终要在更高的世界之中获得。鼓励青年在自我理想融入社会现实需求的关键在于,具体措施应如何使这样的价值引导落地。

从个人发展的角度,对生命意义的追求几乎可以算作人的天性,因为人类无法忍受没有意义的生活,这可能导致抑郁及物质成瘾等严重心理问题。因此,从进化的角度,我们便被设计为会努力寻求生命的意义。这些意义感可能来源于自我利益的满足,也可能来源于对他人或社会有所贡献,前者称之为"私善",后者称之为"公善"。按照培根对"善"的层次划分,追求公共利益的"公善"高于专注于私利的

"私善",而专注于发展自己和完成自己的私善高于寻求享乐的私善。大量的相关研究也已发现,从心理健康的角度,追求公善会带给个体更好的身心健康及幸福体验,发展和完善自己的私善次之,寻求享乐的私善则不仅无益于身心健康和幸福感的提升,反而有所妨害,心理学中著名的快乐水车(Hedonic Treadmill)效应便证明了这一点。这可能源于,基于享乐寻求所追求到的快乐十分浅显短暂,并且很快会适应或者消退,然而,自我成长及利他所带来的是持久的、深层的幸福体验,关乎到自我价值的实现。因此,价值引导不仅应是自上而下的理论性的,不是仅仅让个体体会到自己作为一颗螺丝钉、国家对于自己的需求,更重要的是,从人性的角度出发,让个体洞悉这种兼顾个人利益和社会利益的追求也能带给自身幸福体验的最大化。正如斯宾诺莎所言:"人只有一种真正的利益,即充分发挥他的潜能,充分发展作为人类一员的他自己。"

2. 学校文化引导

　　教育以培养真正、全面、完整的人为己任。因此,学校不仅要注重知识的传递、生存能力的培养,还应关注学生品格的完善,以帮助学生成长为人格健全的人,而一个人格健全的人,眼中不仅有自己,也看得到别人。早在多年前,北大教授钱理群就一针见血地指出了当下学校教育中的弊病:"我觉得我们现在的教育,特别是我刚才说的,实用主义、实利主义、虚无主义的教育,正在培养出一批我所概括的'绝对的、精致的利己主义者',所谓'绝对',是指一己利益成为他们言行的唯一的绝对的直接驱动力,为他人做事,全部是一种投资。所谓'精致'指什么呢? 他们有很高的智商,很高的教养,所做的一切都合理合法无可挑剔,他们惊人地世故、老到、老成,故意做出忠诚姿态,很懂得配合、表演,很懂得利用体制的力量来达成自己的目的。""不要只注意提高自己的智力水平,而忽略了人格的塑造。这样的绝对的、精致的利己主义者,他们的问题的要害,就在于没有信仰,没有超越一己私利的大关怀、大悲悯、责任感和承担意识,就必然将个人的私欲作为唯一的追求、目标。这些人自以为很聪明,却恰恰'聪明反被聪明误',从个人来说,其实是将自己套在'名缰利锁'之中,是自我的庸俗化,而这样的人,一旦掌握了权力,其对国家、民族的损害,是大大超过那些昏官的。"

　　因此,学校教育应更多纳入品格教育。除了相关德育课程之外,更应注重校园文化建设。具体地,一是可通过文化宣传引导增进学生情感认同。诸如,发挥学校主流媒体的舆论引导功能,报道与关怀、利他、责任等积极品质相关联的典型事迹,这些事迹不仅涉及时代楷模,更多应涉及日常生活中的人物,以拉近学生与先进事迹之间的距离,相信这样的品质是自己已具备或可具备的,通过对事迹进行形象化、通俗化的解读,并对其实践动因和实践路径进行介绍,使学生明确自己应当做什么、如何做,从而在潜移默化中塑造其情感及行为。二是通过在学校中树立典型范例以激励学生。同辈对于个体具有更大的激励作用。通过遴选出那些在行为上能超越一己私利的个体,通过与其他学生开展交流活动,以深入互动发挥榜样示范和引导作用。在对正面事例进行倡导时,还应对典型反面事例予以适度曝光,以发挥舆论监督和矫正作用。三是善于运用网络阵地,以学生喜闻乐见的方式诸如微信、微博、短视频等进行宣传引导,避免宣传和引导形式化。四是尽量帮助学生将品格教育及自身存在的意义结合起来,将利他作为自身意义感的重要来源。总体而言,在学校文化建设中,应努力引导学生成为有仁爱之心和责任感的个体,而非精致的利己主义者;引导的过程尽可能日常化,引导的方式应"接地气",应启迪学生在积极品格与自身生命价值之间建立关联。

3. 家庭文化构建

从后天环境的角度,家庭是个体人格塑造的起点。从出生起,父母对子女的塑造作用便以依恋模式的形式显现。依恋(attachment)是婴儿和照看者之间互惠而持久的情感联系,依恋的质量由照看者和婴儿之间的情感联结质量决定。既往的一些研究发现,不安全依恋和较高的竞争性与更低的亲社会行为相联系,显示出最初的情感联结质量对于个体人格的长期影响。与依恋相关的变量是家庭氛围。我们的研究发现,那些具有感恩、利他等性格特征的个体大部分来自和谐的、支持性的家庭,而那些关注于一己私利的个体则更多来自缺乏关爱的家庭。当然,这里所描述的只是一般情况,并不排除个例的存在。此外,家庭价值观及榜样示范对于个体价值观的塑造作用甚大。在一项研究中,我们发现,家庭的榜样示范作用经常分为两类:一类是积极榜样,即个体认同家庭成员所遵从的价值观并以此为榜样进行传承;另一类则是消极榜样,即个体不认可家庭成员所持有的价值观而寻求与之相反的价值追求,但这一结果可能来源于父母的价值引导,即在个体尚缺乏价值观判断的时候长辈便已开始教导子女避免成为自己那样的人。总体而言,从家庭联结及氛围,到家庭价值观及其榜样示范,家庭对于个体的人格和行为的发展具有极大塑造作用。

因此,从家庭教育的角度,首先应尽量建立和谐温暖等支持性的家庭氛围。和谐的家庭氛围不仅为子女提供高质量的情感联结提供了保障,也有助于平等民主地展开对话。另外,和谐温暖的家庭氛围与分享、合作、担当等积极品质相联系,而这样的家庭品质对子女的教育无疑具有潜移默化的影响。反之,如果是冷漠、疏离,甚至相互推诿、冲突不断的家庭氛围,那么子女也容易形成疏离的人格并且难以习得合作及承担责任。其次,父母要做好价值观教育工作。家庭重要他人是子女最早的价值观塑造者。由于儿童模仿能力极强,因此,父母及其他重要家庭成员要做好儿童的榜样示范,或者帮助儿童寻求适宜的榜样,作为榜样的个体应该具有亲社会性及担当精神。当然,还可以借助于言语引导,将品格教育及身心健全置于首位,而非以成绩为主导。父母应该利用好与子女的亲密沟通,并给出具有实际性和建设意义的指引,并支持孩子做出与品格优势塑造有关的有益尝试。家庭教育首先要对父母有所要求,以此才能形成优秀传统的代际传递。

参考文献

安秋玲,2007.青少年自我同一性发展研究[J].心理科学,(4):895-899.

安晓镜,等,2018.西南地区少数民族初中生民族认同与国家认同的关系:自尊、多元文化意识的链式中介效应:以云南省楚雄州为例[J].民族教育研究,29(6):111-118.

暴文婷,等,2017.人民、文化、实践:"四个自信"的内生逻辑[J].学理论,(9):22-23.

边沁,2017.道德与立法原理导论[M].北京:商务印书馆.

边玉芳,2012.怎样培养孩子的亲社会性:斯陶布的亲社会行为培养实验[J].中小学心理健康教育,(10):29-30.

博登海默,1987.法理学:法哲学及其方法[M].邓正来,姬敬武,译 北京:华夏出版社.

布朗,等,2004.自我[M].王伟平,陈浩莺,译.北京:人民邮电出版社.

车丽萍,2002.自信的概念、心理机制与功能研究[J].西南师范大学学报(人文社会科学版),(2):86-89.

车丽萍,2004.自信心及其培养[M].北京:新华出版社.

车文博,1998.弗洛伊德文集(第五卷)[M].长春:长春出版社.

陈斌,等,2022.新时代建设社会治理共同体的路径探析[J].行政管理改革,(2):36-41.

陈鼓应,2010.庄子论人性的真与美[J].哲学研究,(12):31-43,124.

陈国强,1990.简明文化人类学词典[M].杭州:浙江人民出版社.

陈坚,等,2013.大学生存在焦虑与抑郁:自我同一性的双重作用[J].中国临床心理学杂志,21(3):443－445.

陈建民,等,2008.大学生归因方式、认知态度和人格与心理健康的关系[J].现代实用医学,20(12):948－949.

陈建文,等,2004.大学生自尊、自我统合与心理健康关系的初步研究[J].中国临床心理学杂志,(2):161－162,164.

陈来,2010.朱子哲学研究[M].北京:生活·读书·新知三联书店.

陈来,2014.陈来讲谈录[M].北京:九州出版社.

陈来,2015.中华文明的核心价值:国学流变与传统价值观[M].北京:生活·读书·新知三联书店.

陈来,2020.宋明理学[M].北京:北京大学出版社.

崔新建,2004.文化认同及其根源[J].北京师范大学学报(社会科学版),(4):102－104,107.

戴蒙,2015.人生观培养:父母最长情的告白[M].张凌燕,译.北京:机械工业出版社.

道尔顿,等,2010.社区心理学:联结个体和社区[M].王广新,等译.北京:中国人民大学出版社.

丁小斌,等,2015."集体主义—个体主义"的差异:来自基因、大脑的证据[J].心理与行为研究,13(1):131－137.

杜建政,等,2009.自豪的结构、测量、表达与识别[J].心理科学进展,17(4):857－862.

杜兰晓,2014.大学生国家认同研究[D].杭州:浙江大学.

杜旭宇,等,2015.思想政治工作的社会治理功能:基于社会控制、社会协调和社会动员的分析[J].湖北社会科学,(7):172－176.

方舒,2014.社会工作促进社会自组织化:现实路径与道义价值[J].思想战线,40(3):75－78.

费孝通,2011.乡土中国[M].3版.北京:北京出版社.

冯友兰,2000.中国哲学史(上下)[M].上海:华东师范大学出版社.

冯友兰,2001.三松堂全集(第2版)[M].郑州:河南人民出版社.

冯友兰,2013.中国哲学简史[M].涂又光,译.北京:北京大学出版社.

弗洛伊德,1998.弗洛伊德文集(第二卷)[M].吕俊,等译.长春:长春出版社.

付雨,2015.团体箱庭对大学生自我同一性的干预效果[J].宜春学院学报,37(3):75-78.

高瑞鹏,2010.亚当·斯密人性论的解析[J].东岳论丛,31(8):90-92.

高申春,2000.自我效能理论评述[J].心理发展与教育,(1):60-63.

高艳,等,2011.职业认同研究现状与展望[J].北京师范大学学报(社会科学版),(4):47-53.

高阳,等,2018.传统文化之利他思想及其对个体捐助行为的影响[J].学术交流,(7):125-129.

公方彬,2013.中国精神:中华民族伟大复兴的呼唤[J].决策与信息,(1):10-12.

郭金山,2003.西方心理学自我同一性概念的解析[J].心理科学进展,(2):227-234.

郭金山,等,2004.大学生自我同一性状态与人格特征的相关研究[J].心理发展与教育,(2):51-55.

郭金山,等,2004.自我同一性与相关概念的辨析[J].心理科学,(5):1266-1267,1250.

韩黎,等,2014.大学生精神信仰及心理韧性现状及相互关系[J].中国公共卫生,30(3):275-278.

韩晓峰,2004.大学生自我同一性与心理健康水平关系的研究[J].人口学刊,(1):34-39.

韩晓峰,等,2004.论自我同一性概念的整合[J].心理学探新,(2),7-11.

韩中敏,2015.青少年理解和践行社会主义核心价值观的路径[J].中学政治教学参考,(24):6-8.

何大吉,2011.《老子》人性思想论析[J].求索,(9):136-138.

何思彤,2018.多元文化框架下高校心理健康教育研究的转换[D].长春:吉林大学.

黑格尔,1966.逻辑学[M].北京:商务印书馆.

洪跃雄,2014.中国特色社会主义道路自信形成的基础心理探析[J].江淮论坛,(6):31-37.

侯玉波,2002.社会心理学[M].北京:北京大学出版社.

胡为雄,2010.经济全球化对国家政治的影响[J].理论学习与探索,(6):80 – 81.

胡媛,2013.老庄道家思想及其对大学生人格教育的启示[D].杭州:浙江工业大学.

黄惠,2022.经济全球化进程中的有为政府与有效市场:基于中国特色社会主义政治经济学的分析[J].经济问题探索,(2):15 – 25.

黄四林,等,2016.大学生学校认同对责任感的影响:自尊的中介作用[J].心理学报,48(6):684 – 692.

黄希庭,2002.人格心理学[M].杭州:浙江教育出版社.

黄希庭,2008.中国高校哲学社会科学发展报告(1978 – 2008)(心理学)[M].桂林:广西师范大学出版社.

吉登斯,2016.现代性与自我认同:晚期现代中的自我与社会[M].夏璐,译.北京:中国人民大学出版社.

冀录,等,2020.高校大学生心理健康与核心价值观教育的创新思考[J].辽宁工业大学学报(社会科学版),22(4):117 – 119,139.

姜鹤,2020.服务社会现实,推动学科发展:第九届"心理学与中国发展论坛"会议纪要[J].心理技术与应用,8(4):252 – 256.

金勇,等,1998.心理健康观的历史演进[J].心理科学,(5):465 – 466.

景怀斌,2002.传统中国文化处理心理健康问题的三种思路[J].心理学报,(3):327 – 332.

赖小林,等,2010.沙盘游戏疗法的应用及研究现状[J].中国健康心理学杂志,18(6):754 – 756.

兰玉娟,佐斌,2009.去个性化效应的社会认同模型[J].心理科学进展,17(2):467 – 472.

雷雳,陈猛,2005.互联网使用与青少年自我认同的生态关系[J].心理科学进展,(2):169 – 177.

雷卫,2016.宗教信仰、经济收入与城乡居民主观幸福感[J].农业技术经济,(7):98 – 110.

李国泉,2016.论马克思主义的理论自信、理论自觉、理论自强:学习习近平总书记关于坚持和发展马克思主义的重要论述[J].湖北社会科学,(8):15 – 21.

李汉松,2006.心理学的故事[M].北京:中国法制出版社.

李杰,2015.核心价值观与国民社会心态的调适[M].杭州:浙江大学出版社.

李洁,2012.4-6岁儿童自我概念研究[D].西安:陕西师范大学.

李玲,等,2016.Schwartz价值观理论的发展历程与最新进展[J].心理科学,39(1):191-199.

李丝雨,等,2020.中职学生身份认同及其对心理健康的影响[J].当代职业教育,(1):70-77.

李文道,等,2009.中国大学生的同一性状况:对6项同一性实证研究结果的整合[J].中国青年研究,(12):58-62.

李文华,2005.涂尔干的人性观、社会观、科学观和方法观[J].甘肃社会科学,(5):111-114.

李先明,等,2016.中华优秀传统文化传承体系的构建:理论、实践与路径[J].南京社会科学,(11):138-145.

李永山,2020.新时代大学生思想政治工作专业人才的学术分类[J].思想教育研究,(7):146-150.

李幼穗,等,2002.精神信仰的心理学涵义[J].天津师范大学学报(社会科学版),(6):73-77.

李云驰,2013.大学生心理健康管理[M].北京:中国社会出版社.

李宗桂,2013.试论中国优秀传统文化的内涵[J].学术研究,(11):35-39.

梁进龙,等,2010.回族、汉族高中生的民族认同和国家认同对自尊的影响[J].当代教育与文化,2(6):63-67.

梁漱溟,2005a.东西文化及其哲学[M].北京:商务印书馆.

梁漱溟,2005b.人心与人生[M].上海:上海人民出版社.

廖小琴,2012.文化自信:精神生活质量的新向度[J].齐鲁学刊,(2):79-82.

林崇德,1995.发展心理学[M].北京:人民教育出版社.

林崇德,等,2003.心理学大辞典[M].上海:上海教育出版社.

林剑,2017.重思马克思历史观视域中的人性与人的本质[J].哲学动态,(6):21-25.

林尚立,2013.现代国家认同建构的政治逻辑[J].中国社会科学,(8):22-46,204-205.

林尚立,2016.制度与发展:中国制度自信的政治逻辑[J].中共中央党校学报, 20(2):61–69.

凌辉,等,2016.自我概念的结构与发展[J].中国临床心理学杂志,24(2):363– 367,337.

刘昌,2021.道的体验:论作为体验心理学的中国传统心理学[J].南京师大学报(社会科学版),(5):66–74.

刘华山,2001.心理健康概念与标准的再认识[J].心理科学,(4):481–480.

刘林涛,2016.文化自信的概念、本质特征及其当代价值[J].思想教育研究, (4):21–24.

刘琳琳,等,2020.个体主义/集体主义的代际变迁1949–2010:来自《人民日报》的证据[J].中国临床心理学杂志,28(3):542–549,555.

刘亚秋,2020.费孝通社会学思想中的主体性研究[J].西南民族大学学报(人文社科版),41(4):15–20.

卢川,郭斯萍,2014.国外精神性研究述评[J].心理科学,37(2):506–511.

罗建华,2017.从"三个自信"到"四个自信":习近平对中国特色社会主义文化的思考与定位[J].求实,(5):4–12.

罗清旭,等,2001.心理学研究与公共政策的制定[J].心理学动态,9(1):77– 81.

吕小康,等,2018.中国社会心理服务体系的建设构想[J].心理科学,41(5): 1026–1030.

马建青,等,2018.心理育人的内涵、功能与实施[J].思想理论教育,(9):87– 90.

马斯洛,1987.动机与人格[M].北京:华夏出版社

孟轲,2018.社会主义核心价值观的大众认同问题研究[M].北京:人民出版社.

聂立清,2010.我国当代主流意识形态认同研究[M].北京:人民出版社.

潘柳燕,2012.心理健康教育中的价值问题研究[D].武汉:武汉大学.

彭聃龄,2002.普通心理学(修订版)[M].北京:北京师范大学出版社.

彭聃龄,2012.普通心理学[M].5版.北京:北京师范大学出版社.

彭晓玲,等,2005.大学生价值观与心理健康相关性调查分析[J].重庆科技学

院学报,(2):62 - 66.

彭彦琴,等,2018.精神信仰的心理功能及其作用机制[J].苏州大学学报(教育科学版),6(3):91 - 100.

钱佳,2020.新时代中国大学发展之路探析:基于"文化差异"视角的分析[J].江苏高教,(3):73 - 77.

钱穆,2011.朱子新学案[M].北京:九州出版社.

任蜜林,2009.早期儒家人性论的两种模式及其影响:以《中庸》、孟子为中心[J].中国哲学史,(2): 54 - 63.

佘双好,2015.以文化人与社会主义核心价值观践行培育的方法研究[J].思想教育研究,(12):17 - 19,23.

佘双好,等,2013.理论自信的表现及其培养路径探究[J].学校党建与思想教育,(20):8 - 12.

申纪云,2012.高校实践育人的深度思考[J].中国高等教育,(Z2):11 - 14.

沈顺福,2019.性即气:《庄子》人性思想之内涵[J].河北学刊,39(1):45 - 51.

沈晓敏,2011.从文化传承到文化创造:日本"传统与文化教育"的走向[J].全球教育展望,40(11):83 - 89.

斯特劳斯,2003.关于马基雅维里的思考[M].申彤,译.南京:译林出版社.

斯特劳斯,2012.霍布斯的政治哲学:基础与起源[M].申彤,译.南京:译林出版社.

苏霍姆林斯基,2009.和青年校长的谈话[M].赵玮,等译.北京:教育科学出版社.

孙立平,等,1994.改革以来中国社会结构的变迁[J].中国社会科学,(2):47 - 62.

汤一介,2005.论"天人合一"[J].中国哲学史,(2):5 - 10,78.

涂尔干,2006.教育思想的演进[M].李康,译.上海:上海人民出版社.

汪凤炎,2018.对水稻理论的质疑:兼新论中国人偏好整体思维的内外因[J].心理学报,50(5):572 - 582.

汪玲,等,2014.思想政治教育的社会治理功能分析[J].求实,(9):86 - 91.

汪祚军,等,2017.群体共享情绪的放大效应[J].心理科学进展,25(4):662 - 671.

王芳,等,2012.聚焦重大社会现实问题的社会心理学研究[J].中国科学院院刊,27(S1):98-107.

王桂林,等,2018.文化自信培育发展探析:基于个体文化心理发展过程[J].重庆师范大学学报(社会科学版),(6):104-109.

王俊秀,2020.多重整合的社会心理服务体系:政策逻辑、建构策略与基本内核[J].心理科学进展,28(1):55-61.

王铭,等,2001.荀子政治思想中的"契约论"色彩[J].陕西师范大学学报(哲学社会科学版),30(S1):207-209.

王培培,2017.卢梭与马克思异化观的比较研究[J].天津大学学报(社会科学版),19(4):380-384.

王浦劬,2014.国家治理、政府治理和社会治理的含义及其相互关系[J].国家行政学院学报,(3):11-17.

王勃,等,2016.群体认同与个体心理健康的关系:调节变量与作用机制[J].心理科学进展,24(8):1300-1308.

王树青,等,2004.青少年自我同一性研究综述[J].山东师范大学学报(人文社会科学版),(3):29-32.

王树青,等,2008.青少年自我同一性状态的发展及其与父母教养权威性、同一性风格的关系[J].心理发展与教育,(2):65-72.

王树青,等,2010.大学生自我同一性的发展及与情绪适应的关系[J].中国临床心理学杂志,18(2):215-218.

王晓红,2011.现实的人的发现:马克思对人性理论的变革[M].北京:北京师范大学出版社.

王正,2015.超越社群主义的群己观:先秦儒家道德哲学中的群己之辨及其现代意义[J].道德与文明,(6):63-68.

魏海香,2012.论经济、政治、文化全球化的辩证关系[J].商业时代,(24):6-7.

魏新东,汪凤炎,2022.个体主义／集体主义的"东西"与"南北"差异[J].心理科学,45(4):1017-1023.

吴文藻,1990.吴文藻人类学社会学研究文集[M].北京:民族出版社.

吴玉军,2005.现代社会与自我认同焦虑[J].天津社会科学,(6):38-43.

吴玉军,等,2008.新加坡青少年国家认同教育及其启示[J].外国中小学教育,

(7):47-49,13.

席居哲,等,2012.心理韧性研究诸进路[J].心理科学进展,20(9):1426-
1447.

项飚,2000.跨越边界的社区:北京"浙江村"的生活史[M].北京:生活·读
书·新知三联书店.

肖群忠,2007.论中国传统人性论思想的特点与影响[J].齐鲁学刊,(3):38-
42.

肖艳歌,2017.论韩愈人性观及其对朱熹人性论的启示[J].科教导刊(下旬),
(27):158-159.

谢遐龄,2014.中国社会结构及其启示:从中国可能建立什么样的治理体系角
度看[J].中共浙江省委党校学报,30(4):17-25.

辛素飞,等,2012.社会身份复杂性的研究:理论、方法与进展[J].心理科学进
展,20(3):433-442.

辛自强,2018.社会治理中的心理学问题[J].心理科学进展,26(1):1-13.

熊十力,1985.新唯识论[M].北京:中华书局.

熊十力,2007.十力语要初续[M].上海:上海书店出版社.

徐江,等,2016.个体主义/集体主义的影响因素:生态视角[J].心理科学进展,
24(8):1309-1318.

薛婷,等,2013.社会认同对集体行动的作用:群体情绪与效能路径[J].心理学
报,45(8):899-920.

燕继荣,2017.社会变迁与社会治理:社会治理的理论解释[J].北京大学学报
(哲学社会科学版),54(5):69-77,2.

杨春贵,等,2002.马克思主义哲学教程[M].北京:中共中央党校出版社.

杨国荣,2013.中国哲学中的人性问题[J].哲学分析,4(1):13-19,197.

杨国枢,等,2009.中国人的自我[M].重庆:重庆大学出版社.

杨竞业,2015.文化心理视角下的制度自信[J].广东行政学院学报,27(3):82-
88.

杨敏,等,2019.共享发展理念视野下的新时代社区文化建设[J].理论月刊,
(4):132-138.

杨晓莉,等,2015.双文化认同整合与心理适应的关系:辩证性自我的中介作用

[J].心理科学,38（6）,1475 - 1481.

杨学龙,2016.中国特色社会主义制度自信研究[D].南昌:江西师范大学.

杨宜音,2006.个体与宏观社会的心理关系:社会心态概念的界定[J].社会学研究,（4）,117 - 131,244.

杨玉芳,等,2017.心理学在社会治理中的作用[J].中国科学院院刊,32（2）:107 - 116.

叶景山,2003.大学生自我同一性与心理健康的关系研究[J].中国健康心理学杂志,（5）:335 - 337.

殷融,等,2015.群体认同在集群行为中的作用机制[J].心理科学进展,23（9）:1637 - 1646.

殷融,等,2017.集体行动的效能动员路径[J].心理科学进展,25（1）:156 - 168.

尹岩,2007.论个体自我认同危机[J].湖南师范大学社会科学学报,（5）:24 - 28,32.

于涓,等,2014.从文化建设的视角看社会主义核心价值观的培育和践行:访中国社会科学院马克思主义研究院顾问、武汉大学教授陶德麟[J].马克思主义研究,（4）:13 - 22,72.

余英时,1998.现代儒学论[M].上海:上海人民出版社.

俞国良,等,2016.埃里克森:自我认同与心理社会性发展理论[J].中小学心理健康教育,（7）:41 - 44.

袁贵仁,1996.马克思的人学思想[M].北京:北京师范大学出版社.

袁宏禹,2009.试比较熊十力与梁漱溟的人性思想[J].东南大学学报(哲学社会科学版),11（S1）:33 - 36.

岳奎,2019.论道路自信的社会心理认同[J].马克思主义与现实,（2）:192 - 197.

张宝成,2010.民族认同与国家认同之比较[J].贵州民族研究,31（3）:1 - 6.

张岱年,1985.中国哲学中"天人合一"思想的剖析[J].北京大学学报(哲学社会科学版),（1）:3 - 10.

张德胜,等,2001.论中庸理性:工具理性、价值理性和沟通理性之外[J].社会学研究,（2）:33 - 48.

张剑,等,2016.削弱效应是否存在:工作场所中内外动机的关系[J].心理学报,48(1):73-83.

张静,2009.当代大学生儒道传统价值观与心理健康的关系研究[D].长春:吉林大学.

张莉,2017.加强思想政治教育坚定"四个自信":学习习近平总书记系列重要讲话精神[J].思想教育研究,(6):14-17.

张苗苗,2014.关于思想政治教育本质的思考[J].理论与改革,(4):144-146.

张淼,2018.中国城市社区文化建设途径的可行性研究[J].管理观察,(34):52-55.

张日昇,2000.同一性与青年期同一性地位的研究:同一性地位的构成及其自我测定[J].心理科学,(4):430-434,510.

张日昇,2006.箱庭疗法[M].北京:人民教育出版社.

张文显,2005.弘扬实践育人理念 构建实践育人格局[J].中国高等教育,(Z1):7-9.

张奕,2015.道家和儒家价值观对生活事件与心理健康之间关系的调节作用研究[D].北京:北京林业大学.

张莹瑞,等,2006.社会认同理论及其发展[J].心理科学进展,(3):475-480.

张莹瑞,等,2012.青少年中华民族认同、国家自豪感与内群体偏好的关系[J].中国健康心理学杂志,20(1):86-88.

张莹瑞,佐斌,2006.社会认同理论及其发展[J].心理科学进展,(3):475-480.

张永,2010.基于自我认同的职业认同研究取向[J].外国教育研究,(4),43-47.

张玉婷,等,2010.西南地区大学生自我同一性地位及影响因素分析[J].中国学校卫生,31(2):88-89.

张智琦,等,2020.国家自豪感对亲社会行为的影响:群体类型和忠诚度的调节作用[J].科学通报,65(19):1956-1966.

章辉美,等,2003.论交通促进社会全球化的途径[J].求索,(3):67-69.

赵爱玲,2013.中国特色社会主义核心价值体系建设研究[M].北京:中国人民大学出版社.

赵君,等,2012.叙事取向团体辅导对大学生自我认同的干预研究[J].心理科学,35(3),730-734.

赵向阳,等,2015.中国区域文化地图:"大一统"抑或"多元化"[J].管理世界,(2):101-119,187-188.

赵志裕,等,2005.社会认同的基本心理历程:香港回归中国的研究范例[J].社会学研究,(5):202-227,246.

郑雪,2004.社会心理学[M].广州:暨南大学出版社.

周红梅,等,2006.自我同一性理论与经验研究[J].心理科学进展,(1):133-137.

周红梅,2013.大学生具体领域同一性状态与心理健康的关系[J].中国健康心理学杂志,21(9):1402-1405.

周婷,等,2020.文化自信问卷的编制[J].心理研究,13(3):214-220,244.

周文霞,等,2006.自我效能感:概念、理论和应用[J].中国人民大学学报,(1):91-97.

周晓杭,2020.从韩国传统文化教育成果谈我国文化传承[J].中国民族博览,(6):81-82.

周怡,等,2014.有信仰的资本:温州民营企业主慈善捐赠行为研究[J].社会学研究,29(1):57-81,243.

朱滢,2014.检验"水稻理论"[J].心理科学,37(5):1261-1262.

朱长征,2010.自我概念的特征分析[J].心理研究,3(1):16-20,35.

邹广文,等,2017.人类命运共同体与文化自信的心理建构[J].中国特色社会主义研究,(4):30-37.

佐斌,2000.论儿童国家认同感的形成[J].教育研究与实验,(2):33-37,72-73.

佐斌,等,2017.当代中国人的文化认同[J].中国科学院院刊,32(2):175-187.

AARAH-BAPUAH M,et al.,2022.Covid-19 and mental health of children and adolescents:a systematic review[J].Cogent psychology,9(1):2111849.

ABID A,et al.,2022.The effect of technological innovation,FDI,and financial development on CO2 emission:evidence from the G8 countries[J].Environmental science and pollution research international,29(8):11654 – 11662.

ADAMS G R,1992. Adolescent identity formation[M]. London: SAGE publications.

ARNETT J J,2002. The psychology of globalization[J]. American psychologist ,57 (10):774 – 783.

ASHMORE R D,et al. ,1997. Self and identity: fundamental issues[M]. Oxford: Oxford University Press.

AWOSUSI A A,et al. ,2022. Role of technological innovation and globalization in BRICS economies: policy towards environmental sustainability[J]. International journal of sustainable development & world ecology:1 – 18.

BACON F,PITCHER J,1985. The essays[M]. UK:Penguin.

BAUMEISTER R F,et al. ,2003. Does high self-esteem cause better performance, interpersonal success, happiness, or healthier lifestyles? [J] Psychological science, 4 (1):1 – 44.

BENET-MARTÍNEZ V,et al. ,2002. Negotiating biculturalism: cultural frame switching in biculturals with oppositional versus compatible cultural identities[J]. Journal of cross-cultural psychology,33(5):492 – 516.

BENET-MARTÍNEZ V,et al. ,2005. Bicultural identity integration (BII): components and psychosocial antecedents[J]. Journal of personality,73(4):1015 – 1050.

BENET-MARTÍNEZ V, et al. , 2006. Biculturalism and cognitive complexity: expertise in cultural representations[J]. Journal of cross-cultural psychology,37(4): 386 – 407.

BENJAMIN D J,et al. ,2006. Social identity and preferences[M]. Social Science Electronic Publishing.

BERNAL J,et al. ,2016. Food insecurity of children and shame of others knowing they are without food[J]. Journal of hunger & environmental nutrition,11(2):180 – 194.

BERRY J W, et al. ,2006. Immigrant youth: acculturation, identity, and adaptation [J]. Applied psychology,55(3):303 – 332

BERZONSKY M D,et al. ,1996. Identity orientation and decisional strategies[J].

Personality and individual differences,20:597 – 606.

BHUGRA D, et al. ,2004. Globalization and mental disorders: overview with relation to depression[J]. The British journal of psychiatry,184(1):10 – 20.

BHUGRA D, et al. ,2021. Migration, cultural capital and acculturation[J]. International review of psychiatry ,33(1 –2):126 – 131.

BLOMMAERT J,2010. The sociolinguistics of globalization[M]. Cambridge: Cambridge University Press.

BRANDEN N,1969. The psychology of self-esteem[M]. New York: Bantam.

BRANSCOMBE N R, et al. ,1999. Perceiving pervasive discrimination among African Americans: implications for group identification and well-being[J]. Journal of personality and social psychology,77(1):135 – 149.

BREWER M B, et al. ,2004. Self and social identity[M]. Blackwell publishing.

BRYANT F B, et al. ,1984. Dimensions of subjective mental health in American men and women[J]. Journal of health and social behavior,25(2):116 – 135.

CADDELL L S, et al. ,2010. The impact of dementia on self and identity: a systematic review[J]. Clinical psychology review,30(1):113 – 126.

CASHDAN E, et al. 2013. Pathogen prevalence, group bias, and collectivism in the standard cross-cultural sample[J]. Human Nature,24:59 – 75.

CASTELLS M,1997. An Introduction to the information Age[J]. City,2(7):6 – 16.

CERASOLI C P, et al. ,2014. Intrinsic motivation and extrinsic incentives jointly predict performance: a 40-year meta-analysis[J]. Psychological bulletin,140(4):980 – 1008.

CHENG C Y, et al. ,2008. Connecting the dots within: creative performance and identity integration[J]. Psychological science,19(11):1178 – 1184.

CONNOR K M, et al. ,2003. Development of a new resilience scale: the Connor-Davidson resilience scale (CD-RISC)[J]. Depression and anxiety,18:76 – 82.

CUDDY A J C, et al. ,2007. The BIAS map: behaviors from intergroup affect and stereotypes[J]. Journal of personality and social psychology,92(4):631 – 648.

DEB M,1985. Some personality variables associated with adjustment[J]. Psychological research journal,9:46 – 53.

DIENER E,1984. Subjective well-being[J]. Psychological bulletin,95(3):542 – 575.

DORFMAN A,et al. ,2014. Proud to cooperate:the consideration of pride promotes cooperation in a social dilemma[J]. Journal of experimental social psychology,55:105 – 109.

EASTERLIN R A,1974. Does economic growth improve the human lot? some empirical evidence[M]. Nations & households in economic growth.

ECHTERHOFF G, et al. , 2009. Shared reality:experiencing commonality with others' inner states about the world[J]. Perspectives on psychological science,4(5): 496 – 521.

ERIKSON E,1968. Identity:youth and crisis[M]. New York:Norton.

FINCHER C L,et al. ,2008. Assortative sociality,limited dispersal,infectious disease and the genesis of the global pattern of religion diversity[J]. Proceedings of the royal society B:biological sciences,275(1651):2587 – 2594.

FINCHER C L, et al. , 2008. Pathogen prevalence predicts human cross-cultural variability in individualism/collectivism[J]. Proceedings of the royal society B:biological sciences,275(1640):1279 – 1285.

FISCHER A H,et al. ,2003. Social influences on the emotion process[J]. European review of social psychology,14(1):171 – 201.

FISCHER R, et al. , 2011. Does climate undermine subjective wellbeing? a 58-nation study[J]. Personality and social psychology bulletin,37(8):1031 – 1041.

FRANSEN M L,et al. ,2015. A typology of consumer strategies for resisting advertising,and a review of mechanisms for countering them[J]. International journal of advertising,34(1):6 – 16.

FREUD A,1967. The ego and the mechanisms of defense[M]. International Universities Press.

FRIEDMAN T L,1999. The Lexus and the olive tree:understanding globalization [J]. New York review of books,46(12):40 – 44.

FUGATE M,et al. ,2004. Employability:a psycho-social construct,its dimensions, and applications[J]. Journal of vocational behavior,65(1):14 −38.

GALEN L W,2012. Does religious belief promote prosociality? a critical examination[J]. Psychological bulletin,138(5):876 −906.

GOEDE M D,et al. ,1999. How do vocational and relationship stressors and identity formation affect adolescent mental health? [J]. Journal of adolescent health official publication of the society for adolescent medicine,25(1):14 −20.

GREENFIELD P M,2016. Social change,cultural evolution,and human development[J]. Current opinion in psychology,8:84 −92.

GUAN Q,et al. ,2022. The relationship between secondhand smoking exposure and mental health among never − smoking adolescents in school:data from the global school-based student health survey[J]. Journal of affective disorders,311:486 −493.

GUERNIER V,et al. ,2004. Ecology drives the worldwide distribution of human diseases[J]. PLOS biology,2(6):141.

HAMAMURA T,2012. Are cultures becoming individualistic? a cross-temporal comparison of individualism-collectivism in the United States and Japan[J]. Personality and social psychology review,16(1):3 −24.

HAMAMURA T,et al. ,2013. Culture,social class,and independence-interdependence:the case of Chinese adolescents[J]. International journal of psychology,48(3):344 −351.

HOFSTEDE G,1984. Culture's consequences:International differences in work-related values [M]. CA:Sage.

HOLLAND J L,et al. ,1993. The vocational identity scale:a diagnostic and treatment tool[J]. Journal of career assessment,1(1):1 −12.

HONG Y,et al. ,2000 Multicultural minds:a dynamic constructivist approach to culture and cognition[J]. American psychologist,55(7):709 −720.

HUNTSINGER C S,et al. ,2019. The influence of globalization on adolescents´conceptions of self and future self in rural and urban Armenia[J]. New directions for child and adolescent development,(164):67 −82.

INGLEHART R,2000. Globalization and postmodern values[J]. The Washington quarterly,23(1):215 −228.

INGLEHART R,et al. ,2000. Modernization,cultural change,and the persistence of traditional values[J]. American sociological review,65(1):19 –51.

IZARD C E,1977. Human Emotions [M]. New York:Plenum.

JONES A D,2017. Food insecurity and mental health status: a global analysis of 149 countries[J]. American journal of preventive medicine,53(2):264 –273.

KATHLEEN T,et al. ,2004. Resilience:a historical review of the construct[J]. Holistic nursing practice,18 (1):3 –10.

KESSLER R C,1997. The effects of stressful life events on depression[J]. Annual review of psychology,48:191 –214.

KIM H,2016. Globalization,cultural traditions,and adolescents' value orientations [J]. Asian journal of education,17(S):39 –79.

KIM K,et al. ,2011. Development of an individualism-collectivism scale revisited:a Korean sample[J]. Psychological reports,108(2):393 –401.

KLANDERMANS B,et al. ,2008. Embeddedness and identity:how immigrants turn grievances into action[J]. American sociological review,73(6):992 –1012.

KOUDENBURG N,et al. ,2015. Uniform and complementary social interaction:distinct pathways to solidarity[J]. PLOS one,10(6):e0129061.

KROGER J,2006. Identity development:adolescence through adulthood[M]. Sage publications.

KROGER J,et al. ,2011. The identity statuses:origins,meanings,and interpretations[M]. New York:Handbook of identity theory & research.

LAM S F,et al. ,1998. Hong Kong adolescents' social identities and conceptualization of modernization[J]. Hong Kong journal of social sciences,11:83 –99.

LEONARDELLI G J,et al. ,2003. The negative impact of perceiving discrimination on collective well‐being:the mediating role of perceived ingroup status[J]. European journal of social psychology,33(4):507 –514.

LIANG B, et al. ,2016. The mediating role of engagement in mentoring relationships and self‐esteem among affluent adolescent girls[J]. Psychology in the schools, 53(8):848 –860.

LICHTWARCK-ASCHOFF A, et al. , 2008. Time and identity: a framework for research and theory formation[J]. Developmental review,28(3):370 – 400.

LUYCKX K,et al. ,2006. Unpacking commitment and exploration:validation of an integrative model of adolescent identity formation[J]. Journal of adolescence,29:361 – 378.

MACKIE D M,et al. ,2000. Intergroup emotions:explaining offensive action tendencies in an intergroup context[J]. Journal of personality and social psychology,79(4): 602 – 616.

MACKIE D M,et al. ,2000. Intergroup emotions:explaining offensive action tendencies in an intergroup context[J]. Journal of personality and social psychology,79(4): 602 – 616.

MACKIE D M,et al. ,2016. From prejudice to intergroup emotions:differentiated reactions to social groups[M]. New York:Psychology Press.

MALIN H,et al. ,2014. Adolescent purpose development:exploring empathy,discovering roles,shifting priorities,and creating pathways[J]. Journal of research on adolescence,24(1):186 – 199.

MALIN H,et al. ,2015. Civic purpose:an integrated construct for understanding civic development in adolescence[J]. Human development,58(2):103 – 130.

MALIN H,et al. ,2019. Early adolescent purpose development and perceived supports for purpose at school[J]. Journal of character education,15(2):1 – 20.

MARCIA,et al. ,1966. Development and validation of ego-identity status[J]. Journal of personality & social psychology,3(5):551.

MARKUS H R,et al. ,1991. Culture and the self:implications for cognition,emotion,and motivation[J]. Psychological review,98(2):224 – 253.

MASLOW A H,et al. ,1945. A clinically derived test for measuring psychological security-insecurity[J]. Journal of general psychology,33(1):21 – 41.

MASSAZZA A,et al. ,2022. Climate change,trauma and mental health in Italy:a scoping review[J]. European journal of psychotraumatology,13(1):1 – 16.

MASTEN A S,2007. Resilience in developing systems:progress and promise as the fourth wave rises[J]. Development and psychopathology,19(3):921 – 930.

MAXFIELD A,et al. ,2016. Globalization and food prestige among Indian adolescents[J]. Ecology of food and nutrition,55(4):341 – 364.

MEYER J W,et al. ,1997. World society and the nation-state[J]. American journal of sociology,103(1):144 – 181.

MILLER J G,1994. Cultural diversity in the morality of caring:individually oriented versus duty-based interpersonal moral codes[J]. Cross-cultural research,28(1):3 – 39.

MILLS C,2023. Strategic universality in the making of global guidelines for mental health[J]. Transcultural psychiatry,60(3):591 – 601.

MORAN S,2009. Purpose:giftedness in intrapersonal intelligence[J]. High ability studies,20(2):143 – 159.

MURRAY D R,et al. ,2010. Historical prevalence of infectious diseases within 230 geopolitical regions:a tool for investigating origins of culture[J]. Journal of cross-cultural psychology,41(1):99 – 108.

NANAMA S,et al. ,2012. Altered social cohesion and adverse psychological experiences with chronic food insecurity in the non-market economy and complex households of Burkina Faso[J]. Social science & medicine,74(3):444 – 451.

NEBLETT JR E W,et al. ,2013. Racial identity mediates the association between ethnic-racial socialization and depressive symptoms[J]. Cultural diversity and ethnic minority psychology,19(2):200 – 207.

OISHI S,et al. ,2014. Residents of poor nations have a greater sense of meaning in life than residents of wealthy nations[J]. Psychological science,25(2):422 – 430.

OSKAMP S,2000. Reducing prejudice and discrimination [M]. Psychology Press.

OYSERMAN D, et al. , 2002. Cultural psychology, a new look: reply to Bond (2002),Fiske (2002),Kitayama (2002),and Miller (2002)[J]. Psychological bulletin,128(1):110 – 117.

OYSERMAN D,et al. ,2002. Rethinking individualism and collectivism:evaluation of theoretical assumptions and meta-analyses[J]. Psychological bulletin,128(1):3 – 72.

PELTO P J,1968. The differences between "tight" and "loose" societies[J]. Transaction,4(5):37 – 40.

PERSAUD A,et al. ,2023. Time for hard choices:a new global order for mental health[J]. The international journal of social psychiatry,69(1):227 –228.

PHILLIPS H P,1965. Thai peasant personality:the patterning of interpersonal be-havior in the village of Bang Chan[M]. Berkeley:University of California Press.

RAO M A,et al.,2013. Globalization and the identity remix among urban adoles-cents in India[J]. Journal of research on adolescence,23(1):9 –24.

REICHER S D,et al.,1995. A social identity model of deindividuation phenomena [J]. European review of social psychology,6(1):161 –198.

RIVAS - DRAKE D,et al.,2014,Ethnic and racial identity in adolescence:impli-cations for psychosocial,academic,and health outcomes[J]. Child development,85(1):40 –57.

ROSENBERG M,1965. Society and the Adolescent Self-Image [M]. Princeton:Princeton University Press.

ROTH J,et al.,2014. When I becomes we:associative self-anchoring drives implic-it intergroup bias in minimal groups[J]. Social psychology,45(4):253 –264.

RUAN J Q,et al.,2015. Does rice farming shape individualism and innovation? [J]. Food policy,56:51 –58.

SAM D L,et al.,2010. Acculturation[J]. Perspectives on psychological science,5(4):472 –481.

SÁNCHEZ-GUTIÉRREZ M E,et al.,2020. Discriminative neural network pruning in a multiclass environment:a case study in spoken emotion recognition[J]. Speech communication,120:20 –30.

SANTOS H C,et al.,2017. Global increases in individualism[J]. Psychological science,28(9):1228 –1239.

SCHACHTER S,1959. The psychology of affiliation:experimental studies of the sources of gregariousness[J]. Quarterly review of biology,17(3):15 –25.

SCHWARTZ S H,1990. Individualism-collectivism critique and proposed refine-ments[J]. Journal of cross-cultural psychology,21(2):139 –157.

SCHWARTZ S H,et al. 1990. Toward a theory of the universal content and struc-ture of values:extensions and cross-cultural replications[J]. Journal of personality and social psychology,58(5):878 –891.

SHARMA S,2016. Impact of globalisation on mental health in low-and middle-income countries[J]. Psychology and developing societies,28(2):251 –279.

SHIN J,2019. Ways of living in the context of globalization:how South Korean minority adolescents construct their identities[J]. New directions for child and adolescent development,(164):83 –98.

SHIVELY D H,2015. Tradition and modernization in Japanese culture[M]. Princeton:Princeton University Press.

SHRAUGER J S, et al. ,1995. Self-confidence in college students:conceptualization,measurement,and behavioral implications[J]. Assessment,2(3):255 –278.

STANCIU M, et al. ,2014. Purchasing power of the low income population from romania during the crisis[J]. Procedia economics and finance,8:466 –473.

SUN Y, et al. ,2022. Asymmetric role of renewable energy, green innovation, and globalization in deriving environmental sustainability:evidence from top-10 polluted countries[J]. Renewable energy,185:280 –290.

TAJFEL H, et al. , 1982. Social psychology of intergroup relations [J]. Annual review of psychology,33(1):1 –39.

TALHELM T, et al. , 2014. Large-scale psychological differences within China explained by rice versus wheat agriculture[J]. Science,344(6184):603 –608.

THOMAS E F, et al. ,2016. Group interaction as the crucible of social identity formation:a glimpse at the foundations of social identities for collective action[J]. Group processes & intergroup relations,19(2):137 –151.

TRACY J L, et al. ,2007. The psychological structure of pride:a tale of two facets [J]. Journal of personality and social psychology,92(3):506 –525.

TURNER J C, et al. , 1987. Rediscovering the social group:a self-categorization theory[J]. Contemporary sociology,94(6):1514 –1516.

TWENGE J M, et al. , 2007. Social exclusion decreases prosocial behavior[J]. Journal of personality and social psychology,92(1):56 –66.

USKUL A K, et al. ,2008. Ecoculture, social interdependence, and holistic cognition:evidence from farming,fishing,and herding communities in Turkey[J]. Communicative & integrative biology,1(1):40 –41.

UTSEY S O, et al. ,2002. Effect of ethnic group membership on ethnic identity, race-related stress,and quality of life[J]. Cultural diversity and ethnic minority psychology,8(4):366.

VAILLANT G E,et al. ,1986. An empirically validated hierarchy of defense mechanisms[J]. Archives of general psychiatry,43(8):786 – 794.

VAN DE VLIERT E,2020. The global ecology of differentiation between us and them[J]. Nature human behaviour,4(3):270 – 278.

VAN DE VLIERT E,et al. ,2013. Climato-economic imprints on Chinese collectivism[J]. Journal of cross-cultural psychology,44(4):589 – 605.

VAN DE VLIERT E,et al. ,2019. Latitudinal psychology:an ecological perspective on creativity, aggression, happiness, and beyond [J]. Perspectives on psychological science,14(5):860 – 884.

VAN ZOMEREN M,et al. ,2004. Put your money where your mouth is! explaining collective action tendencies through group-based anger and group efficacy[J]. Journal of personality and social psychology,87(5):649 – 664.

VAN ZOMEREN M,et al. ,2012. Protesters as "passionate economists" a dynamic dual pathway model of approach coping with collective disadvantage[J]. Personality and social psychology review,16(2):180 – 199.

VIROLI M,1995. For love of country:an essay on patriotism and nationalism[M]. Clarendon Press.

WALKER I,et al. ,2002. Relative deprivation:specification,development,and integration[M]. New York:Cambridge University Press.

WALSH K,et al. ,2002. Spiritual beliefs may affect outcome of bereavement:prospective study[J]. Bmj,324(7353):1551.

WATSON B M,et al. ,2004. Emotional expression as a sociolinguistic strategy:its importance in medical interactions[M]. City University of Hong Kong Press.

WEI X D,et al. ,2020. Southerners are wiser than northerners regarding interpersonal conflicts in China[J]. Frontiers in psychology,11:225.

WELCHMAN K,2000. Erik Erikson:his life,work and singificance[M]. Philadelphia:Open University Press.

WHITAKER R C, et al. ,2006. Food insecurity and the risks of depression and anxiety in mothers and behavior problems in their preschool-aged children[J]. Pediatrics, 118(3):859 −868.

YANG K, et al. ,2019. Will societal modernization eventually eliminate cross-cultural psychological differences[J]. Research in personality transformation and modernity,10:111

YI J P, et al. ,2011. The role of resilience on psychological adjustment and physical health in patients with diabetes[J]. British journal of health psychology,13(2):311 − 325.